80 concepts en santé

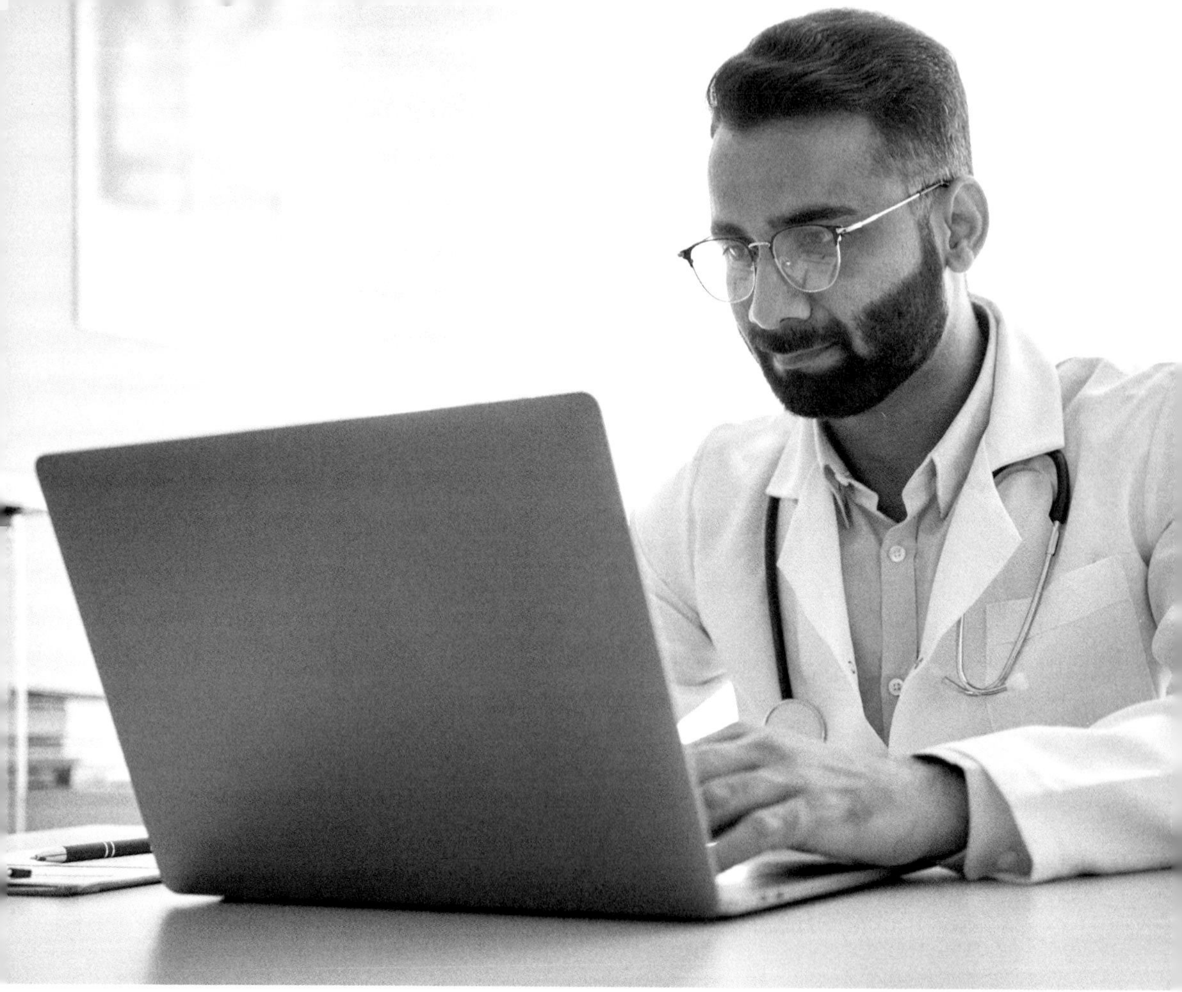

80 concepts en santé

Anne Muller

Elsevier Masson

ELSEVIER

Elsevier Masson SAS, 65, rue Camille-Desmoulins, 92442 Issy-les-Moulineaux cedex, France

80 concepts en santé, d'Anne Muller.

ISBN : 978-2-294-76559-9
e-ISBN : 978-2-294-77143-9

Table des matières

Table des Cartes mentales

Cartes mentales du concept

Cartes mentales d'interactions entre concepts

Remerciements

À l'ensemble des collaborateurs pour cette aventure éditoriale.

À Marc Fontaine, à la naissance et à l'aboutissement de ce projet, pour son soutien constant, sa connaissance du soin et son optimisme stimulant.

À Jean-Marie Revillot pour son accompagnement transversal dans la relecture critique et constructive des analyses de concepts.

À Martine Novic et Alain Vulbeau pour leur relecture attentive et éclairante.

Les auteurs

Coordination

Anne Muller, infirmière, cadre supérieure de santé, maîtresse de conférences en sciences de l'éducation et de la formation, Laboratoire Institutions et Dynamiques Historiques de l'Économie et de la Société (IDHES), Université Paris 1 Panthéon Sorbonne.

Collaborateurs

Laurence Appriou-Ledesma, infirmière, cadre supérieure de santé, docteure en sciences humaines et humanités nouvelles, spécialité formation des adultes, chercheure associée, FoAP, Formation et apprentissage professionnels, EA 7529, Paris.

Diane Bargain, infirmière en pratique avancée, Master en Sciences cliniques et en soins paramédicaux, Université de Versailles Saint-Quentin-en-Yvelines, Nancy.

Jean-Michel Bourelle, infirmier de secteur psychiatrique, cadre de santé formateur, consultant Grieps, Lyon, Master en Éthique de la santé, Droits de la personne et Communication, Université de Lorraine.

Jean-Pierre Boutinet, docteur en sociologie, lettres et sciences, professeur émérite des universités, Université catholique d'Angers.

Cécile Carra, professeure de sociologie, Laboratoire Lille Économie Management (LEM), UMR 9221, Université d'Artois.

Emmanuelle Cartron, maîtresse de conférences en sciences infirmières, Laboratoire ECEVE, UMR-S 1123, Université Paris Cité.

Sidonie Charzat-Laurent, infirmière, cadre de santé, doctorante en sciences de l'éducation et de la formation, Université Paris Nanterre, Paris.

Franck Cluzel, infirmier, cadre supérieur de santé, Master Conseil intervention et développement des compétences, CNAM, Paris.

Nicole Croyère, infirmière, docteure en sciences de l'éducation et de la formation, Université François Rabelais, Laboratoire EES (Éducation-Éthique-Santé), EA, 7505, Tours.

Christian Devillers†, psychologue clinicien, diplôme d'études supérieures en psychopathologie, certificat européen de psychothérapie, Besançon.

Anne-Paule Duarte, infirmière, cadre de santé, docteure en sciences de l'éducation et de la formation, Université Paris Nanterre, Paris.

Nadège Ecorcheville, infirmière spécialiste clinique, Master en Sciences cliniques et soins paramédicaux, Université de Versailles Saint-Quentin-en-Yvelines, Paris.

Sandra Enlart, directrice de recherche en sciences de l'éducation et de la formation, Laboratoire Apprenance, Formation, Digital, APFORD, Université Paris Nanterre.

Isabelle Eyland, infirmière, directrice d'Institut, docteure en sciences de l'éducation et de la formation, Université de Montpellier, chercheure associée, Laboratoire interdisciplinaire de recherche en didactique, éducation et formation (LIRDEF), EA, 3749, Vierzon.

Annie Farrayre, infirmière, cadre supérieure de santé, docteure en sciences humaines et humanités nouvelles, chercheur associé, Laboratoire FoAP, CNAM, Paris.

Solveig Fernagu, directrice de recherche en sciences de l'éducation et de la formation, CESI LINEACT, EA 7527, ED SMI 432, CESI École d'ingénieurs, Paris, Hesam Université.

Christian Gilioli, infirmier, cadre supérieur de santé, docteur en philosophie, Université Paris-Est Marne-la-Vallée, Paris.

Laure Gitzhoffen, infirmière en pratique avancée-psychiatrie santé mentale, Master en Sciences cliniques en soins infirmiers, Université de Versailles Saint-Quentin-en-Yvelines, Paris.

Olivia Gross, maîtresse de conférences HDR en sciences de l'éducation et de la formation, Laboratoire Éducations et promotion de la santé, UR 3412, Université Sorbonne Paris Nord.

Stéphane Guillon, maître de conférences en sciences de l'éducation et de la formation, Laboratoire interuniversitaire des sciences de l'éducation et de la communication (LISEC), Université de Strasbourg.

Géraldine Hostein, docteure en sciences de l'éducation et de la formation, Université Paris Nanterre, Paris.

Rémi Izoulet, infirmier en pratique avancée, Master en pratique avancée-psychiatrie et santé mentale, Université Toulouse III Paul Sabatier, Toulouse.

Bénédicte Lombart, infirmière puéricultrice, cadre supérieure de santé, docteure en philosophie, Université Paris-Est Marne-la-Vallée, Paris.

Marc Loriol, docteur en sociologie, directeur de recherche au CNRS, Laboratoire CNRS-IDHES.

Aurore Margat, maîtresse de conférences en sciences infirmières, HDR, Laboratoire Éducations et promotion de la santé, UR 3412, Université Sorbonne Paris Nord

Loïc Martin, maître de conférences en sciences infirmières, Laboratoire CIRNEF, UR 7454, Université Rouen Normandie.

Bastien Mayras, consultant, Master Conseil Intervention et Développement des Compétences, CNAM, Paris.

Jerôme Mbiatong, maître de conférences en sciences de l'éducation et de la formation, Laboratoire LIRTES EA 7313, Université Paris Est Créteil.

Jacky Merkling, infirmier, cadre supérieur de santé, Master Management des organisations sanitaires et sociales, Institut d'administration des entreprises, Université de Lorraine, Nancy.

Najoua Mohib, maîtresse de conférences en sciences de l'éducation et de la formation, Laboratoire interuniversitaire des sciences de l'éducation et de la communication (LISEC), Université de Strasbourg.

Olivier Morenon, infirmier, cadre de santé, maître d'enseignement HES, docteur en sciences de l'éducation et de la formation, Université Lumière Lyon 2, Centre de recherche en psychopathologie et psychologie clinique, Haute École Arc Santé, Neuchâtel, Haute école spécialisée de Suisse occidentale HES-SO, Suisse.

Maxime Morsa, maître de conférences en sciences infirmières, Laboratoire Éducations et promotion de la santé UR 3412, Faculté de psychologie, logopédie et sciences de l'éducation, Université de Liège, Belgique.

Katia Nadaud-Moreau, infirmière, cadre de santé spécialiste clinique, Master en Sciences cliniques et soins paramédicaux, Université de Versailles Saint-Quentin-en-Yvelines, Paris.

Thierry Pelaccia, professeur de médecine, docteur en sciences de l'éducation et de la formation, Laboratoire interuniversitaire des sciences de l'éducation et de la communication (LISEC), Centre de formation et de recherche en pédagogie des sciences de la santé (CFRPS), Université de Strasbourg.

Dominique Pougheon Bertrand, docteure en santé publique, Laboratoire Éducations et promotion de la santé UR 3412, Université Sorbonne Paris Nord.

Jean-Marie Revillot, infirmier, cadre de santé formateur, docteur en sciences de l'éducation et de la formation, Université de Provence (Aix-Marseille I), président du Grieps, Besançon.

Corinne Schaub, PhD ès Sciences infirmières, professeure HES associée, Haute École de Santé Vaud (HESAV), Haute école spécialisée de Suisse occidentale (HES-SO), Lausanne, Suisse.

Aude Sibert, infirmière en pratique avancée, diplôme d'État d'infirmier en pratique avancée mention Psychiatrie et santé mentale, Université Paris Cité, Master Sciences cliniques en soins paramédicaux, Université de Versailles Saint-Quentin-en-Yvelines, Bordeaux.

Philippe Svandra, infirmier, cadre supérieur de santé, docteur en philosophie, Université Paris-Est Marne-la-Vallée, Créteil.

Brigitte Tison, docteure en psychologie sociale, Laboratoire de Psychologie et d'ergonomie appliquées, Université Paris Descartes.

Frédérique Trévidy, directrice ingénierie sociale, ALFI (Groupe Arcade-VYV), docteure en sciences de l'éducation et de la formation, Laboratoire Éducations et promotion de la santé UR 3412, Université Sorbonne Paris Nord.

Alexandra Usclade, infirmière puéricultrice, coordinatrice de la recherche paramédicale, spécialiste clinique, Master Sciences cliniques et soins paramédicaux, Université Versailles Saint-Quentin-en-Yvelines, doctorante en science de la vie, santé, agronomie et environnement, Laboratoire NeuroDol-UMR 1107, Université Clermont Auvergne, Clermont-Ferrand.

Pauline Villemont, infirmière puéricultrice, spécialiste clinique, Master en Sciences cliniques et soins paramédicaux, Université Versailles Saint-Quentin-en-Yvelines, Versailles.

Alain Vulbeau, professeur émérite en sciences de l'éducation et de la formation, Centre de recherches éducation et formation (CREF), Université Paris Nanterre.

Richard Wittorski, professeur en sciences de l'éducation et de la formation, directeur du CIRNEF (Centre interdisciplinaire de recherche en sciences de l'éducation) et du GIS Hybrida'Is, Université de Rouen Normandie.

Préface

Faire le tour de la « Terre santé » en 80 concepts est une aventure périlleuse. Mais comme les héros de Jules Verne, Anne Muller a réussi à répondre à ce défi en sollicitant au moins 47 contributeurs chacun se pliant à l'exercice de définir un ou deux concepts. Exercice difficile puisqu'il s'agit – sous un format contraint – de rédiger sur l'utilité d'un concept dans le domaine des soins, en se basant sur des critères spécifiques qui le caractérisent. Et si la construction de cas modèles ou de cas contraires interroge le rôle infirmier, ne nous y trompons pas, la lecture de cet ouvrage intéressera un large éventail de lecteurs.

Que cela soit pour des mots, des termes et plus encore des concepts, les mouvements de pensée qui conduisent à interpréter le monde selon des lectures multiprofessionnelles, multidisciplinaires (avec ses déclinaisons « inter » et « trans »), tout mettant l'accent sur des actions collaboratives par l'ajout d'un « co » *(co-décision, co-construction, co-conception, co-animation…)*, nécessitent, voire imposent, la question : « qu'est-ce qu'on entend par accompagnement, vulnérabilité ? » (Pour ne prendre comme exemples que le premier et le dernier concepts de l'ouvrage).

Mais s'agit-il de donner une définition, c'est-à-dire fixer des limites, des bornes (est-ce possible d'ailleurs ?), ou bien d'appréhender à travers l'évolution historique et la perspective propre à la discipline qui l'emploie, ce qui pourrait conduire à des interprétations diverses de la réalité ?

Finalement, ce à quoi s'attache Anne Muller est de montrer comment un concept est vivant. D'ailleurs, nombre de contributeurs débutent leur travail par un rappel étymologique expliquant les influences, les différents sens accordés au fil de leur histoire. Un concept est une matière malléable qui prend forme selon les forces d'analyse exercées du moment et qui prendra une autre forme en d'autres occasions. Il faut donc accepter et travailler avec cette idée que le concept est polysémique et qu'en fonction du contexte, des circonstances, il lui sera donné un sens, des attributs temporaires. Mais il reviendra aux auteurs de s'en expliquer et le dissensus cognitif qui peut résulter de ce dialogue est fécond. Il peut produire la stabilité temporaire d'un regard collectif ou la différenciation fertile des chercheurs. En ce sens, le dialogue issu de l'élaboration du concept et de la recherche de ses caractéristiques est éminemment important parce qu'au moyen d'un partage social, il contribue à une démocratie en santé. En effet, s'accorder sur ce qui fonde des similitudes mais aussi des différences d'un concept, c'est reconnaître la position de l'autre et, au prisme du concept, la diversité de perceptions des réalités et donc la possibilité d'une pluralité d'interventions.

Il faut lire cet ouvrage comme une invitation à faire sens entre professionnels, chercheurs, étudiants et toutes personnes engagées dans une situation de soins. Nul doute que dans une prochaine édition, des patients partenaires contribueront à caractériser leur propre dénomination et d'autres concepts qui reflètent leur perspective.

S'engager dans un tel ouvrage, c'est être assurément porté par une motivation qui témoigne de l'identité professionnelle d'Anne Muller. Infirmière de formation, Maîtresse de conférences en Sciences de l'éducation et de la formation à l'université Paris 1 Panthéon-Sorbonne, Anne Muller réussit à tenir un équilibre subtil entre la multidisciplinarité des productions et le but de servir les soins (infirmiers). Un peu plus de trois ans après la création de la discipline des sciences infirmières, ces 80 concepts viennent à propos pour enrichir la recherche de cette discipline récemment installée en France.

En effet, cet ouvrage offre une perspective sur la manière dont les infirmières s'approprient les concepts de santé. Cette approche théorique renforce la pratique soignante en fournissant des fondements solides pour la prise de décision clinique, en mettant en lumière l'importance de la mobilisation de tels concepts au service d'une offre de soins de qualité. L'impact et la pertinence de cet ouvrage seront d'autant plus importants que ces concepts seront discutés à l'aune des théories en Sciences infirmières. Ceci permettra d'apporter une profondeur supplémentaire à la compréhension des concepts clés dans la pratique infirmière. Par exemple, la théorie du soin de Jean Watson met l'accent sur l'importance de la relation thérapeutique et de la présence authentique de l'infirmière dans l'accompagnement du patient. Selon cette théorie, l'infirmière engage un processus qui va au-delà des simples gestes techniques, en reconnaissant la dimension humaine et spirituelle de chaque individu. De même, Kristen M. Swanson souligne la nécessité pour les infirmières de reconnaître et de respecter la vulnérabilité inhérente à la condition humaine. Ces principes théoriques mettent en évidence la nécessité pour les professionnels de la santé, en particulier les infirmières, de reconnaître et de respecter la vulnérabilité des patients dans les contextes de soins. Ceci montre l'importance de fournir un soutien et un accompagnement holistiques qui répondent aux besoins physiques, émotionnels, psychique et spirituels des personnes soignées, en reconnaissant leur dignité et leur valeur en tant qu'êtres humains.

Ces différentes théories en sciences infirmières offrent un éclairage précieux sur la façon dont les infirmières interprètent et mettent en pratique les concepts de santé. Elles soulignent l'importance d'une approche holistique et centrée sur le patient et son entourage dans les soins. En intégrant ces théories dans la pratique infirmière, les professionnels de santé seront mieux outillés pour répondre aux besoins complexes et variés des personnes qu'ils accompagnent, en tenant compte des dimensions biologique, psychologique et sociale.

Ainsi, cet ouvrage sur les 80 concepts de santé offre une aide précieuse pour explorer et approfondir ces théories, en les reliant à la pratique quotidienne des soins infirmiers. Il contribue à renforcer la base théorique des infirmières, tout en les encourageant à réfléchir de manière critique sur leur rôle et leur impact dans les soins et la santé de façon générale.

Aurore Margat

MCF-HDR Sciences infirmières, directrice de l'École Universitaire
de recherche en Sciences infirmières et Promotion de la santé,
UFR Santé médecine et Biologie Humaine -
Université Sorbonne Paris Nord

Rémi Gagnayre

Directeur du laboratoire Éducations et
Promotion de la Santé UR 3412
UFR Santé médecine et Biologie Humaine -
Université Sorbonne Paris Nord

Introduction

Cet ouvrage propose 80 analyses de concepts dans une approche interdisciplinaire. Il répond aux enjeux majeurs de l'évolution dans les champs des pratiques professionnelles et universitaires. Il concerne spécifiquement la clinique, la recherche et la formation dans les secteurs de la santé et des sciences infirmières. Depuis sa reconnaissance en France en 2019, la discipline des sciences infirmières s'est ouverte à de nouvelles perspectives.

Ce livre se veut facteur d'amélioration de la pensée et des pratiques soignantes par la diffusion de concepts prévalents avec pertinence dans le champ infirmier. Contribuant à l'entrée en recherche des étudiants et des professionnels, il vient à point nommé pour renforcer l'universitarisation des formations paramédicales, la recherche infirmière, le *knowledge management*, la formation tout au long de la vie.

Disciplinarité et interdisciplinarité sont requises lors de la mobilisation des savoirs dans la pratique professionnelle pour prodiguer des soins culturellement adaptés – soins paramédicaux, infirmiers ou autres. Les équipes sont davantage recomposées et pluridisciplinaires avec la mise en place des groupements hospitaliers de territoires ou des réseaux de santé. Une approche et un langage commun favorisent un vivre ensemble et un travailler ensemble.

L'éclairage de diverses disciplines (sciences infirmières, santé publique, sciences humaines et sociales, sociologie, psychologie, ethnologie, anthropologie, philosophie, psychiatrie, sciences de l'éducation et de la formation, sciences économiques, sciences du management, communication, droit, linguistique) enrichit la compréhension des concepts pour leur mobilisation dans les domaines de la santé, des sciences infirmières, ainsi que dans d'autres champs disciplinaires. Pour ce faire, les contributeurs de l'ouvrage présentent eux-mêmes un caractère « pluri-inter-disciplinaire ».

Cette publication ambitionne de poser des fondations solides et de fournir un cadre méthodologique rigoureux pour l'étude des concepts, ainsi que pour l'exploration de perspectives disciplinaires, spécifiques à chaque champ d'étude.

L'analyse de chacun des 80 concepts, classés par ordre alphabétique, a été réalisée selon la méthode de Walker et Avant (2005) en huit étapes. Cette approche méthodique permet de clarifier chaque concept, d'en identifier les caractéristiques uniques et les limites, enrichissant ainsi notre compréhension et la pertinence de son application dans divers contextes : clinique, recherche et formation.

Ces huit étapes sont les suivantes :

1. l'identification du concept sélectionné en fonction de sa prévalence et de sa pertinence dans le champ disciplinaire ou interdisciplinaire ;
2. les buts de l'analyse du concept : ils visent à préciser un concept, le différencier ou, au contraire, le lier à un autre et, ainsi, cibler plus précisément le concept adéquat ;
3. les usages du concept : cette étape consiste dans le repérage de l'utilisation de ce concept et du sens qui lui est alors attribué dans des disciplines, des contextes, des environnements divers ;
4. la définition des attributs du concept : elle vise à déterminer l'ensemble des caractéristiques d'un concept, ce qui statue de son existence même et de sa stabilité. Si un concept présente plusieurs caractéristiques, alors chacune d'elles doit être présente afin que ce concept soit repéré comme étant pertinent, choisi, mobilisé dans une situation de soins, une démarche de recherche, etc. ;
5. la construction d'un cas modèle : il s'agit de fournir une illustration concrète d'un cas présentant l'ensemble des attributs du concept. L'introduction des attributs en italique vient éclairer la compréhension du lecteur sur la nécessité de réunir tous ces éléments caractéristiques afin que le concept soit correctement sélectionné pour la situation illustrée ;

6. la construction d'un cas contraire et l'identification de concepts voisins. Cette étape permet de cerner ce qui constitue un contre-exemple dans lequel au moins un attribut caractéristique du concept n'est pas mobilisé, et ses limites pour mieux définir ce qu'il est ou n'est pas;

7. les antécédents et les conséquences du concept. Les antécédents précèdent l'émergence du concept tandis que les conséquences se manifestent une fois le concept identifié et intégré, apportant des bénéfices et des résultats tangibles;

8. les référents empiriques du concept : ce sont des indicateurs observables, mesurables, traçables dans la réalité de son existence et de son repérage. Des échelles dédiées, ciblant ces indicateurs, peuvent être élaborées pour faciliter l'évaluation et l'application du concept dans la pratique.

Face à la réingénierie des diplômes et à l'universitarisation des professions de santé, cet ouvrage se propose de favoriser l'acquisition de savoirs fondamentaux et de promouvoir le développement des connaissances et des compétences des étudiants ainsi que des professionnels. L'adoption du système LMD élargit les possibilités de diffusion de l'ouvrage, le rendant accessible à d'autres professionnels en plus des infirmiers, et ce jusqu'au niveau d'études doctorales.

Ce livre présente :

- un caractère scientifique reposant sur une revue de littérature;
- un caractère interdisciplinaire : grâce à son caractère interdisciplinaire, caractérisé par des concepts qui traversent les disciplines et des angles d'analyse variés, cet ouvrage se révèle d'une grande ouverture et d'une grande richesse. L'intention derrière le lien interdisciplinaire est de fournir un appui à la représentation et à la définition de concepts, ainsi qu'à la compréhension de phénomènes, dans le but d'enrichir une problématique ou une situation particulière;
- un caractère de prévalence des concepts sélectionnés : la prévalence a été déterminante pour la sélection des concepts de cet ouvrage. En effet, ceux-ci sont utilisés quotidiennement en recherche, en formation et en soins par les étudiants, professionnels, universitaires et praticiens chercheurs. L'ouvrage vise à enrichir le sens donné à l'action et la posture à adopter par l'intégration de concepts mobilisés dans un plan de soins, dans un processus de recherche, de production de savoirs;
- un caractère d'accessibilité des savoirs formalisés, énoncés dans un vocabulaire compréhensible;
- un caractère opérationnel lié à une définition et une mobilisation opérationnelles d'un concept dans la vie quotidienne d'un professionnel paramédical, qui se veut utile, à la fois théorique et pratique, et dans l'entre-deux de ces deux dimensions;
- un caractère innovant avec l'intégration de tableaux, schémas ou cartes mentales, permettant de préciser le concept ou le lien entre concepts, donnant une dynamique visuelle à l'ouvrage;
- une dimension appropriative avec la proposition d'une fiche « mes exercices libres en autorégulation ».

Bibliographie

Formarier, M., & Jovic, L. (2012). *Les concepts en sciences infirmières*. Lyon : Mallet Conseil.

Walker, L. O., & Avant, K. C. (2005). *Strategies for theory construction in nursing*. New Jersey: Pearson Education.

Accompagnement

Nicole Croyère

1. L'identification du concept

L'accompagnement est un concept polysémique exploré théoriquement dans le champ de l'éducation. Cependant, il est incontournable en santé où il est associé aux soins dispensés aux personnes atteintes de maladies graves et chroniques.

Selon l'étymologie, le mot « accompagnement » se décompose ainsi : *ac-* signifie aller vers, *cum-* exprimant l'idée d'être avec. L'accompagnement a pour fonction d'aider et d'assister ; il consiste également à entraîner, coacher tout en évitant la posture de conseil.

Dans le contexte d'une difficulté de santé, l'accompagnement implique le respect du rythme, des possibilités d'autrui et du chemin qu'il est en train de parcourir. Chaque existence est considérée dans ses particularités : les conditions de vie de la personne, son entourage, son environnement, sa spiritualité, son engagement ou son non-engagement (Hesbeen, 2017). La finalité de l'accompagnement est de dévoiler le sens de ce qui est vécu, d'identifier des finalités à poursuivre et de construire un projet tout en s'inscrivant au niveau temporel dans une histoire et un suivi.

Les savoirs sur l'accompagnement sont élaborés à partir de la pratique éducative et sociale. Ils sont d'ordre phénoménologique.

La dimension humaniste donne toute la place à la vie humaine et à la dignité ; elle est concrétisée par la qualité de la présence d'un humain envers un autre humain.

La posture éthique est intrinsèque à l'alliance entre des êtres humains. La créativité en est une composante impliquant d'aider l'autre à trouver ses ressources voire à indiquer des pistes ou créer des voies nouvelles.

2. Les buts de l'analyse du concept

Explorer l'accompagnement, c'est réfléchir à la sollicitude à l'égard d'autrui tout en cherchant à assurer un encouragement et porter une attention discrète.

3. Les usages du concept

L'accompagnement réfère à des pratiques anciennes d'ordre spirituel. Le prêtre, le chaman ou le maître s'appuyaient sur des croyances ; il lui était attribué une forme de sagesse. Aujourd'hui, en sciences de l'éducation et de la formation, la démarche d'accompagnement est explorée par Maela Paul (2020).

Dans la société postmoderne, les intégrateurs sociaux tels que la religion, la famille, l'école, le travail, la politique s'effondrent, donnant alors le rôle d'accompagner à des professionnels travaillant avec des publics en situation de vulnérabilité. L'accompagnement vient relayer des solidarités absentes en aidant à la recherche du sens de la vie.

Dans le champ de la santé, Marie-Françoise Collière (2001) affirme que soigner, c'est accompagner les grands passages de la vie ; il s'agit de maintenir et développer la vie, de lutter contre la mort. Le soin pratiqué selon ce modèle demande une entrée en intelligence avec autrui (Voyer, 1999), pour comprendre et être ouvert à ce que l'autre énonce, pour réfléchir ensemble et décider ce qu'il convient de faire.

L'accompagnement se décline ainsi dans l'éducation thérapeutique pour permettre à la personne atteinte de troubles chroniques d'adapter ses habitudes de vie à son nouvel état de santé ou dans le temps de la fin de vie pour trouver des repères sur les chemins de l'existence. Il s'adresse aux patients et surtout à ses proches s'ils sont des aidants.

4. La définition des attributs du concept

- L'asymétrie de la relation est caractéristique d'une situation de vulnérabilité. Un déséquilibre naît entre le relatif confort existentiel de l'un et celui problématique de l'autre (Boutinet, Denoyel, Pineau & Robin, 2007).
- La subjectivité est inhérente à l'accompagnement impliquant des individus uniques dans un contexte particulier, chacun possédant une histoire, une vie psychique et un environnement singulier. Chacun est considéré comme sacré, reconnu dans sa dignité et protégé dans son intimité.
- La réciprocité indique que l'on apprend l'un de l'autre dans une relation empreinte d'affectivité et d'émotions. La relation d'accompagnement est fondée sur une philosophie qui admet des partenaires conçus à l'identique reconnus comme autres (Ricœur, 1990).
- La temporalité requise dans l'accompagnement suppose des échanges multiples et réitérés permettant de trouver un équilibre entre réflexion et action.
- La posture d'accompagnement relève tant d'un exercice professionnel que de la mise en œuvre de qualités de relation humaine : patience, tolérance et compassion.

5. La construction de cas modèle

Un homme atteint de cancer évolutif en phase terminale s'interroge sur l'opportunité de poursuive un traitement par chimiothérapie. Le cancérologue a proposé cette thérapeutique pour soulager la douleur dans les vertèbres lombaires en expliquant que ce traitement ne fera que retarder le pronostic vital sans apporter d'espoir de guérison (*temporalité*).

L'infirmière libérale qui se présente ce matin au domicile pour changer la morphine reprend les explications du médecin. Elle aide le patient à réfléchir aux avantages et aux inconvénients d'une abstention thérapeutique. Elle l'interroge sur l'intérêt du temps qui reste, sur les désirs qui peuvent remplir cet espace et sur la place de la souffrance dans la vie quotidienne (*subjectivité*). Elle suggère d'en reparler le lendemain, puis avec le médecin pour laisser le temps à la décision (*temporalité, réciprocité*). L'infirmière assure une présence et une disponibilité, elle écoute et reformule les différentes options (*posture*). Elle saisit l'opportunité du climat de confiance qui règne avec le patient pour l'aider à réfléchir (*asymétrie*).

6. La construction de cas contraire et l'identification de concepts voisins

Cas contraire

Dans cette situation, un soignant qui mettrait en avant sa propre manière de voir la vie, la crainte de la douleur, les méfaits de la chimiothérapie exercerait une influence sur la décision du patient.

Concepts voisins

- Conseil.
- Coaching.
- Relation d'aide.

7. Les antécédents et les conséquences du concept

Antécédents	Conséquences
Transition	Être en projet
Vulnérabilité	Adaptation
Changement de l'état de santé	Capacité de faire des choix

8. Les référents empiriques du concept

L'accompagnement est inhérent au soin; il ne peut pas se distinguer de manière lisible. Sa part est peu reconnue et faiblement valorisée dans la charge de travail.

Une injonction d'accompagnement est faite aux professionnels pour compenser un manque social et une déshumanisation des structures de santé. Il n'en demeure pas moins une richesse pour ceux qui le vivent. La vigilance s'impose lorsqu'il est question de s'enrichir de la faiblesse d'autrui et d'envisager une relation asymétrique.

Bibliographie

Boutinet, J.-P., Denoyel, N., Pineau, G. & Robin, J.Y. (2007). *Penser l'accompagnement adulte, ruptures, transitions, rebonds.* Paris : PUF.

Collière, M.-F. (2001). *Soigner... Le premier art de la vie.* Paris : Masson.

Croyère, N. (2008). L'accompagnement de fin de vie de la personne âgée : une pratique éthique. *Éthique Publique, 10*(2).

Hesbeen, W. (2017). *Humanisme soignant et soins infirmiers. Un art du singulier.* Paris : Elsevier Masson.

Paul, M. (2020). *La démarche d'accompagnement. Repères méthodologiques et ressources théoriques.* Bruxelles : De Boeck Supérieur.

Ricœur, P. (1990). *Soi-même comme un autre.* Paris : Seuil.

Voyer, G. (1999). L'éthique clinique en tant qu'art d'être en intelligence avec autrui. In J.-F. Malherbe. *Compromis, dilemmes et paradoxes en éthique clinique.* Montréal : Fides.

Activité

Franck Cluzel, Bastien Mayras

1. L'identification du concept

Le concept d'activité est particulièrement complexe à définir. *Le Robert* propose la définition suivante : faculté, ou fait d'agir (l'activité d'un médicament) ; actes coordonnés et travaux d'origine humaine (activité physique, activité industrielle) ; qualité d'une personne active ; et enfin situation d'une personne qui exerce son emploi (s'oppose à retraite, à disponibilité).

Ce concept est mobilisé dans divers domaines et disciplines, ce qui témoigne de sa complexité et de sa polysémie. Pour Schwartz (2007), le terme « activité » peut être un mot sans contenu conceptuel précis, séjournant à l'état flou, fonctionnant « à l'aveugle », dans notre langage quotidien ou dans divers champs scientifiques. Le CNRTL définit l'activité comme le « caractère de ce qui est actif ou de l'être envisagé sous le rapport de son pouvoir ou de sa volonté d'agir, exercice ou manifestation concrète de ce pouvoir ». En somme, il s'agirait de la volonté de déploiement actuel du pouvoir ou de la volonté d'action efficace.

Le concept d'activité est utilisé dans plusieurs disciplines : économie, philosophie, psychologie, pédagogie, etc.

Plus largement, le concept d'activité est à associer aux notions de mouvement, de dynamique, d'action (Barbier, 2011), ce que confirme son étymologie : *activitas*, dérivé d'*activus* (« actif, relatif à l'action »), d'*actus* (« action »), d'*agere* (« agir »).

Des psychologues comme Piéron, Lahy, ou Laugier ont utilisé ce concept d'activité pour montrer la complexité des relations entre les hommes et leur environnement de travail. S'appuyant sur l'histoire de la psychologie, les ergonomes de la psychologie du travail ont produit, à partir de ces travaux, une réflexion critique pour désigner ce qui se passait dans l'écart entre « travail prescrit » et « travail réel ». Cette réflexion porte sur l'écart entre les principes présupposés du taylorisme (ce qui est à faire) et la réalité *in situ* du travail industriel (ce qui se fait dans le réel).

Au-delà, l'activité, pour Leontiev, ne se limite pas à l'écart entre « travail prescrit » et « travail réel », face matérielle, objective, mais inclut aussi une face mentale, subjective, c'est-à-dire un rapport au monde, aux autres, à soi-même. Pour la didactique professionnelle, l'activité de travail est une ressource essentielle au développement humain (Pastré, 2011).

2. Les buts de l'analyse du concept

- Singulariser le concept d'activité dans le champ du travail.
- Identifier le concept et ses attributs pour en clarifier la complexité.

3. Les usages du concept

Le concept d'activité se décline dans les champs du travail, de la recherche ou de la formation : activité de travail, activité de recherche, activité de formation (action de former) ou activité d'apprentissage (action d'apprendre en faisant, en réalisant des apprentissages informels).

Une situation de travail est déterminée par la perception que l'individu en a et l'action qu'il y déploie. Une situation de travail est ce qui fait « la réalité du travail, ses contraintes, ses objets [...]

[ce] que les professionnels auront à rencontrer» (Mayen, Métral & Tourmen, 2010). L'activité de travail est ce que l'individu engage dans la situation rencontrée, sa mobilisation subjective.

L'activité efficace concourt ainsi au développement des compétences puisque l'expérience est multifacette (Barbier & Thievenaz, 2013). L'expérience n'est pas uniforme; elle est vécue, ressentie, pensée. L'activité est une transformation, tout autant qu'un espace d'action sur le réel. Cette approche par l'activité est à relier au concept de compétence, et à l'émergence de la logique référentielle. Les référentiels d'activités, de compétences et de formation sont articulés. Les référentiels d'activités décrivent les activités de chaque métier. Dans le référentiel infirmier, il existe des activités «cœur de métier» et des activités transversales. Des référentiels de compétences précisent celles nécessaires à l'exercice des activités d'un métier; des référentiels de formation déclinent les savoirs et savoir-faire à acquérir et mobiliser pour être compétent lors de la réalisation des activités.

Dans le domaine de la santé, le praticien développe un *agir réflexif* (Schön, 1994), une réflexion au cours de l'action, dans l'action. Il analyse son activité dans le but de l'améliorer.

4. La définition des attributs du concept

Les attributs du concept d'activité sont : l'agir, l'action, le travail prescrit, le travail réel, la tâche (une activité est/résulte d'un/correspond à un ensemble de plusieurs tâches), le référentiel, le collectif de travail.

5. La construction de cas modèle

Prenons l'exemple d'une activité infirmière : la pose du cathéter périphérique (*travail prescrit/référentiel*). Un topique anesthésique peut être administré localement, sur prescription médicale, au moins une heure avant le geste selon les recommandations de bonnes pratiques (*référentiel*). Après s'être désinfecté les mains et avoir réalisé une antisepsie cutanée (*travail réel*), l'infirmier pose un garrot, introduit le cathéter dans la veine, retire progressivement le mandrin, retire le garrot, puis branche la ligne de perfusion. Un pansement transparent semi-perméable stérile est mis sur le site d'insertion (*tâche*). Ainsi, pour passer du geste de métier (manières de faire acceptables et acceptées par les professionnels infirmiers) au geste professionnel (geste efficace en situation), cette activité s'appuie sur des invariants, mais aussi sur le produit de l'expérience répétée des variations, auquel ce professionnel fait face pour *agir*. Il s'agit donc d'un échange entre un sujet qui réalise l'action et le monde extérieur (le réel, le patient, les aléas). Enfin, le soin est tracé dans le dossier patient afin d'assurer la continuité des soins au sein des équipes (*collectif de travail*).

6. La construction de cas contraire et l'identification de concept voisin

Cas contraire

Refus de soins

Mme Dumesnil, âgée de 36 ans et hospitalisée pour un suivi de diabète de type 1, se sent fatiguée et «déprimée» depuis plusieurs jours. Ce matin, l'infirmier vient réaliser la pose d'un cathéter périphérique (*travail prescrit/tâche*). Elle refuse. L'infirmier se montre contrarié, car ce refus désorganise les soins (*travail réel*). Il insiste sans tenter de comprendre le sens du refus. La patiente se met à pleurer. Déstabilisé par la situation, l'infirmier quitte la chambre, et demande à sa collègue de prendre le relais (*collectif de travail*). Alors que la procédure est générique, devant s'appliquer en toutes circonstances, la réalité du travail tient aux nécessités d'ajustement et d'arbitrage pour rendre l'action efficace.

Concept voisin

La procédure est une manière spécifiée de réaliser une activité ou de mettre en œuvre un processus. Elle se réfère au «comment», c'est-à-dire à la façon de l'effectuer. Elle est prescriptive.

se perçoit ; il se donne de lui-même une *image de soi* faite d'une sensibilité acquise dès les premières années de son existence, liée aux événements vécus et aux environnements fréquentés.

Cette image de soi est structurante du sentiment identitaire à travers la façon par laquelle l'adulte se perçoit, se reconnaît et se sent reconnu, associé à trois composantes essentielles :

- un sentiment de permanence dans la façon habituelle de se percevoir, à travers la singularité d'une histoire de vie en cours de structuration ;
- un sentiment de différenciation entre des expériences vécues de façon contrastée, la fréquentation de groupes différents, de milieux dissemblables ;
- un sentiment de reconnaissance de l'adulte par lui-même et par autrui.

Ce sentiment identitaire d'affirmation de soi composite, dans sa fragilité et ses modes d'expression, a son contraire, le malaise identitaire survenant à l'occasion d'un événement : échec personnel, chômage, déficit de reconnaissance. Ce sentiment relève de l'identité construite par l'adulte lui-même tout au long de son itinéraire de vie, à situer par rapport à une identité octroyée, acceptée ou refusée constituée des différents statuts attribués à cet adulte par son environnement social : statuts personnels, familiaux, sociaux, professionnels.

À travers l'identité construite, en réponse à l'identité octroyée, un imaginaire adulte est amené tôt ou tard à affronter l'angoisse existentielle à vivre ses propres limites dans une situation de crise à affronter. Pour réchapper à cette crise, l'adulte trouvera un ressort invisible qualifié de *coping*, de *résilience*, que l'on peut résumer ainsi : apprendre à se mettre en paix avec soi-même pour se mettre en harmonie avec son environnement ou en déjouer les situations limites.

Approche dynamique de la vie adulte : étapes, crises, transitions

Une culture de la mobilité est devenue essentielle pour l'adulte contemporain, dans les différentes activités de sa vie professionnelle, sociale ou personnelle ; les concepts de trajectoire et de carrière en témoignent.

Le paradoxe de la modernité pour un adulte est le suivant : anticiper au sein de son parcours tout en restant pris dans les aléas du moment présent.

Une telle mobilité dans un contexte sociétal plus individualiste et libéral est dépendante, pour aménager les avancées dans l'âge adulte, de trois seuils d'âge :

- *l'entrée dans la vie adulte* au sortir du temps de formation scolaire débouchant sur un espace transitionnel consacré à des insertions inédites : familiale, professionnelle, sociale avec leurs apprentissages existentiels face aux découvertes d'un monde nouveau avec parfois ses premières désillusions ;
- *le mitan de la vie*, auquel sont sensibles bon nombre d'adultes qui avoisinent l'âge de 40 ou 45 ans ; c'est un moment de bascule, le premier bilan de ce qui a été vécu par rapport à ce qui reste encore à vivre. Un bilan jugé plutôt positif encouragera de nouvelles mobilités à organiser ; plutôt négatif, il initiera une crise appelant des réorientations ;
- *le séniorat*, proche d'une retraite que les uns anticipent, que d'autres diffèrent. Des aménagements existentiels s'envisagent avant et/ou après la retraite, en fonction d'un horizon de finitude qui se rapproche.

L'adulte est en quête d'accompagnement parce qu'en mal de reconnaissance

La modernité récente donne le nom de vie adulte à cet espace transitionnel séparant l'enfance de la vieillesse, qui est en mal de reconnaissance lorsque le jeune adulte se trouve en quête d'insertion ; lorsque l'adulte du mitan de la vie est préoccupé par son questionnement identitaire – continuer de faire ce qui a été commencé ou faire tout autre chose voire ne rien faire du tout – ; lorsqu'enfin l'adulte senior se sent disqualifié du fait de son avancée en âge par un entourage qui le pousse malgré lui vers l'inactivité de la retraite.

Ce mal de reconnaissance va accompagner l'adulte lorsqu'il aura le souci de :

- mettre un peu d'ordre dans son histoire personnelle marquée par ses réussites et ses échecs pour la rendre signifiante à travers un récit de vie ;
- s'interroger sur la façon dont il se sent perçu et donc reconnu par son environnement.

4. La définition des attributs du concept

- Aspiration double et conjointe de se vouloir *autonome* et *responsable*; cette aspiration est la conséquence de la formation reçue, la résultante de l'engagement professionnel et/ou social choisi ou encore de la situation personnelle assumée.
- Condition existentielle se déployant dans un environnement de fragilités, avec des situations pourvoyeuses de plus ou moins grande vulnérabilité, l'ensemble conduisant à une prise de conscience d'un déficit de *maturité*.

5. La construction de cas modèle

Au début d'une session centrée sur *Qu'est-ce qu'être adulte aujourd'hui?*, une enquête est réalisée auprès des stagiaires adultes en situation de formation. Une première question est posée à ces adultes : « Quels sont les trois termes qui vous viennent spontanément à l'esprit quand je vous parle de vie adulte ? » Les résultats de cette enquête montrent que les adultes interrogés donnent une grande variété de réponses, mais avec une dominante oscillant entre le qualificatif *responsable* et le substantif *responsabilité*. L'idée qu'être adulte c'est d'abord être responsable atteint dans le groupe un score de 9 sur 10. Viennent ensuite l'un ou l'autre des trois termes autonomie, indépendance, liberté que l'on peut regrouper tous les trois sous l'idée *d'autonomie*. À la seconde question posée : « Vous-même vous sentez-vous adulte ? », on est surpris de constater qu'au contraire de la première, on observe un éclatement des réponses dans le : pas toujours, pour une part, pas encore, ni oui, ni non, partiellement... Ces réponses en demi-teinte donnaient l'impression chez les répondants d'éprouver un déficit existentiel de *maturité*.

6. La construction de cas contraire et l'identification de concepts voisins

Cas contraire

Des adultes, venant d'une formation initiale peu tournée vers le numérique ou issus d'un contexte professionnel peu habitué aux manipulations digitales, vont répondre de façon mécanique et approximative aux questions qui leur sont posées sur un mode digital dans l'une ou l'autre enquête qu'on leur demande de remplir impérativement. La dépendance mécanique des réponses faites aux questions posées remet en cause autonomie et responsabilité, les deux attributs qui fondent toute vie adulte.

Concepts voisins

- Individu.
- Personne.
- Acteur(trice).

7. Les antécédents et les conséquences du concept

Antécédents	Conséquences
Enfance	Insertion
Adolescence	Prise de responsabilité
Formation initiale	Autonomie
	Sentiment identitaire
	Avancée en âge
	Parcours

8. Les référents empiriques du concept

Professionnel(le)s de l'accompagnement susceptibles d'aider les adultes qu'ils accompagnent à s'insérer dans un environnement de fragilités/facilités et à se libérer des vulnérabilités éprouvées dans leur quotidienneté.

Bibliographie

Boutinet, J.-P. (1998). *L'immaturité de la vie adulte*. Paris : PUF.

Boutinet, J.-P. (dir.) (2007). *Penser l'accompagnement adulte*. Paris : PUF.

Boutinet, J.-P. & Dominicé P. (2009). *Où sont passés les adultes? Routes et déroutes d'un âge de la vie*. Paris : Téraèdre.

Boutinet, J.-P. (2020). *Psychologie de la vie adulte*, Paris : PUF, coll. « Que Sais-Je ? ».

- Attributs en lien avec la communication auprès du patient et des autres professionnels de santé :
  - relation de confiance avec le patient;
  - collaboration avec les autres professionnels de santé;
  - relation interpersonnelle/partenariat équipe-patient.

5. La construction de cas modèle

Carole, infirmière, prend soin d'une accidentée polytraumatisée qui se trouve dans un état très critique et semble n'avoir que quelques heures à vivre. Elle observe que le Dr Scholl évite la famille. Elle croit cependant que les parents devraient être informés de la gravité de la situation. Sans juger, elle décide de lui demander délicatement s'il ne serait pas opportun de rencontrer la famille. Il répond d'abord de manière évasive, mais va échanger avec eux. Sans l'intervention de Carole, ces gens n'auraient peut-être pas été prévenus à temps de l'état critique de leur fille et n'auraient pas pu se préparer au choc de son décès.

6. La construction de cas contraire et l'identification de concepts voisins

Cas contraire

Lors d'un prélèvement sanguin, Monsieur G. signale à l'infirmière qu'il est plus facile habituellement de le prélever sur le bras droit. L'infirmière a déjà mis en place son garrot sur le bras gauche, car le patient est droitier. Le réseau veineux lui semble tout à fait satisfaisant. Elle explique au patient que le côté gauche est aussi très bien. Elle pique et n'arrive pas à prélever. La veine semble rouler sous l'aiguille. Le patient lui fait remarquer qu'il l'avait alertée.

Concepts voisins

- *Empowerment.*
- Courage moral.

7. Les antécédents et les conséquences du concept

Antécédents

- Pour les infirmiers :
  - niveau de formation et expertise professionnelle;
  - participation à des discussions éthiques, à des groupes d'échange de pratiques pour les professionnels et les étudiants;
  - mentorat des plus expérimentés;
  - autonomie;
  - nécessité de temps passé auprès des patients;
  - motivation, engagement.
- Pour les patients :
  - reconnaissance de l'*advocacy*;
  - niveau d'éducation, d'autonomie dans l'expression de ses choix.

Conséquences

- Positives pour les infirmiers :
  - sentiment de réalisation, sentiment de joie après avoir mené une action d'*advocacy*;
  - diminution des erreurs commises par les infirmiers;
  - amélioration de la collaboration entre infirmier, médecin, patient et famille.
- Positives pour les patients :
  - amélioration de la qualité et de la sécurité des soins, respect du prendre soin;
  - encouragement de la présence des familles, surtout dans la fin de vie;
  - atténuation des risques liés au changement soudain de l'état de santé;
  - responsabilisation des patients;
  - évitement des traitements inutiles;
  - autonomisation, autodétermination.
- Négatives pour les infirmiers :
  - frustration, colère, perturbation de l'équipe de travail; crainte de la punition; anxiété quand leur avis va à l'encontre de celui des médecins;
  - critique de médecins considérant trop peu les compétences infirmières;
  - sentiment de séparation avec leurs pairs pouvant amener à l'abandon de la profession;

4. La définition des attributs du concept

- Aspiration double et conjointe de se vouloir *autonome* et *responsable*; cette aspiration est la conséquence de la formation reçue, la résultante de l'engagement professionnel et/ou social choisi ou encore de la situation personnelle assumée.
- Condition existentielle se déployant dans un environnement de fragilités, avec des situations pourvoyeuses de plus ou moins grande vulnérabilité, l'ensemble conduisant à une prise de conscience d'un déficit de *maturité.*

5. La construction de cas modèle

Au début d'une session centrée sur *Qu'est-ce qu'être adulte aujourd'hui?*, une enquête est réalisée auprès des stagiaires adultes en situation de formation. Une première question est posée à ces adultes : « Quels sont les trois termes qui vous viennent spontanément à l'esprit quand je vous parle de vie adulte ? » Les résultats de cette enquête montrent que les adultes interrogés donnent une grande variété de réponses, mais avec une dominante oscillant entre le qualificatif *responsable* et le substantif *responsabilité.* L'idée qu'être adulte c'est d'abord être responsable atteint dans le groupe un score de 9 sur 10. Viennent ensuite l'un ou l'autre des trois termes autonomie, indépendance, liberté que l'on peut regrouper tous les trois sous l'idée *d'autonomie.* À la seconde question posée : « Vous-même vous sentez-vous adulte ? », on est surpris de constater qu'au contraire de la première, on observe un éclatement des réponses dans le : pas toujours, pour une part, pas encore, ni oui, ni non, partiellement… Ces réponses en demi-teinte donnaient l'impression chez les répondants d'éprouver un déficit existentiel de *maturité.*

6. La construction de cas contraire et l'identification de concepts voisins

Cas contraire

Des adultes, venant d'une formation initiale peu tournée vers le numérique ou issus d'un contexte professionnel peu habitué aux manipulations digitales, vont répondre de façon mécanique et approximative aux questions qui leur sont posées sur un mode digital dans l'une ou l'autre enquête qu'on leur demande de remplir impérativement. La dépendance mécanique des réponses faites aux questions posées remet en cause autonomie et responsabilité, les deux attributs qui fondent toute vie adulte.

Concepts voisins

- Individu.
- Personne.
- Acteur(trice).

7. Les antécédents et les conséquences du concept

Antécédents	Conséquences
Enfance Adolescence Formation initiale	Insertion Prise de responsabilité Autonomie Sentiment identitaire Avancée en âge Parcours

8. Les référents empiriques du concept

Professionnel(le)s de l'accompagnement susceptibles d'aider les adultes qu'ils accompagnent à s'insérer dans un environnement de fragilités/facilités et à se libérer des vulnérabilités éprouvées dans leur quotidienneté.

Bibliographie

Boutinet, J.-P. (1998). *L'immaturité de la vie adulte.* Paris : PUF.

Boutinet, J.-P. (dir.) (2007). *Penser l'accompagnement adulte.* Paris : PUF.

Boutinet, J.-P. & Dominicé P. (2009). *Où sont passés les adultes ? Routes et déroutes d'un âge de la vie.* Paris : Téraèdre.

Boutinet, J.-P. (2020). *Psychologie de la vie adulte,* Paris : PUF, coll. « Que Sais-Je ? ».

Dominicé, P. (1990). *L'histoire de vie comme processus de formation.* Paris : L'Harmattan.
Dubar, C. (1991). *La socialisation. Construction des identités sociales et professionnelles.* Paris : Armand Colin.
Houde, R., (1999). *Les temps de la vie. Le développement psychosocial de l'adulte.* Montréal : Gaëtan-Morin.
Mezirow, J. (2001). *Penser son expérience. Développer l'autoformation.* Lyon : Chronique Sociale.
Pineau, G., & Le Grand, J.-L. (2013). *Les histoires de vie.* Paris : PUF.
Vandelplas-Holper, C., (1998). *Le développement psychologique à l'âge adulte et pendant la vieillesse. Maturité et sagesse.* Paris : PUF.

Advocacy (advocacy nursing)

Katia Nadaud-Moreau

1. L'identification du concept

La nouvelle version de la certification des établissements de santé repose essentiellement sur la méthodologie du patient-traceur et se fonde sur l'expérience de l'usager, les échanges avec l'équipe et la consultation du dossier de l'usager. Les projets d'établissements prônent la prise en compte de l'expérience patient. Les usagers deviennent des partenaires décisionnaires dans de nombreuses structures. Cependant, chaque jour dans les services hospitaliers, les structures de ville ou au domicile, qui porte la parole du patient quand celui-ci n'est pas en mesure de le faire ? Les infirmiers revendiquent le besoin de plus de reconnaissance et d'implication dans les décisions. Les Anglo-Saxons semblent avoir trouvé un moyen de revendication, qu'on soit patient ou soignant, en déployant des compétences en *advocacy*. Le *nursing advocacy* est exploré en tant que potentielle compétence infirmière.

2. Les buts de l'analyse du concept

- Explorer le concept pour en dégager les principes fondateurs.
- Identifier les applications possibles en France.

3. Les usages du concept

La traduction la plus identifiée dans les écrits est la « défense des patients ».

Sur le plan étymologique, ce terme anglais tire son origine du mot latin *advocatus* qui signifie notamment défendre (Hanks, 2010). L'utilisation première est donc dans le domaine de la justice.

La notion d'*advocacy* du patient est apparue en 1970, introduite par le Conseil international des infirmières (CII), même si certains auteurs se réfèrent à Florence Nightingale pour l'illustrer dans l'action.

En France, le Code de déontologie des infirmiers, dans la section « Respect de l'intérêt du patient et du cadre d'exercice », n'aborde pas directement cette notion de défense du patient, bien que certains attributs s'y trouvent.

Les termes utilisés comme synonymes ou se rapprochant du sens dans une recension des écrits sont : défense des droits, des soins ; défenseur(se) des patients/des pairs/des collectivités/de la profession ; tuteur(trice) du patient ; gardien(ne) du patient ; porte-parole.

4. La définition des attributs du concept

- Attributs intrinsèques de l'infirmier :
  - valeurs, motivations, croyances personnelles ;
  - connaissances spécialisées, connaissances pour collaborer ;
  - compassion, empathie, soutien ;
  - éthique et responsabilité professionnelle, courage.
- Attributs intrinsèques du patient :
  - vulnérabilité (détresse émotionnelle et morale) ;
  - participation ;
  - autonomisation, autodétermination.

- Attributs en lien avec la communication auprès du patient et des autres professionnels de santé :
  - relation de confiance avec le patient;
  - collaboration avec les autres professionnels de santé;
  - relation interpersonnelle/partenariat équipe-patient.

5. La construction de cas modèle

Carole, infirmière, prend soin d'une accidentée polytraumatisée qui se trouve dans un état très critique et semble n'avoir que quelques heures à vivre. Elle observe que le Dr Scholl évite la famille. Elle croit cependant que les parents devraient être informés de la gravité de la situation. Sans juger, elle décide de lui demander délicatement s'il ne serait pas opportun de rencontrer la famille. Il répond d'abord de manière évasive, mais va échanger avec eux. Sans l'intervention de Carole, ces gens n'auraient peut-être pas été prévenus à temps de l'état critique de leur fille et n'auraient pas pu se préparer au choc de son décès.

6. La construction de cas contraire et l'identification de concepts voisins

Cas contraire

Lors d'un prélèvement sanguin, Monsieur G. signale à l'infirmière qu'il est plus facile habituellement de le prélever sur le bras droit. L'infirmière a déjà mis en place son garrot sur le bras gauche, car le patient est droitier. Le réseau veineux lui semble tout à fait satisfaisant. Elle explique au patient que le côté gauche est aussi très bien. Elle pique et n'arrive pas à prélever. La veine semble rouler sous l'aiguille. Le patient lui fait remarquer qu'il l'avait alertée.

Concepts voisins

- *Empowerment.*
- Courage moral.

7. Les antécédents et les conséquences du concept

Antécédents

- Pour les infirmiers :
  - niveau de formation et expertise professionnelle;
  - participation à des discussions éthiques, à des groupes d'échange de pratiques pour les professionnels et les étudiants;
  - mentorat des plus expérimentés;
  - autonomie;
  - nécessité de temps passé auprès des patients;
  - motivation, engagement.
- Pour les patients :
  - reconnaissance de l'*advocacy*;
  - niveau d'éducation, d'autonomie dans l'expression de ses choix.

Conséquences

- Positives pour les infirmiers :
  - sentiment de réalisation, sentiment de joie après avoir mené une action d'*advocacy*;
  - diminution des erreurs commises par les infirmiers;
  - amélioration de la collaboration entre infirmier, médecin, patient et famille.
- Positives pour les patients :
  - amélioration de la qualité et de la sécurité des soins, respect du prendre soin;
  - encouragement de la présence des familles, surtout dans la fin de vie;
  - atténuation des risques liés au changement soudain de l'état de santé;
  - responsabilisation des patients;
  - évitement des traitements inutiles;
  - autonomisation, autodétermination.
- Négatives pour les infirmiers :
  - frustration, colère, perturbation de l'équipe de travail; crainte de la punition; anxiété quand leur avis va à l'encontre de celui des médecins;
  - critique de médecins considérant trop peu les compétences infirmières;
  - sentiment de séparation avec leurs pairs pouvant amener à l'abandon de la profession;

- sentiment de devoir imparfait; obligation éthique impossible à respecter à l'égard de tous les patients, en tout lieu et en toute occasion.

- Négatives pour les patients : uniquement en cas d'*advocacy* limitée car le patient n'est pas consulté et l'infirmier agit sans avoir d'abord recueilli tous les éléments auprès du patient.

8. Les référents empiriques du concept

- Les besoins du patient sont recherchés et tracés (recueil de données, transmissions écrites, etc.); sur ces données se fonde le jugement clinique holistique.
- Les patients sont sollicités pour faire entendre leur voix dans les instances décisionnaires (participation aux décisions, mobilisation de patients experts, etc.).
- Une politique d'information et d'éducation du patient est valorisée (affichage, atelier d'éducation thérapeutique, formation ouverte aux patients, etc.).
- Les soignants sont sensibilisés à la prise en compte du point de vue du patient.
- Les patients sont soutenus pour faire valoir le respect de leurs droits (présence de représentant des usagers, d'associations, de conciliateur, etc.).
- Un système de soutien des patients et des familles est installé (groupe de paroles, moment d'échange formalisés, etc.).
- Il existe un process de signalement des actes qui seraient en défaveur du patient.

Bibliographie

Abbasinia, M., Ahmadi, F., & Kazemnejad, A. (2020). Patient advocacy in nursing: A concept analysis. *Nursing Ethics, 27*(1), 141-151.

Choi, S. P., Cheung, K., & Pang, S. M. (2014). A field study of the role of nurses in advocating for safe practice in hospitals. *Journal of Advanced Nursing, 70*(7), 1584-1593.

Cole, D. A., Bersick, E., Skarbek, A., Cummins, K., Dugan, K., & Grantoza, R. (2019). The courage to speak out: A study describing nurses' attitudes to report unsafe practices in patient care. *Journal of Nursing Management, 27*(6), 1176-1181.

Davoodvand, S., Abbaszadeh, A., & Ahmadi, F. (2016). Patient advocacy from the clinical nurses' viewpoint: A qualitative study. *Journal of Medical Ethics and History of Medicine, 9.*

Debout, C. (2012). Advocacy (nursing advocacy). In M. Formarier, & L. Jovic (dir.), *Les Concepts en Sciences Infirmières* (pp. 53-56). Lyon : Mallet Conseil.

Grace, P. J. (2019). Philosophical inquiry and nursing advocacy. *Nursing Philosophy, 20*(3).

Hanks, R. G. (2010). The medical-surgical nurse perspective of advocate role. *Nursing Forum, 45*(2), 97-107.

Nsiah, C., Siakwa, M., & Ninnoni, J. P. K. (2019). Registered Nurses' description of patient advocacy in the clinical setting. *Nursing Open, 6*(3), 1124-1132.

Saleh, U., Aboshayga, A., O'Conner, T., Saleh, M., Patton, D., May, A., & Ampang, G. (2020). Nurses' perspective of patient advocacy: a systematic mixed studies review publication history: systematic reviews open access international journal of nursing & clinical practices. *International Journal of Nursing & Clinical Practices, 7*, 317.

Angoisse

Olivier Morenon

1. L'identification du concept

Dans le champ des sciences infirmières, l'angoisse est un signe de souffrance psychique et peut être une maladie à part entière. Il est important d'étudier ce concept à partir de sources en langues différentes car il ne revêt pas la même chose. Dans la littérature internationale, notamment le DSM-5 (American Psychiatric Association, 2015), l'angoisse n'apparaît pas sous ce terme, mais sous celui d'anxiété (*anxiety*).

Selon une méta-analyse de Xi (2020, p. 10) : « L'anxiété est un sentiment personnel inconfortable et se manifeste par des réactions physiques et mentales non adaptatives lorsque les gens ont des pensées intrusives sur un avenir incertain ».

2. Les buts de l'analyse du concept

- Identifier les nuances de langage entre l'anglais et le français en étendant les recherches bibliographiques vers toutes les publications scientifiques.
- Prendre en soin les personnes souffrant de troubles anxieux.
- Identifier, par la relation d'aide, l'origine des symptômes d'angoisse à partir des idées et sentiments qui l'ont déclenchée.

3. Les usages du concept

L'étymologie latine d'angoisse et d'anxiété est proche. Elle prend son origine dans le sanscrit *amhas* (l'étroitesse). *Angustia* (latin) signifie étroit. Les idées anxieuses viennent exercer une pression sur l'esprit et le corps (gorge, cœur, ventre, etc.).

À la fin du XIXe et au début du XXe siècle, Freud fonde la psychanalyse et théorise autour de l'angoisse (la névrose d'angoisse, l'angoisse de castration, etc.). Aujourd'hui, l'angoisse est très reliée à la psychanalyse. Dans les classifications internationales des maladies, les termes de trouble (et non névrose) et d'anxiété sont utilisés. Néanmoins, le français continue de distinguer les deux concepts (Marchais, 2004; Servant, 2012).

Les différents champs d'application sont la psychologie, les sciences médicales et paramédicales.

4. La définition des attributs du concept

- Un sentiment interne de mal-être : tension, appréhension, crainte, inquiétude, nervosité, agitation.
- Une pensée tournée vers l'anticipation des problèmes : ruminations anxieuses causées par des facteurs anxiogènes.
- Des réactions physiques et mentales qui perturbent la vie quotidienne :
  - symptômes physiques prévalents : maux de tête/d'estomac, perte d'appétit, insomnie, diarrhée, douleurs musculaires;
  - réactions psychologiques : doute de soi, vision égocentrique, utilisation inefficace du système de protection et de défense.

5. La construction de cas modèle

Cédric, 31 ans, reprend ses études d'infirmier. Après un échec en médecine et plusieurs années dans la vie active, l'échec n'est pas envisageable, tant au niveau scolaire que dans sa vie personnelle. Marié et père, il commence à être anxieux avant la rentrée (*tensions, appréhension, craintes, inquiétude*). Il essaie d'anticiper tous les scénarios possibles pour réussir. Il étudie en continu ses comptes bancaires pour être sûr de tenir financièrement (*pensée tournée vers l'anticipation des problèmes*). Il y a encore peu, il arrivait à gérer ses ruminations anxieuses. Mais depuis 2 semaines, celles-ci le dépassent (*utilisation inefficace du système de défense*). Il doute de lui-même. Il souffre de nausées, de céphalées, d'insomnies et a le dos complètement bloqué (*symptômes physiques*).

6. La construction de cas contraire et l'identification de concepts voisins

Cas contraire

Coping

Cédric, 31 ans, reprend ses études d'infirmier. Après un échec en médecine et plusieurs années dans la vie active, il est anxieux à l'idée de ne pas réussir et s'est plongé durant l'été dans le bricolage (*coping évitant*). Anxieux avant la rentrée, il a demandé de l'aide à sa femme (*coping conscient*). Sa véritable peur est celle « d'être un mauvais père et mari ». Ils planifient le budget et adaptent leur organisation (*coping centré sur l'origine du problème*). Des sorties en couple sans enfant et des activités en famille le week-end, tout en maintenant des périodes de révisions et de repos, sont même prévues (*coping centré sur l'émotion*). Cédric se sent maintenant complètement serein pour la rentrée.

Cas voisin

Anxiété

Cédric, 31 ans, reprend ses études d'infirmier. Après un échec en médecine et plusieurs années dans la vie active, l'échec n'est pas envisageable, tant au niveau scolaire que dans sa vie personnelle. Marié et père, il commence à être anxieux avant la rentrée (*tensions, appréhension, craintes, inquiétude*). Toutefois, il décide de ne plus y penser et fait confiance en ses capacités de travail (*mécanisme de défense : mise à l'écart; bonne estime de soi*). Ses économies permettront de faire face aux imprévus. Malgré l'envie de réussir sans négliger son bien-être (*tensions, appréhensions*), il se relaxe en famille pour arriver reposé pour la rentrée (*défense réussie, pas d'évolution vers des symptômes d'angoisse*).

Concepts voisins

- Stress : réaction physique et émotionnelle face à une situation difficile ou menaçante. Cette réaction peut être de courte ou de longue durée. L'angoisse, quant à elle, est une condition émotionnelle plus diffuse qui peut durer et s'accompagner d'un sentiment général de danger.
- Peur : réaction immédiate à un risque perçu, tandis que l'angoisse est un état plus général et persistant, souvent associé à un sentiment de danger indéfini.
- Trac : type d'angoisse qui survient avant un événement important, comme une interview ou un spectacle.
- Trouble panique : implique des crises fréquentes et inattendues. L'angoisse est un état émotionnel plus diffus.
- Effroi : réaction immédiate à une menace identifiable, tandis que l'angoisse est une émotion générale liée à un sentiment vague de danger. L'angoisse peut persister même en l'absence de menace immédiate, tandis que l'effroi est une réponse à court terme et est plutôt associé au trauma.
- Détresse : état émotionnel intense souvent associé à des événements traumatisants ou difficiles. En revanche, l'angoisse est plutôt un état émotionnel généralisé, souvent associé à un sentiment vague ou indéfini de danger.

7. Les antécédents et les conséquences du concept

Antécédents

- Facteurs génétiques/prédispositions familiales.

- Facteurs psychologiques : troubles de la personnalité (névrosisme, pessimisme, par exemple), troubles cognitifs (distorsions cognitives).
- Certains médicaments : effets secondaires par actions sur des neurotransmetteurs.
- L'accumulation de stress inhérent à la vie qui vulnérabilise la personne.

Conséquences

- Comportements positifs : adaptation positive à l'angoisse; développement de compétences personnelles (développement physique et mental).
- Comportements négatifs : angoisse incontrôlable, mécanismes de défense non adaptés et/ou non efficaces; développement de problèmes de santé physiques et mentaux.

8. Les référents empiriques du concept

Ces échelles psychométriques (en anglais) tiennent compte de l'anxiété et des manifestations d'angoisse :

- l'échelle d'anxiété de Hamilton (Hamilton, 1959, cité dans Xi, 2020), une des échelles les plus connues;
- le *State Trait Anxiety Inventory* (STAI) et le Beck Anxiety Inventory (BAI) (cité dans Xi, 2020) : très utilisés en clinique et en recherche.

Bibliographie

American Psychiatric Association (2015). *DSM-5. Manuel diagnostique et statistique des troubles mentaux*. Paris : Elsevier Masson.

Darrault-Harris, I. (2009). L'angoisse, sa mise en discours. *Enfances & Psy*, *42*(1), 40-50.

Marchais, P. (2004). L'angoisse et l'anxiété. Variations conceptuelles. Ouverture à la théorie des catégories. *Annales Médico-psychologiques*, *162*(3), 196-202.

Pedinielli, J.-L., & Mariage, A. (2015). *Psychopathologie du traumatisme*. Paris : Armand Colin.

Servant, D. (2012). Concepts et modèles de l'anxiété. In *Gestion du stress et de l'anxiété* (pp. 1-22). Paris : Elsevier Masson.

Xi, Y. (2020). Anxiety: A concept analysis. *Frontiers of Nursing*, *7*(1), 9-12.

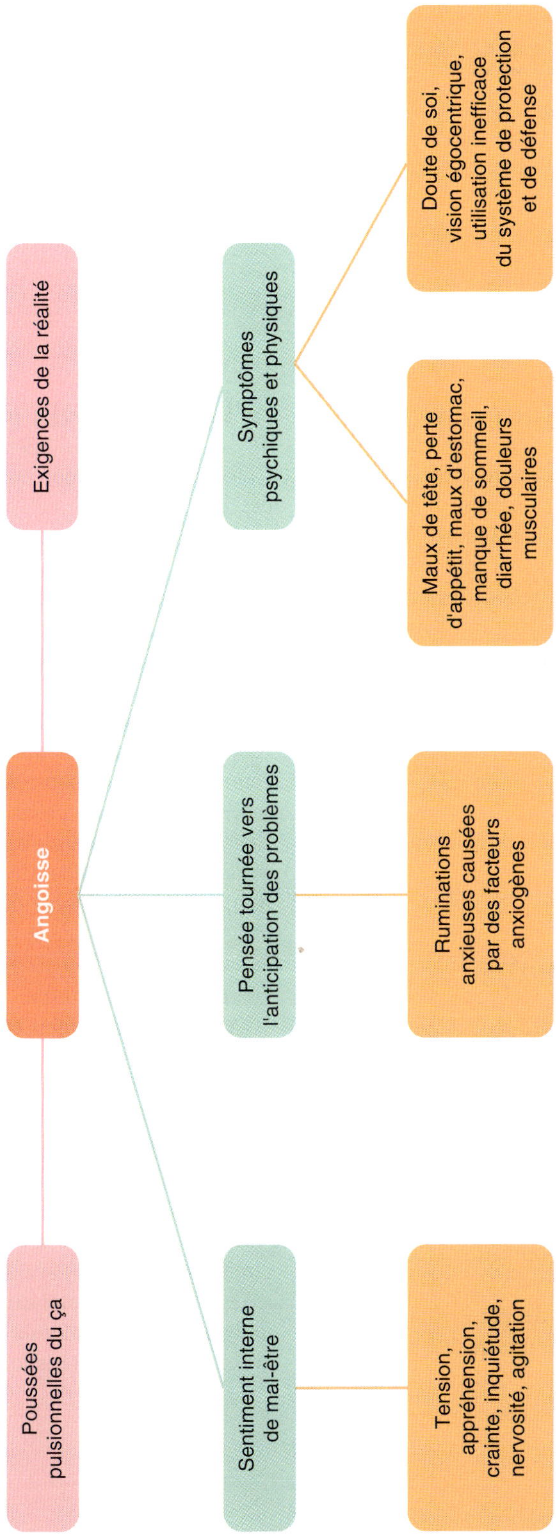

Carte mentale – Angoisse.

Apprentissage informel

Anne Muller

1. L'identification du concept

L'apprentissage informel, secondaire aux activités de la vie quotidienne, ni organisé ni structuré, ayant un caractère non intentionnel la plupart du temps (Cedefop, 2009), occupe aujourd'hui une place prépondérante reliant les champs du travail et de la formation tout au long de la vie. Le domaine de la santé sans cesse en mutation nécessite de se professionnaliser en permanence en réalisant des apprentissages informels. Ceci est rendu possible grâce à une culture et à une posture d'apprenance. Le champ professionnel infirmier, les domaines des sciences infirmières et des sciences de l'éducation et de la formation sont concernés.

2. Les buts de l'analyse du concept

- Identifier la portée des apprentissages informels dans la formation tout au long de la vie et la professionnalisation des soignants.
- Comprendre leur nécessaire complémentarité avec les apprentissages formels pour prodiguer des soins adaptés et de qualité, en réponse aux besoins en santé de la population et aux évolutions des savoirs.
- Comprendre les enjeux de leur évaluation et de leur reconnaissance pour une qualité de soins au patient.

3. Les usages du concept

L'idée d'une instruction au-delà de l'école émerge dès la Révolution avec Condorcet, mais il faut attendre la seconde partie du XXe siècle pour que le courant de l'éducation permanente, conduit par Dumazedier dès 1960, développe la notion d'éducation continue (*life long education*) qui a donné lieu ensuite à la formation tout au long de la vie.

L'évolution vers l'éducation et la formation tout au long de la vie doit accompagner la transition vers une économie et une société fondées sur la connaissance. L'apprentissage dans les différents aspects de la vie est précisé dans la définition du Centre européen pour le développement de la formation professionnelle (Cedefop, 2009). L'apprentissage informel s'inscrit dans cette optique. Il se réalise tout au long de la vie dans n'importe quel lieu ou espace : lieu de travail, milieu familial, voyages ou encore loisirs.

La datation de l'origine et de l'usage de la notion d'apprentissage informel varie selon les auteurs. L'origine en serait les travaux de chercheurs sur l'apprentissage par l'expérience (Marsick & Watkins, 2007). La première utilisation de l'expression « apprentissage informel » dans le champ de la formation des adultes est le fait de Lindeman (1926), décrivant une aventure coopérative d'apprentissage informel (Bézille & Brougère, 2007).

Le fait même d'exister expose en permanence les individus à des situations d'apprentissage informel ayant comme caractéristique d'être fréquentes et cachées. Représenté sous la forme d'un souterrain ou d'un iceberg, il est difficilement quantifiable puisque invisible, situé mais disséminé, non formalisé et non évalué dans les entreprises. Colley, Hodkinson et Malcom (2003) utilisent la notion de *continuum* pour le préciser, allant de l'apprentissage le plus formel au moins formel selon quatre critères (le processus, l'emplacement et cadre, le but et le contenu de l'apprentissage).

L'apprentissage informel est un concept nomade flou, non stabilisé, en émergence.

Schugurensky (2007) le définit comme une catégorie d'apprentissage résiduelle, de ce qui n'est une éducation ni formelle, ni non formelle. Il propose une taxonomie de trois types d'apprentissage informel selon le degré d'intentionnalité et/ou de conscience de l'acquisition de connaissances : l'apprentissage autodirigé, l'apprentissage accessoire ou fortuit non intentionnel co-produit d'une autre activité, et la socialisation, un apprentissage tacite de la vie quotidienne.

Leur caractère souterrain, leur diversité et leur hétérogénéité sont un frein à une catégorisation unique. L'entretien d'explicitation en favorise la visibilité pour ensuite donner lieu à évaluation, formalisation et reconnaissance.

La reconnaissance individuelle des acquis de l'apprentissage informel nécessite que l'apprenant lui-même en ait conscience, les identifie, en reconnaisse la nature et la valeur.

Une note de recherche en précise les enjeux et réalise un état des lieux des recherches dans les différents champs (Cristol & Muller, 2013). Carré et Charbonnier (2003, p. 20) observent ce phénomène auprès de mille cadres hors champ de la santé et définissent les « apprentissages professionnels informels ».

Dans le domaine de la santé, l'autoformation des médecins généralistes avec leurs pairs montre des épisodes d'apprentissage visant la modification des pratiques dans un environnement en évolution (Carré & Ricard, 2008).

Lanquetin et Tchukriel (2009) étudiant l'impact de l'informel dans le travail infirmier en psychiatrie montrent l'acquisition de savoirs empiriques.

Muller (2016) interroge la perception d'apprentissage des infirmiers dans leur pratique quotidienne et leur perception de soutien organisationnel d'apprentissage de leur établissement de santé à l'aide de journaux de bord et de questionnaires. Les infirmiers réalisent des apprentissages informels avec leur pair comme ressource pour se professionnaliser de manière permanente, s'adapter aux innovations et à l'évolution des savoirs, du métier. Complémentaires aux apprentissages formels, indispensables aux activités de soins, ils sont validés par la performance des soins. Les deux perceptions dépendent à la fois des caractéristiques propres du professionnel et de celles de l'environnement de travail. L'établissement de santé pourrait être considéré comme un archipel d'îlots apprenants.

Le Maistre et Paré (2004) l'étudient pour une population de physiothérapeutes et d'ergothérapeutes ; Olry (2007), entre un praticien kinésithérapeute et son remplaçant.

4. La définition des attributs du concept

- Situé dans un contexte précis.
- Fondé sur des situations authentiques.
- Fondé sur l'expérience.
- Secondaire à l'activité, l'objectif visé étant la réalisation de l'activité avec compétence et non l'apprentissage en lui-même.
- Un contenu d'apprentissage lié à une pratique courante.
- Absence d'organisation pédagogique structurée en termes d'objectifs, de contenus, de temps ou de ressources.
- Processus dirigé ou non par l'apprenant, avec intentionnalité ou non de le réaliser.
- Favorisé par l'interaction sociale, la collaboration au sein d'une communauté de pratiques.
- Absence de validation par un diplôme.

5. La construction de cas modèle

Mélanie, 23 ans, occupe depuis un an, à la sortie du diplôme, un poste fixe d'infirmière dans un service de chirurgie. Elle déclare 15 apprentissages incidents liés aux soins spécifiques à effectuer dans l'ici et maintenant (*contexte précis, situation authentique*), en fonction des aléas du travail (*fondé sur l'expérience, contenu lié à une pratique courante*). Certains ont lieu lors de

« soins et activités de dimension préventive, diagnostique, thérapeutique » liés à une urgence, un imprévu, d'autres aux activités de coordination et d'organisation des activités et des soins (*secondaire à l'activité, aux aléas, processus non dirigé par l'apprenant*). Mélanie apprend en échangeant avec sa collègue (*interaction sociale, collaboration au sein de communautés de pratiques*). L'*organisation pédagogique* est absente, *l'objectif visé étant la réalisation de l'activité*. L'apprentissage lui permet d'être compétente mais *n'est pas validé par un diplôme*.

6. La construction de cas contraire et l'identification de concepts voisins

Cas contraire

Dorothée, 33 ans, infirmière en psychiatrie à l'hôpital, apprend à gérer les conflits en situation de crise lors d'une formation continue proposée par l'établissement, réalisée par un organisme de formation. Cet apprentissage est formel, se réalisant au sein d'une institution dont le but est la formation, avec des objectifs élaborés à cet effet.

Concepts voisins

- Apprenance.
- Autoformation.
- Compétence.
- Professionnalisation.

7. Les antécédents et les conséquences

Antécédents	Conséquences
Apprentissages en formation initiale	Émergence des connaissances acquises après explicitation Reconnaissance, validation, formalisation des apprentissages informels

8. Les référents empiriques

L'apprentissage informel est mis au jour lors de temps de réflexivité ou d'analyse de pratiques individuelles ou collectives, lors de recherche par des outils d'enquête : journal de bord des apprentissages ou entretien d'explicitation.

Bibliographie

Bézille, H. & Brougère, G. (2007). De l'usage de la notion d'informel dans le champ de l'éducation. *Revue Française de Pédagogie, 158*, 117-160.

Carré, P., & Charbonnier, O. (2003). *Les apprentissages professionnels informels.* Paris : L'Harmattan.

Carré, P., & Ricard, J-D. (2008). Les apprentissages professionnels informels dans les organisations. In Bonnes pratiques en formation médicale continue (pp. 44-48). Paris : Masson.

Cedefop (2009). *Lignes directrices européennes pour la validation des acquis non formels et informels.* Luxembourg : Office des publications de l'Union européenne.

Colley, H., Hodkinson, P. & Malcom, J. (2003). *Informality and formality in learning.* Report for the Learning and Skills Research Center. Life Learning Institute. University of Leeds.

Cristol, D., & Muller, A. (2013). Les apprentissages informels dans la formation pour adultes. *Savoirs, 32*, 13-59.

Lanquetin, J.-P., & Tchukriel, S. (2009). Impact de l'informel dans le travail infirmier en psychiatrie. *Santé Mentale, 136*, 39.

Le Maistre, C. & Paré, A. (2004). Learning in two communities: The challenge for universities and workplaces. *Journal of Workplace Learning, 16*(1), 44-52.

Marsick, V., & Watkins, K. (2007). Les tensions de l'apprentissage informel sur le lieu de travail. Les jeux du formel et de l'informel. *Revue Française de Pédagogie, 160*, 29-33.

Muller, A. (2016). *Les savoirs professionnels infirmiers.* Paris : Seli Arslan.

Olry, P. (2007). Apprentissages informels dans l'activité : dispositif de participation et processus d'engagement du remplaçant en masso-kinésithérapie. *La Revue Française de pédagogie, 160*, 39-50.

Schugurensky, D. (2007). « Vingt mille lieues sous les mers » : les quatre défis de l'apprentissage informel. *Revue Française de Pédagogie, 160*, 13-27.

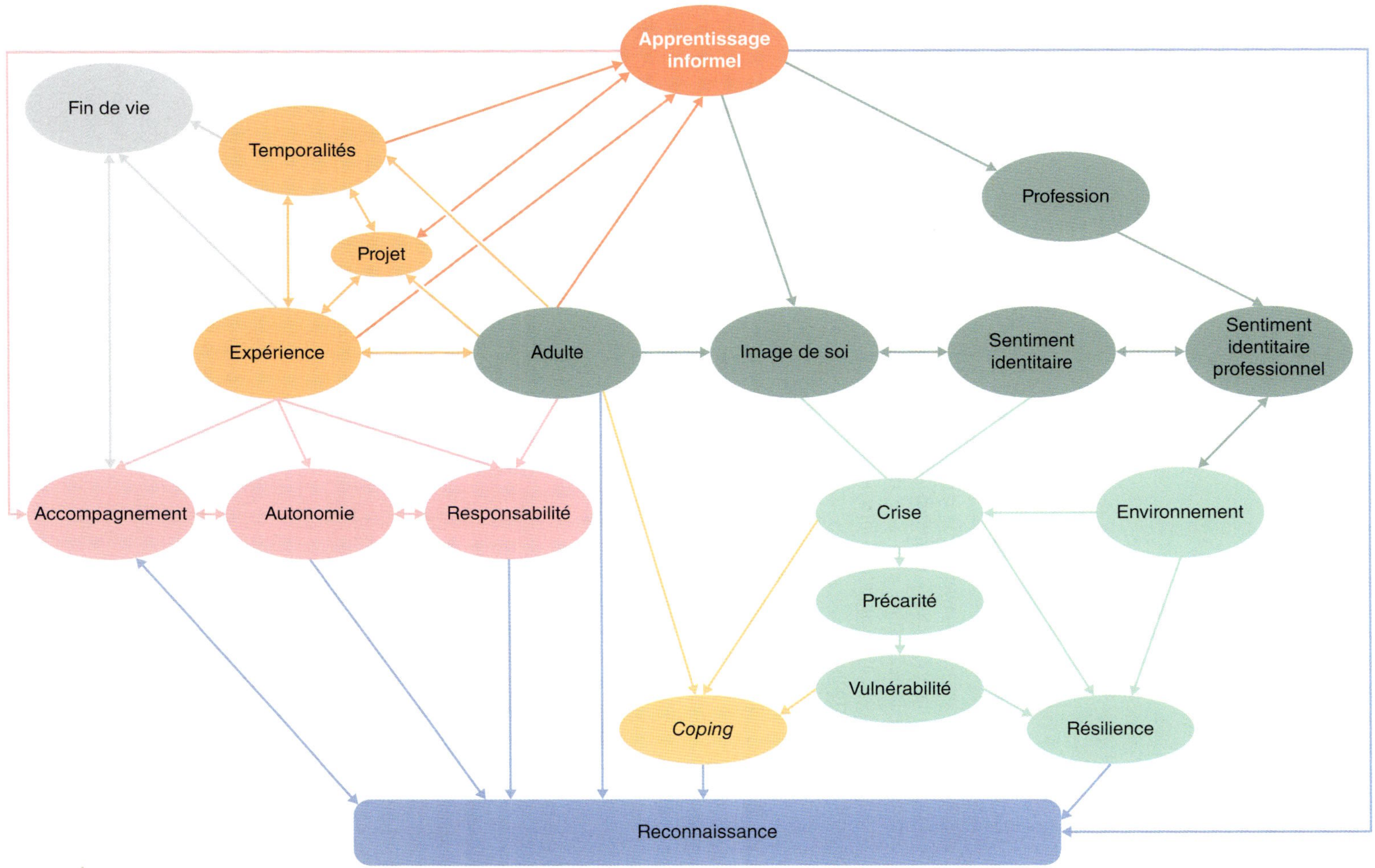

Carte mentale d'interactions entre concepts – Apprentissage informel.
Anne Muller, 2024.

Attitude soignante

Jacky Merkling

1. L'identification du concept

L'attitude soignante représente l'envers de la relation de soin. Cette dernière caractérise le *comportement* activé pendant la réalisation d'un acte de soins. La première renvoie aux *dispositions internes* qui guident ce comportement.

2. Les buts de l'analyse du concept

Il s'agit de caractériser les dispositions internes qui fondent l'attitude soignante.

3. Les usages du concept

Le but de ces différentes dispositions est d'aider l'autre à supporter son état de malade, d'être souffrant. Mathieu, Guillet et Aupetit (2012) parlent d'un don de matière humaine. La formule paraît énigmatique, mais elle qualifie parfaitement la finalité de l'attitude soignante. Lorsque l'état de maladie génère un vécu pénible envahissant, la pensée est tunnelisée, engluée par ce vécu difficile et ses répercussions sur l'existence du sujet. L'attitude soignante consiste alors, par la qualité de présence offerte, à produire un effet de rupture pour amener le malade à se dégager de la prégnance de son vécu. L'angoisse, la peur, l'irritation, le découragement trouvent alors un espace supplémentaire pour s'épandre. Cet espace, c'est l'espace psychique du soignant. Celui-ci retourne ce vécu dans une attitude maîtrisée et concernée.

4. La définition des attributs du concept

Les dispositions internes caractérisant l'attitude soignante

Une disposition est une tendance à être ou à agir d'une certaine manière ; un penchant. C'est donc une inclination, une capacité potentielle qui ne demande qu'à être actualisée. Sept de ces dispositions peuvent être discriminées à partir des écrits professionnels ou philosophiques en ce qui concerne le rapport à autrui.

1. *Le tact.* Pour Prairat (2013, p. 101) : « Le tact est un art de juger qui conjugue finesse et justesse ainsi qu'une manière de se conduire respectueuse des nuances et des circonstances ». Cet art de juger s'appuie sur l'intuition et la sensorialité nous dit l'auteur. « C'est l'orientation phénoménologique d'une attitude soucieuse de l'autre. » C'est donc bien une disposition à agir, permettant de s'ajuster à une situation dans l'immédiat en prenant en compte autrui avec délicatesse.
2. *L'humilité.* C'est, dit Walter Hesbeen (2018), l'antidote à l'arrogance et à toute forme de supériorité ou d'imposition de soi. C'est cette disposition qui permet d'atténuer l'asymétrie de statut entre soignant et soigné.
3. *La sensibilité.* Pour Hesbeen (2018), la sensibilité consiste à se laisser toucher par l'autre sensoriellement et émotionnellement.
4. *La compréhension empathique.* C'est le corollaire de la sensibilité. Rogers (2002) la décrit comme la capacité de pénétrer dans l'univers subjectif de l'autre tout en gardant son objectivité. Dans le soin, il s'agit de sentir et de comprendre le

monde intérieur du patient, son point de vue, ses émotions.

5. *La bienveillance.* Pour Hesbeen (2018), elle consiste à chercher ce qui pourrait être bon pour l'autre et ce que lui-même pourrait trouver bon pour lui (il ne s'agit pas de lui imposer nos goûts ou nos choix).
6. *La considération positive inconditionnelle.* Pour Rogers (2002), c'est le complément de la bienveillance. Cela renvoie à une estime positive, une acceptation globale de l'autre, même si ce qu'il évoque est réprouvé socialement. Cette disposition implique un rejet de tout jugement, de toute évaluation.
7. *L'authenticité.* Il s'agit de l'authenticité de l'engagement du soignant dans la situation de soins. Rogers (2002) précise qu'elle se manifeste par la congruence des messages verbaux et non verbaux. Cette authenticité implique la capacité, pour le soignant, de gérer son ressenti vis-à-vis du patient. Elle nécessite parfois d'oser apparaître à soi et à l'autre autrement qu'à travers le masque du geste technique ou de la pensée rationnelle, dans un certain abandon, toujours risqué.

5. La construction de cas modèle

Monsieur R. est hospitalisé depuis quelques jours. Il a subi une colectomie (suite à un cancer) et se rétablit très correctement. Il vient de passer d'un régime liquide à un régime mou. Il se lève et sa douleur est très supportable. Pourtant, il ne va pas bien (*compréhension empathique*). Son dossier fait état d'un état dépressif larvé induit par sa maladie. Sophie est aide-soignante. Elle se dit qu'elle doit stimuler cet homme qui semble se laisser aller (*sensibilité, considération positive inconditionnelle*). Cependant, quand elle entre dans sa chambre, elle ralentit ses gestes et parle avec le plus de douceur possible (*sensibilité, tact, bienveillance*). À plusieurs reprises, dans sa journée, elle vient le voir, en passant, juste pour lui offrir un peu d'attention, parfois sans rien dire (*bienveillance, authenticité, humilité*).

L'attitude soignante de Sophie est bien adaptée à l'état de Monsieur R. Elle sait que, lors d'un état dépressif, la seule manière d'aider l'autre est de lui manifester de l'intérêt (*compréhension empathique*). Dans cette situation, le besoin de Monsieur R. est de sentir que sa souffrance (une vie sans côlon) est entendue et comprise (*considération positive inconditionnelle*). L'attitude soignante de Sophie vise simplement à l'apaiser par une présence certes furtive, mais attentive et répétée (*bienveillance*). Il s'agit de lui montrer qu'une relation humaine attentive est encore possible, malgré le changement lié à la maladie (*authenticité*).

6. La construction de cas contraire et l'identification de concepts voisins

Cas contraire

Jean, infirmier, a du mal à résister à l'envie de parler franchement à Mme R., hospitalisée en service de traumatologie. Elle est soignée pour une double fracture de l'avant-bras gauche et plusieurs côtes brisées. Son corps porte la trace de nombreux coups reçus plus ou moins récemment. Pourtant, Mme R. refuse d'intégrer un foyer d'accueil pour femmes battues et évoque même le désir de retourner à son domicile pour ne pas laisser son mari seul. Cette nouvelle a horrifié Jean qui ne comprend pas pourquoi cette femme veut retourner chez son tortionnaire. Il décide, pour son bien, de lui dire franchement ce qu'il en pense, c'est-à-dire que sa décision est irresponsable et suicidaire.

L'attitude soignante de Jean, certes compréhensible, n'est cependant pas adaptée. Un soignant n'a pas à juger de la conduite d'une patiente. L'attitude appropriée aurait été d'essayer de s'approcher du vécu de cette personne, de l'aider à explorer sa situation sous un autre angle, sous l'angle de sa sécurité et du besoin évident d'une prise en charge de son mari sur un plan psychiatrique. C'est le point de vue de Mme R. qui compte et c'est à partir de ce point de vue que l'attitude soignante s'érige. Ce dont a besoin Mme R., c'est, avant tout, de bienveillance et d'une compréhension empathique.

Concepts voisins

- Présence.
- Proximité affective.
- Bienveillance.

7. Les antécédents et les conséquences du concept

Antécédents

Singulariser l'approche de l'autre

L'attitude soignante est toujours inscrite dans une rencontre singulière. Ce qui vaut pour une personne ne vaut pas pour une autre. Pour Hesbeen (2011), la pratique soignante s'adresse à une personne en particulier, qu'il s'agit de prendre en compte dans sa singularité afin d'identifier ce qui est important pour elle.

Travailler sur ses représentations

Une représentation est une modalité d'organisation de la connaissance de la réalité. Elle est constituée de valeurs, de croyances et de savoirs spécifiques. Elle donne aux situations vécues le caractère de l'évidence. Elle est dite sociale lorsqu'elle est partagée par un groupe. L'attitude soignante du professionnel ne doit pas seulement être guidée par ses représentations, mais aussi (et surtout) par les besoins de la personne malade.

Conséquences

L'attitude soignante dans la relation de soin sollicite fortement la disponibilité psychique du soignant. Elle demande concentration, attention à l'autre, maîtrise de soi et peut, par sa répétition, le saturer psychiquement. Cela implique donc, pour le professionnel, de se connaître et d'être au clair avec ses propres affects. L'*analyse de pratique* et l'*intelligence émotionnelle* sont alors des outils indispensables qui peuvent permettre de passer d'une résonance (affective) au raisonnement (cognitif).

8. Les référents empiriques du concept

On retrouvera ici les mêmes indicateurs que pour la relation de soin : évaluation de l'état psychoaffectif du soigné et analyse de l'attitude du soignant à travers des séances d'analyse de pratique.

Bibliographie

Hesbeen, W. (2011). Banalisation et soins. In M. Dupuis, R. Gueibe & W. Hesbeen. (dir.). *La banalisation de l'humain dans le système de soins.* Paris : Seli Arslan.

Hesbeen, W. (2018). Les mots fragiles du prendre soin. *Santé Mentale, 224.*

Mathieu, F., Guillet, J., & Aupetit, F. (2012). Sous le cadre : un don de matière humaine. *Santé Mentale, 172.*

Prairat, E. (2013). *La morale du professeur.* Paris : PUF.

Rogers, C. (2002). *La Relation d'aide et la psychothérapie.* Paris : ESF.

Autonomie

Philippe Svandra

1. L'identification du concept

L'autonomie signifie littéralement en grec ancien « la loi que je me donne » (*auto* désigne soi-même et *nomos* se traduit par loi). À l'origine, l'autonomie est politique, puisqu'elle correspondait au droit que les Romains avaient laissé à certaines villes grecques de se gouverner selon leurs propres lois.

Kant en a fait une notion morale qu'il oppose à l'hétéronomie (*hetero* signifiant « autre »). L'hétéronomie revient à se placer volontairement sous l'autorité d'un autre.

Pour les philosophes utilitaristes (Bentham, Mill), l'autonomie consiste dans la possibilité d'avoir des préférences singulières et de se déterminer en fonction d'une conception du bien dont il appartient à chacun de déterminer librement le contenu.

Si Hippocrate mentionne que « le médecin doit se régler sur la licence que lui donne le malade », le principe d'autonomie n'est réellement affirmé que depuis peu (Code de Nuremberg, 1947). La relation de soin a en effet longtemps été empreinte de paternalisme médical. Le Professeur Portes pouvait déclarer à la fin des années 1950 : « Tout patient est et doit être pour le médecin comme un enfant à apprivoiser, non certes à tromper – un enfant à consoler, non pas à abuser – un enfant à sauver, ou simplement à guérir.[1] »

Dans les années 1980 (avec l'arrivée notamment du sida), cette approche paternaliste a été remise en cause, alors que la loi du 4 mars 2002 (démocratie sanitaire) a donné de nouveaux droits aux malades. Cette revendication est également à l'origine de l'*empowerment*.

L'autonomie en santé est la capacité d'une personne d'effectuer les actions de la vie quotidienne et/ou la capacité de se gouverner elle-même.

Le Comité consultatif national d'éthique pour les sciences de la vie et de la santé (2005), dans son avis « Refus de traitement et autonomie de la personne », distingue :

- l'autonomie d'action qui renvoie aux possibilités de mobilité corporelle ;
- l'autonomie de pensée ; dans ce cas, le sujet autonome est celui qui est capable de comprendre une information médicale et d'y exercer son esprit critique ;
- l'autonomie de volonté, définie comme la capacité d'une personne de se décider en fonction d'une résolution consciente et personnalisée.

Cette dernière approche peut se décliner elle-même selon deux acceptions :

- l'autonomie de la volonté comme autolimitation (tradition kantienne) : il s'agit de vouloir ce qui est rationnel donc universalisable ;
- l'autonomie de la volonté comme souveraineté individuelle (tradition utilitariste) : chacun est libre de mener la vie qu'il veut tant qu'il ne nuit pas à autrui.

2. Les buts de l'analyse du concept

- Identifier les deux conceptions de l'autonomie.
- Intégrer leurs répercussions sur la relation soigné-soignant.
- Guider la perspective soignante, orienter la pratique de soin.

[1] Professeur Portes, premier président de l'Ordre des médecins après la libération, au premier Congrès de morale médicale en 1956.

3. Les usages du concept

- Dans une perspective utilitariste, le soignant doit respecter la liberté du patient, ses croyances, ses choix, ses demandes, même s'il les juge contraires à la raison (pourvu toutefois qu'il ne nuise pas aux autres).
- Dans le cas de l'autonomie kantienne, le soignant (au nom de la raison) pourrait passer outre le consentement de la personne si celle-ci s'oriente vers un choix pris sous l'emprise d'un autre ou même d'une émotion et qui ferait perdre à ce choix son caractère rationnel.

4. La définition des attributs du concept

- Le principe d'autonomie affirme la capacité de l'individu de décider pour lui-même par lui-même. Cette possibilité d'exercer son « libre choix » permet « de distinguer l'indépendance (capacité de *faire* par soi-même) et l'autonomie (capacité de *vouloir* par soi-même) – on peut être dépendant, et faire valoir son autonomie » (Zielinski, 2009, p. 12).
- Dans le cadre de la bioéthique (Beauchamp & Childress, 1979), le recueil du consentement n'est rien d'autre que l'application concrète du principe d'autonomie.
- Dans une version contemporaine, l'autonomie peut être vue comme l'expression de la dignité. Respecter l'autonomie de la personne, ou restaurer ce qui peut l'être, oblige à considérer l'autre dans sa dignité.

5. La construction de cas modèle

Mme D., 85 ans, atteinte de plusieurs pathologies dont un lymphome et une dégénérescence neurologique, réside à son domicile avec son mari âgé de 91 ans. Elle est consciente de la dégradation de son état de santé et le verbalise, mais souhaite rester la plus autonome possible dans les gestes de la vie quotidienne qu'elle effectue seule ou avec aide autant que faire se peut. Elle réalise seule ses soins d'hygiène, se déplace avec deux cannes, tout en ayant besoin d'aide pour sortir de chez elle (*autonomie d'action*). Elle a la capacité de choisir et décide pour elle-même et par elle-même les règles de sa conduite, l'orientation de ses actes et les risques qu'elle est prête à courir, faisant preuve d'une *autonomie de pensée et de volonté*.

6. La construction de cas contraire et l'identification de concepts voisins

Cas contraire

Une résidente, lors de son admission en établissement d'hébergement pour personnes âgées dépendantes (EHPAD), a stipulé dans la rédaction de son « projet de vie » qu'elle tient absolument, pour des raisons religieuses, à suivre un régime alimentaire excluant la viande de porc. Or, atteinte entretemps de troubles cognitifs liés à une maladie d'Alzheimer, cette même personne demande avec insistance à manger, comme les autres résidents, de la charcuterie. Respecter son autonomie consisterait-il à :

- respecter les souhaits de cette personne lorsqu'elle était en pleine capacité de discernement ?
- se conformer à ses désirs actuels ?

Concepts voisins

- Indépendance.
- Incapacité.
- Responsabilité.

7. Les antécédents et les conséquences du concept

Antécédents

Il existe aujourd'hui une volonté d'aller vers une autonomie qui éviterait deux excès : l'aliénation (forme extrême de la bienfaisance), l'indifférence (forme extrême de l'autonomie). Cette forme d'autonomie bienveillante permettrait de tendre vers une véritable alliance thérapeutique entre soigné et soignant.

Conséquences

L'objectif est alors de fournir à la personne malade les outils de son autonomie (notamment par l'éducation thérapeutique). Il s'agit, comme le rappelle Corine Pelluchon (2009), de ne pas considérer l'autonomie comme un donné immédiatement disponible, mais comme une faculté qui doit se construire.

8. Les référents empiriques du concept

- La grille multidimensionnelle nationale AGGIR (Autonomie Gérontologie Groupe Iso Ressources) mesure le degré de perte d'autonomie sur une échelle de 1 à 6 selon dix variables relatives à la perte d'autonomie physique et psychique, et sept variables relatives à la perte d'autonomie domestique et sociale. À chacun de ces degrés correspond un niveau de besoins d'aide pour accomplir les actes essentiels de la vie quotidienne.
- Le Géronte, échelle de recueil de données d'autonomie, en mesure l'évaluation au regard de 27 items correspondant à une dimension d'activité autonome.
- L'échelle ADL (*Activities of Daily Living*) de Katz évalue le niveau de dépendance lié au fonctionnement physique au travers de six activités de base de la vie quotidienne.
- L'IADL (*Instrumental Activities of Daily Living*) de Lawton & Brody complète cette dernière en y ajoutant les activités complexes instrumentales de la vie quotidienne nécessitant une habileté dans l'autonomie (téléphone, course, ménage, lessive, etc.).
- L'échelle de Barthel mesure l'autonomie fonctionnelle dans les domaines des soins personnels et de la mobilité dans les actes de la vie quotidienne.
- La grille de Colvez mesure la perte de mobilité (dépendance physique selon quatre items : confiné au lit ou au fauteuil, non confiné ayant besoin d'aide pour la toilette ou l'habillage, besoin d'aide pour sortir du domicile, non dépendant).

Bibliographie

Beauchamp, T. L. & Childress, J. (1979). *Principles of biomedical ethics*. New York : Oxford University Press.

Comité consultatif national d'éthique pour les sciences de la vie et de la santé (2005). Avis n° 87. Refus de traitement et autonomie de la personne. https://www.ccne-ethique.fr/sites/default/files/2021-02/avis087.pdf.

Ennuyer, B. (2003). *Les malentendus de la dépendance*. Paris : Dunod.

Fainzang, S. (2006). *La relation médecins-malades : information et mensonge*. Paris : PUF.

Feillet, R. (2012). *Corps, vieillissement et identité : entre préservation et présentation de soi. Place des activités physiques et sportives*. Toulouse : Érès.

Gilioli, C. (2018). *Droit des patients. Comprendre les textes pour bien les appliquer*. Paris : Elsevier Masson.

Jouan, M., & Laugier, S. (2009). (dir.). *Comment penser l'autonomie ? Entre compétences et dépendances*. Paris : PUF.

Marzano, M. (2006). *Je consens, donc je suis... Éthique de l'autonomie*. Paris : PUF.

Pelluchon, C. (2009). *L'autonomie brisée. Bioéthique et philosophie*. Paris : PUF.

Zielinski, A. (2009). Le libre choix. De l'autonomie rêvée à l'attention aux capacités. *Gérontologie & Société*, *32*/131, 4, 11-24.

Besoin

Christian Devillers†

1. L'identification du concept

Ce concept nomade, employé dans une multitude de domaines, recouvre différents sens. L'étymologie remonte au XIe siècle, *estre bosoinz* signifiant « être nécessaire » et ayant pris ensuite le caractère de situation de manque. *Le Petit Robert* le définit comme suit : « nécessité, exigence née de la nature ou de la vie sociale ».

Le long procédé d'élaboration d'étude des besoins s'origine dans une approche essentiellement physiologique structurant une représentation limitée, axée sur le processus vital définissant les besoins fondamentaux.

Cette définition proposée est un apport original né du résultat entre pratique psychothérapeutique et théorie : « Le besoin est ancré dans la nature humaine dont la gestion et la satisfaction passent par des réponses appropriées permettant de maintenir la personne, en vie, en bonne santé physique et mentale » (Devillers, 2021).

2. Les buts de l'analyse du concept

Ce développement favorisera la représentation des besoins en vue d'une approche méthodologique qui permet de les diagnostiquer et de les satisfaire. L'énumération et le regroupement des besoins permettent une classification faisant ressortir, dans chaque registre, le caractère commun et fondamental de chacun d'entre eux : besoin de position, de stimulation, de protection, de structure, de différenciation, d'autonomie, d'adaptation, d'accompagnement, de reconnaissance.

3. Les usages du concept

Les conceptions pour aborder les besoins ont suivi différentes orientations et ont été influencées par les courants psychologiques en vigueur. Le béhaviorisme abordait les besoins essentiellement fondés sur le fonctionnement physiologique.

- En 1938, Murray introduit l'existence de besoins psychogéniques en faisant ressortir la notion d'attitudes associées à des circonstances. Il développe une liste de besoins qu'il privilégie au travers du TAT ou *Thematic Apperception Test*.
- Hull, en 1943, se fondant sur l'homéostasie du fonctionnement physiologique, développe la théorie du *drive*, mettant l'accent sur la justification physiologique à la sensation de manque.
- En parallèle, dans la même période, Maslow établit une liste des besoins qui met l'accent sur l'aspect psychologique : besoin de maintien de la vie, de protection et sécurité, d'amour, d'appartenance, d'estime de soi et de réalisation de soi. Il détermine une classification par une hiérarchisation des besoins en introduisant la notion de *satisfaction*.
- Alderfer (1972), reprenant les travaux de Maslow, établit une liste simplifiée réduite à trois niveaux : le besoin d'existence, de sociabilité et de croissance, sans retenir la hiérarchisation.
- En 1966, Henderson, infirmière, établit une liste de 14 besoins pour la prise en charge globale d'un patient.
- En 1966, Schutz, dans une approche plus sociologique, met en avant les besoins interpersonnels, qu'il nomme besoin d'inclusion, de contrôle et d'affection.

- Flèche (2008), par une approche médico-psychologique, décrit le développement de la vie, les adaptations à l'environnement, leurs conséquences et l'existence des besoins par le décodage biologique des maladies. Il met en parallèle les vécus, leurs représentations symboliques et les réponses biologiques en introduisant le concept d'inconscient biologique.

Prolongeant cette notion, « l'état de manque » (être assoiffé), et son évolution en « état de carence » (être déshydraté), mettrait en exergue l'importance de la réponse et les conséquences de la non-prise en compte des besoins.

Besoin → Réponse → Conséquences

La compréhension de l'importance des conséquences nécessite de clarifier une confusion existante entre besoin et manque. Ce n'est pas le besoin qui génère du manque, mais le fait de ne pas y répondre ou de donner une réponse inappropriée.

Besoin → Réponse inappropriée → Conséquences → État de manque ou non – réponse ou état de carence

L'expression du manque ou de la carence est traduite par différents troubles : physiologiques, de l'humeur et du comportement. Une classification des manifestations en degré permet de comprendre l'évolution de la forme d'expression et de son intensité. Elle marque la progression du passage de l'état de manque à l'état de carence engendrant des comportements de survie. Le manque ou la carence altère de manière significative l'évolution d'une personne.

4. La définition des attributs

Cette taxinomie apporte une vision systémique et développementale de la dynamique des besoins, accordant à chacun son caractère fondamental et spécifique. Cette démarche redonne du sens au terme fondamental comme fondement dans quatre registres. Chacun est différencié et classifié par un lien spécifique : l'*existence* concerne la vie, le *développement* est associé à la croissance, le *fonctionnement* est relié à la réalisation et le *spirituel*, en rapport avec le sens, englobe l'ensemble. Cette description permet d'éviter certaines confusions sans altérer le fonctionnement systémique de l'intégralité ainsi que les interactions réciproques.

5. La construction de cas modèle

Une femme est hospitalisée suite à des violences conjugales. Son conjoint est autoritaire, dévalorisant et impulsif. (La femme est niée dans son existence.) Une infirmière du service entre dans la chambre de la patiente : « Bonjour (a). Je viens changer votre pansement et je vais procéder de la façon suivante (b)… En même temps, vous me direz ce qui se passe pour vous (c) et j'adapterai mon soin (d) ».

a. Existence : besoin de position – la patiente est reconnue dans son existence.

b. Développement : besoin de protection/sécurité – une attention est portée à la patiente en lien avec les violences subies dans les contacts physiques.

c. Fonctionnement : besoin de différenciation – exister en tant que sujet dans l'action.

d. Spirituel : respect et dignité.

6. La construction de cas contraire et l'identification de concepts voisins

Cas contraire

Dans une intervention similaire, l'infirmière entre dans la chambre et dit : « Bonjour (a). Je vais changer votre pansement (b) ».

a. Existence : besoin de position – la patiente est reconnue dans son existence.

b. Développement : besoin de protection/sécurité – une attention est portée à la patiente en lien avec les violences subies dans les contacts physiques.

L'infirmière ne prend pas en compte le vécu immédiat de la patiente, son état et sa disponibilité. Il ne s'agit que d'une interaction et pas d'une relation (objet/sujet).

Concepts voisins

- Interaction.
- Soins techniques (*cure*).

7. Les antécédents et les conséquences du concept

La gestion des besoins nécessite la considération de la personne en tant que sujet et non comme objet de soin.

Antécédents	Conséquences
Objet de soin Insatisfaction Manque/carence	La personne en tant que sujet Satisfaction Autonomie Santé : bien-être

8. Les référents empiriques

Grille d'évaluation de l'état de manque et de carence (d'après Devillers, 2021)

	État de manque	État de carence	
Manifestations	**1er degré**	**2e degré**	**3e degré**
Troubles physiologiques	Symptômes corporels (maux de tête, vertiges, douleurs)	Douleurs aiguës Maladies	Perte de conscience Insensibilisation Séquelles irréversibles Perte de la vie
Troubles de l'humeur	Irritabilité ou fermeture	Agressivité Perte de l'intérêt Troubles de l'adaptation	Intensité élevée : dépression ou exaspération, agitation aiguë
Troubles du comportement	Réponses instantanées Mise à distance ou dépendance excessive	Rejet Violence verbale Passage à l'acte Accidents	Violence physique contre soi ou les autres Enfermement Déshumanisation

Bibliographie

Alderfer, C. (1972). *Existence, relatedness and grouth: human needs in organisational setting*. New York: Free Press.

Devillers, C. (2021). *La soif de position*. Besançon : Aphesis.

Flèche, C. (2008). *Mon corps pour me guérir. Décodage biologique des maladies*. Gap : Le Souffle d'Or.

Henderson, V. (1994). *La nature des soins infirmiers*. Paris : InterEditions.

Kerouac, S. (1994). *La pensée infirmière. Conceptions et stratégies*. Laval : Études Vivantes.

Maslow, A. (1989). *Vers une psychologie de l'être*. Paris : Fayard.

Poletti, R. (1978). *Les soins infirmiers. Théories et concepts*. Paris : Centurion.

Schutz, W. (2006). *L'élément humain. Comprendre le lien entre estime de soi, confiance et performance*. Paris : InterEditions.

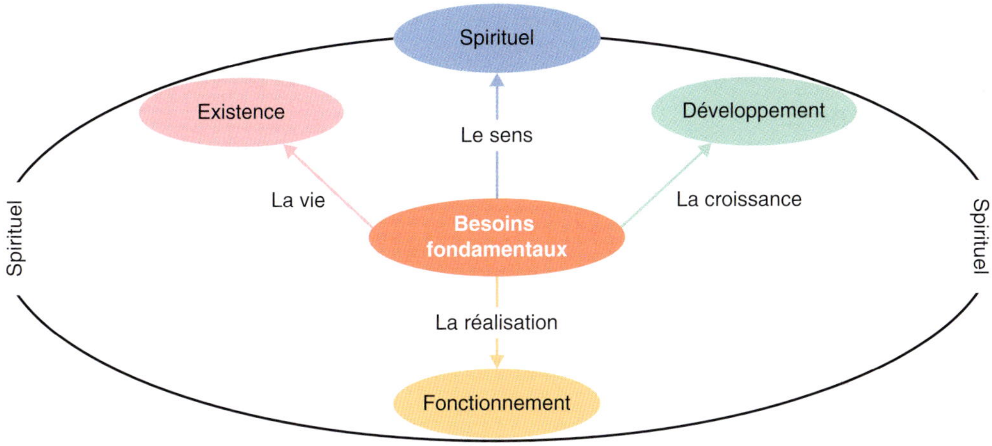

Carte mentale – Besoins, registres et lien.
D'après Devillers, 2021.

Bientraitance

Philippe Svandra

1. L'identification du concept

Bien que le néologisme de bientraitance soit relativement récent (il apparaît au début des années 2010), le concept est mobilisé de manière durable dans les discours et les pratiques soignantes. Devenue incontournable notamment dans le champ de la gériatrie, la bientraitance relève trop souvent de l'injonction (parfois paradoxale).

Aucune traduction anglaise du terme « bientraitance » n'est satisfaisante (faute de mieux, on parle de « *good practice* » ou de « *good care* »).

La bientraitance semble fonctionner comme une forme de compensation. Au lieu de parler de maltraitance (négatif), il deviendrait beaucoup plus acceptable de parler de bientraitance (positif). On cherche ainsi à aborder les pratiques professionnelles sous un angle que l'on pense moins conflictuel, plus consensuel. La question est de savoir si la bientraitance représente une tentative louable de revaloriser l'activité soignante, ou si elle n'est qu'un dispositif visant à poursuivre l'œuvre de rationalisation et de standardisation du soin.

Le célèbre gériatre français Robert Moulias a pu taxer la bientraitance de « pharisaïsme », terme qui renvoie à une pratique ostentatoire de la vertu et de la pitié. Il expliquait qu'il fallait éviter « de nous contempler "bientraitants" dans ces situations tellement violentes pour ceux qui les subissent » et nous demandait de ne pas opposer « une "bientraitance" des "purs" à une maltraitance des autres » (Moulias, Moulias & Busby, 2010, p. 12). C'est paradoxalement au moment où un professionnel ou une équipe se proclament « bientraitants » qu'ils risquent d'oublier la violence que représente toute situation de dépendance.

2. Les buts de l'analyse du concept

- Identifier le concept et ses attributs.
- Préciser son application dans le champ de la santé.

3. Les usages du concept

Le concept s'utilise dans plusieurs champs : le champ familial (Lahaye, 2005), le champ professionnel, notamment dans le domaine de la santé en gériatrie (Boissières-Dubourg, 2014 ; Poitrine, 2011), en pédiatrie (Peille, 2005), ou encore le domaine du management (Choqué, 2021).

Si ce mot a été introduit en France dans nos institutions sanitaires et médico-sociales via les institutions de contrôle et les responsables de la qualité au début des années 2000, il est en réalité beaucoup plus ancien et vient du monde de la petite enfance.

Janine Lévy (kinésithérapeute) et Danielle Rapoport (psychologue), dans les années 1990, au sein du comité de pilotage de « L'opération pouponnières », ont cherché à montrer comment certaines équipes de crèches avaient réussi à développer un mode d'organisation et un mode de soin qui permettaient « d'être maternant sans être maternel ». Notons cependant que les instigatrices de ce mouvement orthographiaient le mot avec un trait d'union (bien-traitance).

Ce terme a été repris dans les années 2010 dans le monde de la gériatrie, mais sans le trait d'union d'origine. Nous serions ainsi passés de la « bien-traitance » comme processus réflexif dans le cadre de l'accompagnement des jeunes enfants à la « bientraitance » dans le champ de la gériatrie comme pratique formalisée qui vise à rendre possible une évaluation objective du travail du *care*.

À partir de recherches réalisées auprès d'équipes dans des institutions gériatriques, Pascale Molinier (2013) considère que la bientraitance relève du travail prescrit (ce qu'on me demande), le *care* rendant compte du travail réel (ce que cela me demande).

La Haute autorité de santé (HAS) la définit ainsi : « La bientraitance est une démarche globale de prise en charge du patient ou de l'usager et d'accueil de l'entourage visant à promouvoir le respect de leurs droits et libertés, leur écoute et la prise en compte de leurs besoins, tout en prévenant la maltraitance » (HAS, 2012). La formalisation d'une charte de bientraitance donne lieu à un outil partagé par les professionnels de santé prônant, sur la base de la réflexion et du partage de valeurs professionnelles, de bonnes pratiques de soin. Sa diffusion tend à développer une culture de la bientraitance dans un établissement de santé.

La HAS[2] a cherché à développer cette « culture bientraitance » en favorisant des formations et en diffusant largement des plaquettes d'informations, des mallettes, des trousses ou des kits « Bientraitance ». L'objectif de cette institution de contrôle est de disposer de normes générales qui faciliteraient une évaluation de l'activité de soignants (particulièrement concernant le travail des auxiliaires de vie, des aides à domiciles ou des aides-soignantes).

4. La définition des attributs du concept

- Démarche globale de prise en charge du patient ou de l'usager, d'accueil de l'entourage concernant les pratiques et postures professionnelles.
- Respect du code de déontologie, des droits et libertés, des choix et des souhaits de la personne.
- Respect de la personne et de son histoire, de sa dignité et de son autonomie.
- Écoute et attention portées à la singularité de la personne et de ses besoins.

2. La HAS remplit trois grandes fonctions : évaluation, recommandation et certification.

5. La construction de cas modèle

Patrick Karcher (2013) remarque que si, pour les soignants, « bien-traiter » revient à faire preuve de « bon sens » en sachant parfois ruser pour réaliser avec attention une toilette à un résident qui n'est pas vraiment coopérant, pour les directions, la bientraitance est d'abord vue comme une étape dans la logique de la démarche qualité. Il existe ainsi un décalage entre la perception des différents acteurs.

6. La construction de cas contraire et l'identification de concepts voisins

Cas contraire

Confusion entre « soin » et « bientraitance »

En 2011, une fondation s'est proposée de décerner un prix dont l'intitulé était : « Du simple soin à la bientraitance » à des équipes soignantes méritantes en gérontologie. Ne serions-nous pas ici face à une confusion conceptuelle ? En effet, un « soin maltraitant » n'est pas un soin. Pascale Molinier (2009) rappelle en ce sens qu'« un travail attentionné ne peut être confondu avec une activité purement instrumentale. [...] il y a du *care* (attitude/travail), ou il n'y en a pas ».

Concepts voisins

- Le *care* rend compte du travail réel (ce que cela me demande).
- La bienfaisance (faire le « bien ») constitue l'un des quatre principes de la bioéthique (Beauchamp & Childress, 1979). Le principe de bienfaisance en médecine consiste à proposer la meilleure prise en charge à son patient.
- La bienveillance (vouloir le « bien ») relève d'une disposition envers quelqu'un. Le philosophe du XVIIIe siècle Francis Hutcheson y voyait « une affection qui vous porte à désirer le bonheur de notre prochain ».
- Accompagnement.

7. Les antécédents et les conséquences du concept

Antécédents

- Modalités de pratiques de management ou de soins sans évoquer la notion de maltraitance provoquant la souffrance des personnels, des patients.

Conséquences

- Développement dans les institutions d'une culture de la bientraitance (prescription de pratiques et attention portées aux pratiques de soins).
- Démarche d'évaluation des pratiques de bientraitance.

8. Les référents empiriques du concept

Une méthode d'évaluation des pratiques professionnelles proposée par l'HAS (2012) vise à évaluer la promotion de la bientraitance de la part des professionnels vis-à-vis de toute personne admise en établissement sanitaire ou médico-social. Un questionnaire d'évaluation centré sur les facteurs organisationnels de déploiement des activités, fondé sur des critères et des indicateurs, permet de mesurer la qualité de soins.

Trois catégories d'indicateurs qualité sont identifiées :

- des indicateurs de structure (conformité à un cadre réglementaire, à des références professionnelles et à des références internes) ;
- des indicateurs de processus (organisation, articulation, niveau de mise en œuvre) ;
- des indicateurs de résultats (effets atteints au niveau des usagers).

La HAS et la FORAP (Fédération des organismes régionaux et territoriaux d'amélioration des pratiques et organisations en santé) proposent un guide visant l'accompagnement des établissements dans le déploiement de la bientraitance en leur donnant les outils stratégiques et opérationnels nécessaires (proposition d'un kit de sept outils aux établissements qui peuvent les adapter en fonction de leur situation, de leur degré de développement préalable de la bientraitance, de leurs objectifs et de leurs besoins).

Bibliographie

Beauchamp, T. L. & Childress, J. (1979). *Principles of biomedical ethics.* New York : Oxford University Press Trad. fr. : *Les Principes de l'éthique biomédicale.* Paris : Les Belles Lettres ; 2008.

Boissières-Dubourg, F. (2014). *De la maltraitance à la bientraitance.* Rueil-Malmaison : Lamarre.

Choqué, S. (2021). *Le management par la bientraitance.* Rueil-Malmaison : Lamarre.

HAS (2012). Auto-évaluation. Évaluation de la promotion de la bientraitance. https://www.has-sante.fr/upload/docs/application/pdf/2012-10/bientraitance_-_epp.pdf.

Karcher, M. (2013). Bientraitance en EHPAD, l'histoire d'un malentendu ». In P. Svandra (dir.). *Faut-il avoir peur de la bientraitance ? Retour sur une notion ambiguë.* Paris-Bruxelles : Estem-De Boeck.

Lahaye, W. (2005). La bientraitance d'une génération à l'autre. Changement de culture, stabilité de structure. In H. Desmet (dir.). *Culture et bientraitance* (pp. 91-106). Louvain-la-Neuve : De Boeck Supérieur.

Molinier, P. (2013). *Le travail du care.* Paris : La Dispute.

Molinier, P. (2009). Vulnérabilité et dépendance : de la maltraitance en régime de gestion hospitalière. In M. Jouan & S. Laugier (dir). *Comment penser l'autonomie ? Entre compétences et dépendance.* Paris : PUF.

Moulias, R., Moulias, S. & Busby, F. (2010). Édito. La « bientraitance » : qu'est-ce que c'est ? *Gérontologie & Société, 133*(2).

Peille, F. (2005). *La bientraitance de l'enfant en protection sociale.* Paris : Armand Colin.

Poitrine, L. (2011). *Guide de bientraitance en EHPAD.* Paris : Eyrolles.

Rapoport, D. (2006). *La bien-traitance envers l'enfant.* Paris : Belin.

Svandra, P. (dir.) (2013). *Faut-il avoir peur de la bientraitance ? Retour sur une notion ambiguë.* Paris-Bruxelles : Estem-De Boeck.

Bonne distance

Marc Loriol

1. L'identification du concept

Les soignants doivent adopter une posture professionnelle et, pour cela, trouver la « bonne distance » ou « juste distance », entre l'engagement professionnel, personnel et affectif auprès des malades et la nécessaire préservation de soi pour éviter la perte d'empathie et l'épuisement.

Il n'y a pas de bonne distance valable en tout lieu et en tout temps. Cela dépend de normes et d'attentes sociales sur le niveau et la qualité de prise en charge, des moyens disponibles, du type de patients et de pathologies pris en charge. Il n'existe que des définitions locales de la bonne distance, adaptées aux caractéristiques du service et légitimées au sein de l'équipe (Loriol, 2018).

2. Les buts de l'analyse du concept

- Mettre en garde contre les risques d'une trop grande proximité, pour le soignant et les personnes aidées, pouvant susciter des espoirs qui risquent d'être déçus ou, à l'inverse, provoquant une gêne du fait de relations jugées intrusives.
- Maintenir un niveau d'engagement professionnel des soignants, éviter qu'ils ne s'épuisent à viser un idéal inatteignable.
- Éviter une déshumanisation du malade (par exemple désigner le patient par sa pathologie ou son numéro de chambre, etc.), une possible forme de maltraitance.

3. Les usages du concept

La notion de bonne distance a été mobilisée pour prévenir les risques psychosociaux et notamment le *burn-out*, et promouvoir la « professionnalisation » du travail relationnel.

Aider autrui en tant que soignant demande d'être capable de gérer de façon contrôlée une relation nécessairement chargée émotionnellement sans s'y perdre.

Sur le plan historique :

- les professions médicales se sont construites autour d'un ensemble de principes : universalisme, spécialisation fonctionnelle et neutralité affective (ne pas être influencé par ses émotions dans les choix thérapeutiques). Toutefois, la relation de soin nécessite de prendre en compte la spécificité de chaque patient et implique un travail émotionnel qui ne se limite pas à la répression des affects ;
- selon la théorie du *burn-out*, les soignants en situation d'épuisement professionnel chercheraient, pour se protéger, à établir une plus grande distance, un éloignement émotionnel (Pines, Aronson & Kafry, 1981). Si la distance est trop grande, la relation soignant-soigné en serait affectée. Le soignant pourrait s'engager insuffisamment, faire preuve d'attitudes déshumanisantes.

Différentes techniques ou stratégies peuvent être mises en place par les soignants pour contrôler la distance et la proximité avec les patients.

- La *protocolisation* renvoie à l'élaboration codifiée et standardisée des conduites à tenir dans telle ou telle situation. Cela permet au soignant de se concentrer sur la part technique de son activité et ainsi de donner moins de prises à ses émotions, de ne pas se sentir pris au dépourvu. Par exemple, en réanimation pédiatrique, la conduite à tenir avec la famille en cas de décès d'un enfant a été définie avec une grande précision par l'équipe avec l'aide des psychologues du service et même des aumôniers et représentants du culte de différentes confessions.

- La *distanciation*, quand il n'est plus possible de retenir ses émotions, permet de se retirer provisoirement de la relation et de « retrouver ses esprits ». Cela suppose le soutien des collègues qui acceptent (et ont le temps) de prendre le relais.
- Comme la distanciation n'est pas toujours possible, les soignants peuvent aussi changer leur façon de voir le patient, par exemple considérer ses actes comme liés à sa maladie et non à son caractère.
- La *relaxation* permet de contrôler certaines manifestations corporelles des émotions. Quand on est en colère, le rythme cardiaque s'accélère, les muscles se contractent, la respiration devient plus rapide et saccadée. Chercher à se détendre musculairement et contrôler sa respiration (respiration ralentie, profonde et abdominale) peut alors aider à sortir plus vite de sa colère.
- Il est aussi possible de poser une coupure entre travail et hors travail, d'instaurer une sorte de sas temporel entre le domicile et le lieu de travail, de mettre en place des rituels, d'éviter les situations de travail trop proches de la vie privée (par exemple une infirmière qui va être maman dans un service de réanimation pédiatrique).

4. La définition des attributs du concept

La « bonne distance » ou « juste distance », c'est :

- avoir le sentiment que les patients sont pris en charge de la meilleure façon possible compte tenu des contraintes, des moyens disponibles, des normes et façons de faire propres à chaque service ou équipe, des possibilités d'engagement de chacun ;
- accompagner le malade pour qu'il se sente soutenu, mais sans être trop intrusif, ni directif.

5. La construction de cas modèle

Marie a été marquée par les problèmes de toxicomanie de son frère. Devenue infirmière, elle souhaite accompagner des toxicomanes pour qu'ils se sentent soutenus. Elle est d'abord très engagée, mais les choses se passent moins bien lorsqu'elle s'attache à un résident qui lui rappelle son frère. D'une part, elle découvre que ce patient la manipule pour accéder à des produits, d'autre part, elle s'épuise à vouloir aider une personne qui a du mal à se sevrer et connaît des rechutes (*sentiment que les patients sont pris en charge de la meilleure façon possible compte tenu des contraintes, des moyens disponibles*). Elle mute dans un service de médecine, mais revient quelques années plus tard auprès de toxicomanes en étant parvenue à garder une plus grande distance tout en conservant une part de son engagement (*accompagner le malade pour qu'il se sente soutenu, mais sans être trop intrusif, ni directif*), ce qui améliore la prise en charge des soins.

6. La construction de cas contraire et l'identification de concepts voisins

Cas contraire

Dans un service de neurologie, les infirmières se plaignent du manque de moyens et d'effectifs. Elles estiment que le service admet trop de malades « lourds » (sclérose en plaques, maladie d'Alzheimer, etc.), dont les symptômes (notamment les démences) entraînent beaucoup de travail et de charge émotionnelle. La direction de l'établissement leur répond qu'elles ne devraient pas chercher à faire de la surqualité. On ne peut pas parler de « bonne distance » car cette prise de recul est imposée par des préoccupations extérieures aux soins (contraintes budgétaires, choix des médecins d'avoir des cas complexes à étudier).

Concepts voisins

- L'*empathie*, en ethnologie, est l'effort pour comprendre les façons de voir des personnes de cultures différentes. En sciences infirmières, le

soignant doit chercher à se mettre à la place de l'autre sans s'identifier à lui, ni souffrir avec lui.
- *Neutralité affective* : trouver la bonne distance ne signifie pas forcément se méfier de ses propres émotions, mais au contraire en tenir compte pour comprendre ce qui se joue dans la relation soignant-soigné et éviter de se mettre en danger et de fragiliser l'autre.

7. Les antécédents et les conséquences du concept

Antécédents

Les débats sur la bonne distance qui font écho aux réflexions sur l'éthique soignante ou médicale ont longtemps cherché à poser des règles ou des principes universels. Plus récemment, cette approche a été remise en cause, mais l'éthique médicale est loin d'être unique. Il ne s'agirait pas de confondre l'éthique avec une grande « contrôleuse », ou de juger certains comportements comme non éthiques, puisque chaque situation est unique et singulière (Reynaert, Libert, Jacques & Zdanowicz, 2006).

Conséquences

- La bonne distance est toujours à construire et reconstruire au sein des collectifs de travail. Le débat, la confrontation doivent déboucher sur l'élaboration de règles locales, acceptées par tous.
- Quand les collectifs de travail sont fragilisés, les soignants ont plus de difficultés à trouver le bon niveau d'engagement. Il faut alors favoriser les échanges formels (groupes de paroles) ou informels autour de la définition du travail réel (ainsi que des moyens à mettre en œuvre pour y parvenir) et des objectifs de la prise en charge du malade, etc.
- Du fait de leur formation, mais aussi de leur position dans la division du travail hospitalier, médecins, infirmières, aides-soignantes ou gestionnaires ne partagent pas forcément les mêmes points de vue, les mêmes objectifs (par exemple sur « l'acharnement thérapeutique », le travail relationnel, l'admission des patients « lourds » dans le service, la maîtrise des dépenses, etc.). L'important est alors de continuer le dialogue, dans le respect des positions des uns et des autres.

8. Les référents empiriques du concept

Il y a des difficultés à définir la bonne distance quand :
- les soignants s'épuisent à atteindre un objectif inatteignable, ce qui peut se traduire par des arrêts-maladie, des demandes de mutation, des sorties anticipées de l'activité soignante, etc. ;
- les soignants souffrent d'une prise en charge, à leurs yeux, insuffisante des malades et de leurs besoins, voire de la maltraitance de patients ;
- les divergences, au sein des équipes, sur la bonne façon de prendre en charge les malades font que chacun hésite à discuter les façons de faire des autres.

Bibliographie

Berti, E. (2017). *Une présence idéale*. Paris : Flammarion.

Bleusez, A. & Larcher, V. (2011). Influence des représentations inconscientes sur la relation de soins en gériatrie. *Le Journal des Psychologues*, *4*(287), 35-39.

Bonnet, T. (2016). *La régulation sociale du risque émotionnel dans le travail.* Thèse de sociologie, Université de Toulouse.

Fox, R.&Lief, H. (1963). Training for "detached concern". In Lief H (Ed). *The Psychological Basis of Medical Practice* (pp. 12-35). Harper and Row.

Loriol, M. (2018). La « bonne distance ». Une norme individuelle et collective à construire et préserver. In R. Holcman. *La souffrance des soignants* (pp. 117-139). Paris : Dunod.

Pines, A. M., Aronson, E., & Kafry, D. (1981). *Burnout – From Tedium to Personal Growth.* New York: The Free Press.

Reynaert, C., Libert, Y., Jacques, D. & Zdanowicz, N. (2006). Autour du corps souffrant : relation médecin-patient-entourage, trio infernal ou constructif ? *Cahiers Critiques de Thérapie Familiale et de Pratiques de Réseaux*, *1*(36), 103-123.

Burn-out

Marc Loriol

1. L'identification du concept

Le *burn-out*, ou syndrome d'épuisement professionnel, se manifeste par :

- une grande fatigue, de l'irritabilité dans la relation aux autres;
- un manque d'énergie, une perte d'entrain ou de motivation pour son travail;
- un rejet de l'objet de son travail, voire de son métier;
- le sentiment de ne plus être à la hauteur, de ne pas être un bon professionnel.

Trois dimensions sont habituellement avancées :

- épuisement émotionnel;
- dépersonnalisation de l'autre (le malade est traité comme un objet) ou cynisme (la qualité du travail est vue comme peu importante);
- et perte d'accomplissement professionnel (je ne suis pas bon[ne] dans mon métier).

Ces trois dimensions ne sont pas nécessairement présentes en même temps.

Il s'agit d'un concept psychologique et dynamique, les trois dimensions pouvant être pensées comme des étapes d'un processus pathologique; pour éviter un épuisement complet, le soignant met à distance le malade et ses demandes; ce faisant, il cesse de se considérer comme un bon soignant.

Historique

- Au départ, le terme *burn-out* a été utilisé par des professionnels de santé confrontés à des malades difficiles (mourants, toxicomanes, etc.) pour exprimer l'idée qu'ils avaient épuisé leur capacité d'empathie.
- Herbert Freudenberger (1974) propose une des premières analyses de la façon dont les difficultés relationnelles et les frustrations professionnelles peuvent conduire à brûler à petit feu les ressources des soignants.
- En 1981, Christina Maslach structure le concept autour de trois dimensions (épuisement émotionnel, dépersonnalisation, perte d'accomplissement professionnel) et propose une échelle d'évaluation (*Maslach Burn-Out Inventory* [MBI]) utilisée dans la plupart des recherches.
- D'abord limité aux métiers d'aide (soignants, travailleurs sociaux, etc.), le concept de *burn-out* a été élargi à d'autres catégories (cadres, artistes, étudiants, parents, etc.).
- Des travaux de psychologues sociaux et de sociologues ont ensuite montré comment ces dimensions et leur dynamique s'inscrivaient dans des contextes sociaux, organisationnels, professionnels spécifiques.

2. Les buts de l'analyse du concept

Il s'agit d'un concept aujourd'hui très utilisé, mais parfois de façon imprécise. Il importe donc de mieux le connaître pour ne pas le confondre avec la fatigue ou l'épuisement en général.

3. Les usages du concept

- Comprendre comment des soignants très investis et engagés dans leur travail peuvent en venir à le rejeter.

- Distinguer le *burn-out* comme rejet du travail lié aux conditions dans lesquelles il est réalisé (la démotivation et la dévalorisation sont limitées à la sphère professionnelle) de la dépression (perte d'entrain, de capacité de faire des projets et de prendre du plaisir dans toutes les dimensions de la vie), même si une personne qui se retrouve isolée après un *burn-out* peut aussi, à terme, faire une dépression.
- Comprendre comment le processus peut être contrecarré par des accommodements individuels (révision de son idéal professionnel, changement de poste ou de métier) ou collectifs (contrôle par le groupe des sollicitations émotionnelles, des limites à l'engagement).

4. La définition des attributs du concept

- Fatigue émotionnelle, épuisement de l'empathie.
- Dégradation de la relation aux autres (malades, collègues, cadres).
- Perte d'engagement dans le métier.
- Dévalorisation de soi en tant que professionnel.
- Souhait de changer de façon de travailler, de poste, voire de travail.
- Cercle vicieux et auto-entretenu en l'absence d'accommodements.
- Modulation en fonction des conditions de travail, de l'organisation, des relations humaines au travail, des trajectoires individuelles.

5. La construction de cas modèle

Lucette, 54 ans, est infirmière. Elle a choisi une carrière soignante suite au décès de sa grand-mère à laquelle elle était très attachée. Dans son service de médecine, il y a beaucoup de patients âgés atteints de polypathologies, et donc une mortalité importante. La mort des patients dont elle s'occupe est pour elle de plus en plus difficile, d'autant plus qu'elle connaît souvent leur famille (*fatigue émotionnelle, épuisement de l'empathie*). Elle a le sentiment que l'accompagnement des fins de vie n'est pas bien mené. Elle a du mal à en parler à ses collègues car elle se sent éloignée à la fois des aides-soignantes et des infirmières plus jeunes (*dégradation de la relation aux autres*). Sa cadre n'apprécie pas toujours les critiques qu'elle porte sur le service (*souhait de changer de façon de travailler, de poste, voire de travail*). Pour faire changer les choses, elle demande à suivre une formation en soins palliatifs. Mais au retour, elle mesure encore plus l'écart entre l'idéal appris en formation et la réalité d'un service manquant de personnel pour bien s'occuper de malades souvent dépendants. Cela la conduit à prendre de la distance vis-à-vis de ses collègues, mais aussi à se protéger en limitant son implication auprès des malades (*cercle vicieux et auto-entretenu en l'absence d'accommodements*). Sa cadre lui reproche ce retrait (*perte d'engagement dans le métier*) et Lucette doit se mettre en arrêt-maladie car elle est épuisée et démoralisée (*dévalorisation de soi en tant que professionnel*). Elle aimerait rebondir en intégrant un service de soins palliatifs ou en faisant de la formation (*modulation en fonction des conditions de travail, de l'organisation, des relations humaines au travail, des trajectoires individuelles*). Elle ne prend pas d'antidépresseurs et est encore en mesure de faire des projets pour évoluer au travail et hors-travail.

6. La construction de cas contraire et l'identification de concepts voisins

Cas contraire

Véronique est cadre de santé dans un EHPAD. Au début de l'épidémie de Covid, suite à une concertation réunissant l'ensemble du personnel, elle décide, avec d'autres volontaires, de se confiner avec les résidents afin de limiter les risques de contamination. Cela la coupe de sa famille et est difficile et très fatigant. Mais les relations avec les résidents sont bonnes, la petite équipe est soudée et reste motivée. Surtout, tous sont très fiers de n'avoir, pour l'instant, aucun cas de Covid dans l'établissement. S'il y a bien de l'épuisement, du surmenage et du stress (surtout liés à la difficulté de gérer les problèmes hors travail), il ne s'agit pas de *burn-out* au sens strict, car l'équipe est très fière de son travail et se sent encore plus en empathie avec les résidents. Bien sûr, l'usure, la fatigue et l'impossibilité de tout contrôler rendent la situation fragile. Un surgissement de l'épidémie dans l'établissement, un conflit au sein de l'équipe et tout pourrait basculer et, au final, la fatigue et l'épuisement se métamorphoseraient petit à petit en *burn-out*.

Concepts voisins

- *Fatigue compassionnelle* : elle est liée à des microtraumatismes provoqués par l'exposition prolongée à la souffrance d'autrui. Aussi qualifiée de victimisation secondaire, elle se rapproche d'un aspect du *burn-out* : l'épuisement de l'empathie.
- *Bore-out* : le manque de travail ou la sous-charge de travail provoquent de l'ennui, de la culpabilité et le sentiment de gaspiller son temps. Cela peut entraîner une dévalorisation de soi, voire à terme une dépression réactionnelle. Les cadres placardisés ou certains salariés mis de côté pour les pousser à la démission peuvent se trouver dans ce cas.
- *Brown-out* : il est lié au sentiment de faire un travail dont l'utilité paraît faible, qui semble ne pas avoir de sens.

Le point commun entre ces concepts est d'être liés au monde du travail, mais ils diffèrent quant aux catégories professionnelles visées; à la charge de travail (conséquente ou insuffisante); à la dimension intersubjective (sentiment d'utilité ou non) ou plus objective (travail répétitif, sous-charge de travail, etc.).

7. Les antécédents et les conséquences du concept

Antécédents

- Définition du stress par Hans Selye (1936) comme un processus en trois phases : alarme, résistance, épuisement.
- Notion de dépression réactionnelle liée au travail. La dépression réactionnelle, provoquée par l'environnement, est distinguée de la dépression endogène (aussi appelée mélancolie ou psychose maniaco-dépressive), due à des facteurs internes (antécédents génétiques, conflits intrapsychiques).

Conséquences

- Prise en compte des échanges informels (discussions dans la salle de soins) ou formels (groupes de paroles) dans chaque service pour clarifier les objectifs des soins, les limites légitimes à l'engagement, une position commune vis-à-vis des demandes des patients et des familles.
- Adaptation des moyens et des objectifs afin de ne pas pousser les soignants à s'épuiser dans la réalisation d'objectifs inatteignables.
- Formations pluridisciplinaires des soignants et des cadres; approche holistique.
- Lutte contre la vulnérabilité des salariés, la perte de l'estime de soi nocive à la santé, les addictions comme modes d'accommodement individuels pathologiques, les sorties anticipées des professions soignantes, etc.

8. Les référents empiriques du concept

Outre l'usage d'échelles d'évaluation comme le MBI, certains signes sont révélateurs :

- isolement des soignants, évitement des conflits sur le travail, difficulté à échanger sur les petits problèmes du quotidien, constitution de petits clans au sein des équipes, etc.;
- mise à distance voire maltraitance des malades;
- montée des arrêts-maladie, des démissions ou demandes de mutation.

Bibliographie

Bourion, C. (2016). *Le bore-out syndrom. Quand l'ennui au travail rend fou.* Paris : Albin Michel.

Freudenberger, H. J. (1974). Staff burn-out. *Journal of Social Issues*, *30*, 159-165.

Graeber, D. (2018). *Bullshit jobs*. Paris : Les Liens Qui Libèrent.

Maslach, C. (2011). *Burn-out. Le syndrome d'épuisement professionnel*. Paris : Les Arènes.

Selye, H. (1936). A syndrome produced by diverse nocuous agents. *Nature*, *138*, 32.

Capabilité

Solveig Fernagu

1. L'identification du concept

Un nombre grandissant de travaux scientifiques mobilisent ce concept en sciences infirmières pour étudier des problématiques liées à des questions de sécurité en santé, d'éthique, de vulnérabilité, d'autonomie relationnelle, de simulation en formation, ou encore de seuils de santé, etc. (Boidin, 2009; Pernet, Mollo & Falzon, 2018; Bussière, 2016; Policart, 2018; Doucet & Duplantie, 2017; Botbol-Baum, Gonzalez Cifuentes, Jacquemin, Cobbaut & Closon, 2016; Maltais, 2017; Gross & Gagnayre, 2018; Loizeau, 2020).

Développé par l'économiste et philosophe Amartya Sen (2000) dans le champ de la justice sociale, ce concept traduit l'idée de pouvoir d'agir. Il permet d'étudier le développement et s'apprécie au travers de la mise en capacité de faire et/ou d'être ce à quoi on aspire. Importé du côté des sciences sociales, il interroge le caractère capacitant (voire décapacitant ou incapacitant) des environnements de travail ou de formation.

2. Les buts de l'analyse du concept

- Porter un regard sur la dynamique de construction du pouvoir d'agir (apprécier le pouvoir d'être et/ou de faire, les champs d'opportunités et de contraintes des personnes).
- Repérer les systèmes de ressources mobilisées (internes, externes, formelles, informelles) et leur conversion en capacités d'action.
- Identifier les facteurs de choix qui pèsent sur les manières d'agir

3. Les usages du concept

Historique et suivi des évolutions dans les disciplines

- Sen (2000) pose d'abord les jalons d'une approche dite par les *entitlements* selon laquelle la dotation des individus en termes de ressources est d'abord une question d'accessibilité. L'idée d'acceptabilité vient avec l'approche par les capabilités : ce n'est pas la quantité de ressources qui détermine le bien-être d'un individu (ou d'un groupe), mais ce qu'elles lui permettent de réaliser, en cohérence avec ce qu'il a envie d'être et de faire.
- D'abord développé dans le champ de l'économie et de la justice sociale, le concept est étudié en sciences humaines pour expliquer les effets des pratiques organisationnelles, de gestion des ressources humaines, de travail, d'emploi et de formation sur le développement des personnes.

Le concept sert à :

- évaluer la capacité des dispositifs et celle des organisations de soutenir la mise en capacité de réaliser (accomplir ou fonctionner);
- appréhender la dialectique individu-organisation dans la mise en capacité de se développer.

4. La définition des attributs du concept

- *Ressources* : moyens utilisés pour atteindre une fin. Elles sont internes (savoirs, expérience, formation, dispositions, valeurs, représentations, etc.) et externes (collègues, prescriptions, organisation, outils du travail, etc.), formelles et informelles.

- *Facteurs de conversion :* permettent la conversion des ressources en capacités d'action (conditions d'usage). Ils en facilitent (ou non) l'usage. Négatifs ou positifs, ils peuvent être personnels, organisationnels ou sociaux.
- *Facteurs de choix :* orientent la manière de faire et d'être. Ils sont personnels, organisationnels ou sociaux.
- *Réalisation :* ce qu'une personne est capable de faire et d'être.
- *Environnement capacitant :* il soutient le développement des capabilités, le pouvoir d'agir.
- *Capacités d'action :* ce qui permet d'agir.
- *Capacités de choix :* ce qui permet de choisir.
- *Pouvoir d'agir :* désigne ce qu'une personne peut faire compte tenu des contraintes du milieu dans lequel elle opère, des opportunités dont elle dispose, au regard de ce qu'elle est, fait, voudrait être ou faire.

5. La construction de cas modèle

Conduite dans le domaine de la radiothérapie, la recherche de Pernet, Mollo & Falzon, (2018) sur la coproduction de soin en santé s'intéresse au développement des capabilités des patients, aux actions qu'ils sont réellement en mesure de réaliser pour éviter la survenue d'oublis ou d'erreurs ou atténuer leurs effets (vérifier son identité, rester immobile, vérifier la dose reçue, venir à toutes les séances, etc.). La notion de coopération soignés-soignants est centrale, car elle influence l'évitement des événements indésirables.

Du côté des patients, un certain nombre de *ressources internes* ont pu être mises en évidence comme étant contributives de la mise en capacité de coopérer : l'acceptation de la maladie, la curiosité, la volonté de s'en sortir, les capacités cognitives (compréhension du traitement) et physiques, l'absence de douleurs chroniques, etc. Du point de vue des *ressources externes*, l'*environnement technico-physique* du soin joue sur la manière dont le patient va pouvoir prélever ou non des informations utiles ; mais aussi la *temporalité* de la prise en charge thérapeutique qui va permettre au patient, grâce à la répétition des séances de traitement, d'apprendre de la situation de soin et d'acquérir des connaissances sur son traitement (contentions utilisées, positionnement sur la table de traitement, nombre de faisceaux de traitement, mouvements de l'accélérateur, etc.).

6. La construction de cas contraire et l'identification de concept voisin

Cas contraire

Dépendance

« Je suis attentif à la sécurité de mon traitement. J'attends le signal sonore qui indique que les rayons arrivent et je compte les secondes pour savoir si les rayons durent bien le temps qu'il faut, et si les positions de l'appareil sont bien comme d'habitude » (une patiente ; Pernet, Mollo & Falzon, 2018). Ce témoignage ne renseigne pas la mise en capacité de coopérer, mais est l'expression de craintes et de connaissances qui contribuent à contrôler le travail du soignant et à sortir de sa dépendance vis-à-vis de lui.

Concept voisin

- *Empowerment.*

7. Les antécédents et les conséquences du concept

Antécédents	Conséquences
Vulnérabilité	Autonomie, bien-être
Sentiment d'impuissance	Pouvoir d'agir
Stock de ressources	Système de ressources
Contraintes	Liberté

8. Les référents empiriques du concept

La mesure des capabilités peut paraître difficile à réaliser car celles-ci sont singulières et résultent de la mobilisation d'un système de ressources propre à chacun. À ressources équivalentes, on peut développer des capabilités différentes.

La notion de coresponsabilité individu-organisation dans les processus de développement du pouvoir d'agir conduit à questionner les organisations dans leur capacité de mettre en capacité, et celle des individus de s'y engager.

La combinaison de facteurs de choix et de conversion explique la construction du pouvoir d'agir.

Bibliographie

Boidin, B. (2009). Capabilités et seuils de santé. *Revue Tiers Monde, 198*(2), 335-355.

Botbol-Baum, M., Gonzalez Cifuentes, N. L., Jacquemin, D. Cobbaut, J.-P., & Closon, M.-C. (2016). Vulnérabilités et capabilités. *Journal International de Bioéthique, 27*(3), 1-11.

Bussière, C. (2016). *Recours aux soins de santé primaires des personnes en situation de handicap : analyses économiques à partir des données de l'enquête Handicap-Santé.* Thèse de doctorat en santé publique, Université Paris Saclay.

Doucet, H. & Duplantie, A., (2017). L'approche par les capabilités : sa contribution aux pratiques soignantes. *Éthique & Santé, 14*, 11-18.

Fernagu, S., (2018). *Organisation et individus : des compétences aux capabilités.* Habilitation à diriger des recherches, Université Bourgogne Franche-Comté.

Groos, O. & Gagnayre, R. (2018). Une éducation salutogénique basée sur les capabilités des patients. *Educ Ther Patient, 10*(1).

Loizeau, V. (2020). *Développement de l'environnement capacitant : Une nécessité pour le patient dans le contexte de la maladie chronique, Une fonction spécifique pour les infirmières en pratique avancée.* Projet de thèse en sciences infirmières, Université Paris 13.

Maltais, C., (2017). *L'apport de la notion de capabilité à la clarification du concept d'autonomie relationnelle sous-jacent aux prises de décisions de soins de santé.* Protocole doctoral, Université de Laval.

Pernet, A., Mollo, V. & Falzon, P. (2018). Développer les capabilités des patients pour coproduire un soin sûr et efficace. *Activités, 15*(1).

Policard, F. (2018). *Formateurs en soins infirmiers et simulation clinique : profils et manifestations de l'engagement dans l'activité.* Thèse de doctorat en sciences de l'éducation, Université Paris Nanterre, https://theses.fr/2018PA100089.

Sen, A. (2000). *L'idée de justice.* Paris : Seuil.

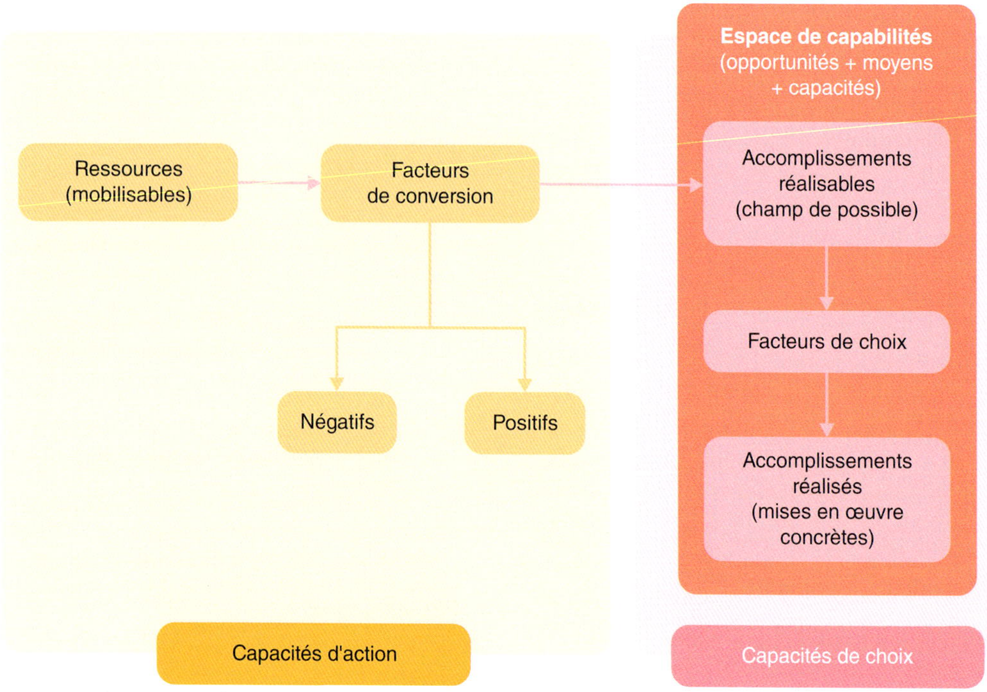

Carte mentale – Le cadre des capabilités.
D'après Fernagu, 2018.

Care

Philippe Svandra

1. L'identification du concept

Il serait possible de retrouver les origines de l'éthique du *care* chez les philosophes du « sentiment moral » du XVIIIe siècle. Selon David Hume (1993, p. 212), la sympathie existe grâce au partage des passions entre les hommes : « ce sont nos sentiments, et non la raison, qui distinguent le bien et le mal en morale. » Pour Jean-Jacques Rousseau (2003), c'est en revanche la pitié qui nous incline à aider autrui. Avec l'amour de soi, elle est à la source de toute morale.

Marie-Françoise Collière, dans son livre *Soigner... Le premier art de la vie* (2001), a repris la distinction qu'opère la langue anglaise entre les verbes *to cure* et *to care* :

- le *care* relève des « soins coutumiers et habituels » liés aux fonctions d'entretien, de continuité de la vie ;
- le *cure* concerne « les soins de réparation » liés au besoin de réparer ce qui fait obstacle à la vie.

Collière cherchait à montrer la grande complexité de ce travail d'entretien de la vie trop souvent jugé comme subalterne. Il s'agissait de « discerner la nature des soins qui relèvent des soins coutumiers et habituels correspondant au terme anglais *"care"* liés aux fonctions d'entretien, de maintien de la vie, des soins de réparation correspondant au terme anglais *"cure"* liés aux besoins de réparer ce qui fait obstacle à la vie » (Collière, 1998).

« Soigner » ce n'est alors rien d'autre qu'agir pour soi-même ou pour autrui afin d'entretenir la vie. Une activité pour autrui qui n'a cependant de sens que parce que la personne est dans l'incapacité de s'en charger elle-même.

Au début des années 1980, ce terme *care*, très commun en anglais, a été repris par la psychologue Carol Gilligan dans son livre *In a different voice* (*Une voix différente*). S'appuyant sur les résultats d'une enquête menée auprès de jeunes adolescents, elle constate que les garçons, dans leurs activités quotidiennes, témoignent davantage d'une éthique fondée sur des principes moraux abstraits et universels, alors que les filles font plus preuve de sentiments moraux contextuels se rapportant à la sollicitude. Elle donne le nom d'éthique du *care* à cette « voix des femmes ».

Selon Gilligan, l'éthique du *care* cherche à transformer la nature même du questionnement moral en y intégrant « des questions qui peuvent sembler très ordinaires comme celles de la vulnérabilité, de la sensibilité et de la dépendance » (Plot, 2006, p. 241).

Il faut dire que si la réflexion de Gilligan a trouvé un large écho, c'est qu'elle se réfère à un constat indiscutable, celui de la féminisation importante des métiers du *care*. Ces métiers, par ailleurs, sont socialement plutôt dévalorisés car occupés traditionnellement par des groupes dominés dans le champ social (notamment, mais pas seulement, les femmes).

Des sociologues vont ensuite s'intéresser au travail lié au *care* en le caractérisant comme des activités visant à répondre aux situations de vulnérabilité et de dépendance.

Dans les années 2000, la philosophe américaine Joan Tronto (2009, p. 143) associe le *care* à « une activité générique qui comprend tout ce que nous faisons pour maintenir, perpétuer et réparer notre "monde", de sorte que nous puissions y vivre aussi bien que possible. Ce monde comprend nos corps, nous-mêmes et notre environnement, tous des éléments que nous cherchons à relier en un réseau complexe, en soutien à la vie ».

Il faut noter que le mot *care* n'est pas facile à traduire en français, car il comporte deux dimensions :

- une dimension subjective d'attitude personnelle : faire attention à, se soucier de, d'où les traductions par « sollicitude » ou « souci de l'autre » ;
- une dimension objective d'action, de travail : s'occuper de, répondre aux besoins, d'où la traduction par « prendre soin ».

À une époque où de nombreux dangers se présentent à l'humanité, le *care* peut prendre pour l'avenir une autre dimension. C'est ainsi que Tronto milite pour une rencontre entre la perspective du *care* et le mouvement écologique (prendre soin de la planète).

Grâce aux travaux de Gilligan et de Tronto, le *care* est devenu un sujet d'étude largement diffusé au sein des universités américaines au travers notamment des « *gender studies* » (études féministes).

Aujourd'hui, le *care* fait l'objet de recherches au sein des sciences infirmières, notamment au travers de la théorie de soin développée par Jean Watson (1998) : le « *caring* ».

Kérouac, Pepin et Ducharme (2010) distinguent l'école du *caring* comme étant une des six grandes écoles permettant l'articulation entre la pensée infirmière et les divers champs d'activités de l'infirmière, l'orientation de conceptions et de stratégies de soin. « Soigner » conjugue les interventions liées à une décision infirmière et les traitements liés à une décision médicale.

2. Les buts de l'analyse du concept

- Discriminer le *care* et le *cure*.
- Préciser les différentes phases du travail du *care*.
- Expliciter et positionner la perspective infirmière comme étant celle de la pratique auprès des personnes, des familles ou des communautés.

3. Les usages du concept

Le concept de *care* permet aux infirmières de retrouver le sens originel du soin en sortant de la confusion permanente qui existe entre les soins et les traitements.

Dans cette optique, les soins comme *care* consistent à aider l'individu immature, malade, âgé ou handicapé au maintien de sa vie ou au recouvrement de sa santé par l'accomplissement de tâches dont il s'acquitterait lui-même s'il en avait la force ou la volonté.

Avec Collière, il s'agit alors d'affirmer cette évidence trop souvent oubliée : on peut vivre sans traitement (*cure*), on ne peut pas vivre sans soins (*care*).

L'usage du concept permet de donner une orientation infirmière sur des phénomènes de santé en associant les dimensions du soin (*care* et *cure*), de développer une pensée infirmière en adaptant des concepts issus notamment du champ des sciences humaines au domaine des soins, ou en s'inscrivant dans le champ des sciences infirmières.

4. La définition des attributs du concept

Dans son livre *Un monde vulnérable,* Tronto (2009, pp. 147-150) caractérise quatre phases du travail du *care* :

- le *caring about* (se soucier de) implique la reconnaissance d'un besoin et de la nécessité de le satisfaire (évaluer) ;
- le *taking care of* (se charger de) implique le fait d'assumer la responsabilité de répondre aux besoins identifiés ;
- le *care-giving* (accorder/donner des soins) recouvre la pratique du soin qui apparaît comme un travail impliquant des compétences ;
- le *care-receiving* (recevoir des soins) recouvre la réaction du destinataire du *care* qui permet de savoir si le besoin a été éventuellement mal évalué ou si la perception initiale était fausse.

Dans son livre *Caring Democracy. Market, Equality and Justice*, Tronto (2013) ajoute le *caring with*, qui cherche à s'assurer que l'activité de *care* a été effectuée selon les valeurs d'égalité, de justice et de liberté.

5. La construction de cas modèle

Dans le film *Parle avec elle* (2002) de Pedro Almodovar, Begnino, infirmier travaillant dans une clinique madrilène, prend en soin une jeune femme en état de coma profond. Véritablement à l'écoute du corps d'Alicia, il la lave, lui coupe les cheveux, nettoie ses ongles, change ses vêtements, masse ses bras et ses jambes dans un seul but : maintenir l'intégrité de ce corps pour le jour où elle sortira de son coma. Cette histoire symbolise la nature du *care* qui, centré sur le corps, se veut promesse de vie.

6. La construction de cas contraire et l'identification de concepts voisins

Cas contraire

Frédéric Pochard et Marc Grassin (2004) considèrent que l'alimentation par gastrostomie endoscopique percutanée (GPE) chez un patient en état végétatif chronique doit être considérée comme un traitement (*cure*). Dans ces conditions, son arrêt pourrait s'apparenter paradoxalement à un soin (*care*). Ainsi : « Dans certaines situations, le moyen le moins sacrificiel d'apaiser ces violences [liées aux traitements], c'est-à-dire le meilleur soin peut être de choisir une abstention des thérapeutiques ».

Concepts voisins

- Éthique.
- Altérité.

7. Les antécédents et les conséquences du concept

Antécédents	Conséquences
Traiter sans tenir compte des besoins plus singuliers de la personne dans une conception biomédicale	Soins holistiques Prendre soin de l'autre Bienveillance Sollicitude pour l'autre Relation

8. Les référents empiriques du concept

Avec le *care*, il ne s'agit pas de répondre à un ensemble de besoins que l'on pourrait lister et prendre en charge automatiquement, mais de faire preuve d'une certaine compréhension de ce qui importe pour la personne avec ses besoin spécifiques. Si nous nous référons à l'opposé du *care* que constitue la négligence, il est intéressant de noter qu'étymologiquement ce mot d'origine latine, composé du suffixe « *neg-* » et du verbe « *ligere* », signifie littéralement « ne pas lier ». En anglais, l'expression « *I don't care about it* » (je m'en fiche) traduit ainsi un désintérêt profond pour la chose ou la personne. Le soin consiste donc, par opposition, à nous lier les uns aux autres, à éprouver du souci pour autrui.

Le *care* se traduit par une sensibilité active à l'autre, une perception fine de ses attentes. Pratiqué par les professionnels du soin comme par les aidants naturels, il relève autant d'un savoir-faire que d'un savoir-être. Le *care* demande une véritable complicité et une réelle confiance avec celui qu'on soigne, qu'on accompagne ou qu'on aide. Cependant, comme le rappelle Pascale Molinier (2013, p. 303), « le travail du *care* doit s'effacer comme travail : de son invisibilité dépend son succès ».

Bibliographie

Brugère, F. (2021). *L'éthique du care*. Paris : PUF, coll. « Que Sais-Je ? ».

Collière, M.-F. (1998). *Promouvoir la vie*. Paris : Masson.

Collière, M.-F. (2001). *Soigner... Le premier art de la vie*. Paris : Masson.

Gilligan, C. (2008). *Une voix différente. Pour une éthique du care*. Paris : Flammarion.

Hume, D. (1993). *Traité de la nature humaine (1739)*. Paris : GF-Flammarion.

Kérouac, S., Pepin, J., & Ducharme, F. (2010). *La pensée infirmière. Conceptions et stratégies de soin*. Montréal : Chenelière Éducation.

Molinier, P. (2013). *Le travail du care*. Paris : La Dispute.

Paperman, P., & Laugier, S. (dir.) (2006). *Le souci des autres*. Paris : Éditions de l'EHESS.

Plot, F. (2006). Éthique de la vertu et éthique du *care*. *Quelles connexions*. In P. Paperman, & S. Laugier (dir.). *Le souci des autres*. Paris : Éditions de l'EHESS.

Pochard, F., & Grassin, M. (2004). L'arrêt thérapeutique comme soin en réanimation. *Éthique & Santé*, *1*(2), 95–99.

Rousseau, J.-J. (2003). *Discours sur l'origine et les fondements de l'inégalité parmi les hommes*. Paris : Classique Hachette.

Svandra, P. (2015). *Nature et formes du soin*. Paris : De Boeck-Estem.

Tronto, J. (2009). *Un monde vulnérable. Pour une politique du care*. Paris : La Découverte.

Tronto, J. (2013). *Caring Democracy: Markets, Equality, and Justice*. New York : New York University Press.

Watson, J. (1998). *Le Caring. Philosophie et science des soins infirmiers (trad. fr. sous la direction de J. Bonnet)*. Paris : Seli Arslan.

Cécité empathique transitoire

Bénédicte Lombart

1. L'identification du concept

Ce concept, en cours de consolidation, a été proposé dans le cadre d'une thèse en philosophie (Lombart, 2016) portant sur le dilemme (Dierckx de Casterlé, Izumi, Godfrey & Denhaerynck, 2008; Goethals, Gastmans & de Casterlé, 2010) du recours à la contention forte lors des soins en pédiatrie (Bray, Snodin & Carter, 2015, 2016, Bray et al., 2017; Brenner, Treacy, Drennan & Fealy, 2014; Royal College of Nursing, 2010).

La cécité empathique transitoire (Lombart, De Stefano, Dupont, Nadji & Galinski, 2019) correspond au phénomène de suspension temporaire de l'empathie (capacité de voir la détresse d'autrui), afin de privilégier la réalisation d'un soin technique lorsque celui-ci s'avère difficile pour le patient (agitation, douleur) afin de poursuivre le soin malgré les réactions du patient.

Dans l'exercice clinique infirmier, il s'agit :

- d'une subordination transitoire de la réalisation technique sur l'exercice empathique;
- d'un phénomène d'adaptation permettant de rester centré sur la réalisation du geste technique en suspendant sa perception de la détresse du patient;
- d'une suspension transitoire du processus relationnel établi entre l'infirmière et son patient, le souci à l'égard du patient s'exerçant au travers de la dispensation du soin.

Ce concept comporte plusieurs dimensions :

- dimension transdisciplinaire;
- dimension cognitive : faculté de s'empêcher temporairement d'identifier et de comprendre les sentiments d'un autre que soi;
- dimension morale : souci altruiste indirect qui motive le soignant à choisir la mise entre parenthèses de son empathie envers le patient afin de lui prodiguer des soins;
- dimension comportementale : éléments de communication verbale ou non verbale (attitudes, comportements, gestes) qui traduisent l'absence momentanée d'accueil de la détresse d'autrui.

2. Les buts de l'analyse du concept

- Identifier et préciser les attributs du concept en émergence.
- Élaborer une définition opérationnelle du concept dont l'utilisation commence à émerger dans la littérature.

3. Les usages du concept

L'exercice infirmier s'inscrit dans celui d'une médecine moderne aux nombreuses possibilités techniques et thérapeutiques aussi exigeantes que salvatrices. Dans ce contexte, compétences techniques et empathie doivent se combiner.

Ce concept permet de :

- réfléchir à la nature des interactions et inactions qui surgissent entre l'infirmière et son patient dans des circonstances difficiles de soins;
- prendre conscience des mécanismes et arbitrages en jeu lors des soins techniques entraînant de la détresse chez le malade;
- conceptualiser un phénomène de suspension de l'exercice empathique lors de certains soins;
- réfléchir aux conditions de possibilité de poursuite de l'exercice empathique, y compris lorsque les soins s'avèrent difficiles.

Changement

Laure Gitzhoffen

1. L'identification du concept

Le changement est, selon le dictionnaire *Larousse*, une « action. Fait de changer, de modifier quelque chose, passage d'un état à un autre ».

Depuis de nombreuses années, des théories et des modèles ont été développés dans le but d'expliquer comment les individus modifient leurs comportements et comment identifier les principaux facteurs favorisant le changement. Le changement est donc l'objet des soins et de l'accompagnement dans une finalité d'une meilleure santé globale.

Par exemple, il est fréquent qu'une personne, motivée par une démarche personnelle, adopte un nouveau comportement, puis qu'elle l'abandonne au bout de quelques semaines, mois ou années. Pour que le changement de comportement soit maintenu, il faut fournir une somme considérable de temps, d'efforts et d'énergie. Selon Deci & Ryan (2000), le sentiment d'incompétence, de manque d'auto-efficacité ou la dévalorisation de ses actions et des résultats obtenus conduisent à une amotivation. Cette absence de motivation s'associe souvent à l'arrêt du changement et de l'accompagnement.

2. Les buts de l'analyse du concept

Identifier le concept et ses attributs pour le mobiliser dans le champ des sciences infirmières.

3. Les usages du concept

Ce concept nomade est très utilisé dans le domaine de l'évaluation des ONG et des approches politiques – théorie du changement (Weiss, 1995).

Il est aussi présent dans les domaines des arts, des sciences expérimentales, de l'éducation physique.

Le modèle transthéorique du changement proposé par les psychologues Prochaska et DiClemente (1982) suite aux travaux d'observation des fumeurs souhaitant arrêter de consommer suggère que le changement de comportement s'effectue au cours d'une démarche constituée de différents stades ordonnés de façon chronologique. Il est illustré ici par un cas d'une personne ayant un trouble lié à l'usage d'alcool, mais est valable pour toute démarche de changement.

- Pendant la phase de *pré-contemplation*, la personne n'a pas l'intention de modifier son comportement, qu'il soit ou non lié à un risque quelconque. Monsieur X consomme une bouteille de vin à chaque repas midi et soir sans se poser de question par rapport à sa consommation.
- La *contemplation* est le stade où la personne envisage de changer de comportement. Monsieur X remarque qu'il achète plus de vin que ses amis ; il se renseigne et constate qu'il consomme un peu plus que la moyenne des adultes. Il se dit qu'il devrait peut-être modifier sa façon de boire.
- Pendant la phase de *préparation*, Monsieur X va commencer à réfléchir à un plan d'action. Il a peut-être pris un rendez-vous avec un spécialiste ou aura modifié légèrement son comportement. Il a arrêté d'acheter ses bouteilles à l'avance pour ne pas stocker à la maison, ou s'autorise à ne pas finir une bouteille.
- Puis vient l'*action* : Monsieur X a décidé qu'il boirait désormais uniquement le soir et une demi-bouteille de vin. C'est la phase la moins stable ; le risque de retomber dans le comportement antérieur est important.

- Suit la phase de *maintien* : après l'atteinte de son objectif, Monsieur X a maintenu son fonctionnement pendant plusieurs mois.
- Vient la *terminaison*, c'est-à-dire l'absence de rechute dans le comportement de consommation massive, soit le prolongement du maintien.

Qu'il y ait ou non apport d'un traitement extérieur, l'entretien motivationnel est envisagé comme un moyen permettant de faciliter le processus naturel de changement. Le concept de motivation est intrinsèquement lié à celui du changement.

Dans le champ des sciences infirmières, la théorie de soin de Hildegard Peplau propose l'accompagnement infirmier comme un continuum s'adaptant aux changements du patient : l'infirmier a une posture dynamique et est agent de changement pour « transmuer les relations humaines en cours en vecteur d'épanouissement du patient » (Peplau, 1995, p. 283).

Les usages du concept :

- repérer, éclairer les avantages attendus au terme du changement ;
- repérer, éclairer et en comprendre les freins et co-construire des leviers de changement ;
- favoriser l'engagement dans le changement et l'adhésion thérapeutique ;
- repérer à quelle étape du changement se situe le patient pour ajuster l'accompagnement ;
- positionner le patient en capacité d'agir pour lui-même.

4. La définition des attributs du concept

À la lecture des différents auteurs, il ressort des caractéristiques propres au concept de changement :

- il est déclenché par une évolution, souvent exogène et imposée, car naturellement l'homme préfère la constance et la stabilité. Un des premiers théoriciens de la question du changement est Charles Darwin qui a travaillé sur l'évolution des espèces et leur adaptation à la société ;
- il crée une rupture entraînant le passage d'un état à un autre. Selon Rhéaume (2002, p. 65) : « Cela conduit à cette définition simple du changement psychologique ou social : un changement, c'est le passage d'un état x, défini à un temps t, vers un état x1 à un temps t1, où x et x1 peuvent représenter un être humain ou un milieu social qui, après "changement", devient à la fois autre chose et le même » ;
- il est perpétuel. « On ne se baigne jamais deux fois dans le même fleuve. » Le philosophe Héraclite soutient que tout est en perpétuel changement, s'opposant à l'idée de permanence, d'essence et d'identité. Les enjeux identitaires et personnels sont donc au cœur du concept de changement : Untel a changé, mais c'est toujours Untel. Entre la première et la seconde baignade, le fleuve aura changé, le baigneur aussi ;
- il est caractérisé par un degré d'intensité ou d'ampleur selon ce qu'il modifie. Le changement applique une palette très nuancée lorsqu'on utilise les termes cités par Rhéaume (2002, p. 65) « déplacement, mouvement, altération, ajustement, modification, évolution, développement, réforme, transformation, mutation, révolution, rupture, métamorphose ».

5. La construction de cas modèle

Dans le cadre d'un entretien motivationnel, un soignant permet à un patient d'ouvrir son champ d'action vers d'autres façons de fonctionner (et inversement) (*création d'une rupture*). Si le clinicien permet à la personne d'exprimer de la résistance ou des arguments contre le changement (*degré d'intensité ou d'ampleur caractérisé*), il pourra également faire émerger un discours-changement et ainsi favoriser l'engagement de la personne dans la voie du changement (*déclenchement lié à une évolution, perpétuité*). Cela ne fonctionne que si les arguments en faveur du changement sont exprimés par le patient lui-même pour un changement réaliste et porteur de sens.

6. La construction de cas contraire et l'identification de concepts voisins

Cas contraire

Une situation dans laquelle on observe un statu quo dans l'accompagnement du patient.

Point de vue du patient : « J'ai toujours beaucoup d'anxiété en fin de journée. Le médecin m'a prescrit un traitement mais je ne l'ai toujours pas pris ».

Concepts voisins

- Projection.
- Motivation.
- Résistance.

7. Les antécédents et les conséquences du concept

Antécédents

En phase de pré-contemplation, la personne constate essentiellement les bénéfices liés à son comportement. Les interventions soignantes peuvent cibler la réduction des risques dans le maintien du comportement ou les actions d'information et de prévention.

Lorsque la personne commence à manifester l'ambivalence, à se poser des questions sur son comportement, mais hésite à renoncer aux bénéfices de la situation actuelle, on entre en stade de contemplation : le changement est déjà amorcé.

Conséquences

L'adoption d'un ou de plusieurs nouveaux comportements fera émerger davantage de bénéfices ou moins de conséquences négatives. Cela est inscrit dans la définition du rétablissement de William Anthony, usager et co-fondateur du mouvement (1993) : « Le rétablissement est un processus foncièrement personnel et unique qui vise à changer ses attitudes, ses valeurs, ses sentiments, ses objectifs, ses aptitudes et ses rôles. C'est un moyen de vivre une vie satisfaisante, remplie d'espoir et productive malgré les limites résultant de la maladie. Le rétablissement va de pair avec la découverte d'un nouveau sens et d'un nouveau but à sa vie, à mesure qu'on réussit à surmonter les effets catastrophiques de la maladie mentale ».

8. Les référents empiriques du concept

- Motivation, sentiment d'efficacité personnelle, adhésion thérapeutique.
- Alliance thérapeutique, confiance, autonomie.
- Approche centrée sur le patient.

Bibliographie

Anthony, W. (1993). *Recovery, vers le rétablissement*. Association Pro mente Sana.

Csillik, A. S. & Le Merdy, T., (2007). Type de motivation et engagement du processus motivationnel chez les personnes dépendantes. *Alcoologie et Addictologie*, *26*(2), 129–134.

Deci, E. L. & Ryan, M. R. (2000). Self-determination theory and the facilitation of intrinsic motivation, social development, and well-being. *American Psychologist*, *55*(1), 68–78.

Miller, W. R. & Rollnick, S. (2019). *L'entretien motivationnel. Aider la personne à engager le changement*. Paris : InterEditions.

Peplau, H. (1995). *Les relations interpersonnelles en soins infirmiers*. Paris : InterEditions.

Prochaska, J. O. & DiClemente, C. C. (1982). Self-change and therapy change of smoking behavior: a comparison of processes of change in cessation and maintenance. *Addictive Behaviors*, *7*(2), 133–142.

Rhéaume, J. (2002). Changement. In J. Barus-Michel, & E. Enriquez & A. Lévy (dir.). *Vocabulaire de psychosociologie. Références et positions* (pp. 65–72). Toulouse : Érès.

Weiss, C. H. (1995). Nothing as practical as a good theory: Exploring theory-based evaluation for comprehensive community initiatives for children and families. In J. P. Connell, A. C. Kubisch, L. B. Schorr, & C. H. Weiss (dir.), *New approaches to evaluating community initiatives : Concepts, methods, and contexts* (pp. 65–92). Washington, DC: Aspen Institute.

Collectif de travail

Marc Loriol

1. L'identification du concept

- Un collectif de travail est un groupe de collègues qui peuvent mettre en débat, produire et partager des règles sur ce que doit être un travail bien fait : les façons d'y parvenir, les relations avec les collègues, l'encadrement, les directions, les usagers et clients, etc. Le collectif est fondé sur l'activité déontique au service du travail en commun (Dejours, 2009).
- La confiance entre les membres, la bonne ambiance, le plaisir d'agir ensemble et d'appartenir à une communauté constituent un ciment important des collectifs, tout comme l'opposition à d'autres groupes ou à la hiérarchie quand des menaces sur les valeurs et les intérêts du groupe sont perçues.
- Le collectif médiatise les relations entre le sujet et l'organisation, entre le sujet et l'activité de travail, entre le sujet et l'objet du travail (Lhuilier & Litim, 1997). En cela, les relations au sein d'un collectif sont différentes des relations affectives interpersonnelles (telles que l'amitié ou l'amour).

2. Les buts de l'analyse du concept

Comprendre ce que recouvre le collectif de travail et qu'il puisse remplir plusieurs fonctions.

3. Les usages du concept

- Kurt Lewin, en 1944, fonde la dynamique des groupes. Un groupe est plus que la somme de ses membres, car il se définit par l'interdépendance de ses parties, les rapports dynamiques qu'il entretient avec son environnement. Le sentiment d'appartenance, la solidarité ou les échanges favorisent la pérennité du groupe et la valorisation de ses objectifs.
- Damien Cru (1987) montre, pour les tailleurs de pierre, « qu'il y a collectif lorsque plusieurs travailleurs concourent à une œuvre commune dans le respect de règles ».

L'intérêt pour l'étude des collectifs de travail est notamment lié aux :

- préoccupations sur la santé au travail, notamment la santé mentale. Les collectifs de travail peuvent favoriser une adaptation et une résistance collective face aux transformations du travail qui menacent la santé et le bien-être ;
- interrogations sur la construction du sens du travail, des identités professionnelles, de la reconnaissance au travail ;
- enjeux liés aux conflits et à la coopération entre différentes catégories de travailleurs : jeunes et anciens, stables et précaires, chefs et subordonnés, représentants de différents métiers, etc.

Le collectif de travail assure plusieurs fonctions :

- combler plus ou moins l'écart entre le travail prescrit et le travail réel ;
- partager les valeurs et les ficelles du métier ;
- gérer la division informelle du travail au sein du groupe, la répartition des tâches et des efforts en fonction des capacités de chacun ;
- s'appuyer sur sa capacité collective de formation en situation et socialiser les nouveaux entrants aux règles et pratiques locales.

4. La définition des attributs du concept

Un collectif de travail suppose :

- des échanges formels et informels entre ses membres sur le travail ;
- la possibilité de discuter au fil de l'eau des difficultés rencontrées ;
- une identité, des pratiques et des valeurs partagées, mais qui peuvent être débattues grâce à la reconnaissance de principes communs (par exemple, pour les soignants, la prise en compte de l'intérêt des patients) ;
- la défense à la fois du travail bien fait et de la capacité de travail des membres du collectif (préservation de la santé, des marges de manœuvres et ressources nécessaires).

5. La construction de cas modèle

Dans un service de gériatrie, un dispositif de levage des malades est mis en place par la direction afin de prévenir les troubles musculosquelettiques parmi le personnel. Mais cela peut aussi déshumaniser le malade en le réduisant à une charge. Les échanges (*formels et informels entre soignants*) conduisent à des stratégies alternatives. Au sein de l'équipe, une répartition informelle du travail est instaurée entre les soignants jeunes, qui font davantage les tâches de manutention, et ceux âgés qui assurent une activité de planification du travail, d'organisation de l'action (*pratiques et des valeurs partagées*). Ces derniers peuvent partager leur expérience des gestuelles (*discussion*) leur évitant de se faire mal lors de la manutention, demander une coopération au patient lors du transfert du lit au fauteuil, penser l'ergonomie et éviter l'interruption dans les tâches de manutention, etc. (Caroly, 2009) (*travail bien fait, capacité de travail*).

6. La construction de cas contraire et l'identification de concepts voisins

Cas contraire

Dans une entreprise, un *chief happiness officer* est nommé pour renforcer la cohésion des équipes ; installer une bonne ambiance ; limiter les conflits ; augmenter la coopération et l'intelligence collective. Il installe un baby-foot, une salle de détente et, pour les cadres supérieurs, organise une « conciergerie » avec accès direct à certains services, des séminaires d'intégration dans des hôtels luxueux.

Cette façon de construire artificiellement des équipes est à l'opposé de ce que sont les collectifs de travail. Ces dispositifs ne portent pas sur le travail lui-même ; les actions visent à favoriser les objectifs de l'entreprise (productivité, rentabilité, disponibilité, flexibilité) et non ceux des collectifs de travail (travail bien fait, défense des intérêts et valeurs du groupe) ; les règles ne sont pas réélaborées, mais imposées par la direction. Les salariés ne sont pas responsabilisés pour prendre ensemble leur travail en main, mais au contraire amadoués par des « récompenses ».

Concepts voisins

- Les groupes de paroles ou d'analyse des pratiques qui peuvent remplir certaines fonctions des collectifs de travail, mais la portée de leurs travaux est plus restreinte, plus centrée sur des cas particuliers.
- Les « stratégies collectives de défense », voire « idéologies défensives de métier » quand le groupe promeut certaines attitudes permettant de rendre les risques du métier plus supportables (Dejours, 2009).
- Le genre professionnel (ensemble de règles et de façons de faire propre à une situation ou un milieu professionnel) et le style professionnel (la façon dont chacun décline individuellement ce genre professionnel) (Clot & Faïta, 2000). La production et l'entretien du genre professionnel sont l'une des tâches du collectif.
- Les associations professionnelles et syndicats qui promeuvent et défendent des règles collectives, mais il faut aussi adapter et faire vivre localement ces règles.
- Les associations qui sont des ressources pour les collectifs de travail (mise à disposition de moyens pour l'action, conseils pour défendre leurs revendications, règles minimales communes, etc.).
- Le métier est aussi une instance productrice de règles, mais il s'agit d'une communauté plus large que le collectif de travail, qui fournit des règles plus générales, pas forcément adaptées à toutes les réalités de terrain.

7. Les antécédents et les conséquences du concept

Antécédents

La capacité des collectifs de jouer leur rôle dépend de plusieurs conditions organisationnelles (Delay, 2008; Loriol, 2012) :

- une certaine mixité (âges, sexe, etc.) et un équilibre entre catégories facilitent la confrontation des points de vue, et, à terme, la production collective de solutions innovantes et de savoirs professionnels partagés;
- une politique de recrutement stable au cours du temps : selon que l'entreprise a fait le choix de multiplier ou, au contraire, de geler les embauches durant les dernières années, la composition par âge de la main-d'œuvre, les formes de partage des connaissances, de division du travail seront perturbées;
- le fait que l'organisation permette des moments, formels ou informels, consacrés aux échanges réflexifs, aux débats sur le travail et les activités réalisées;
- le fait que les nouveaux entrants aient l'occasion de faire concrètement l'expérience de la pertinence et de l'utilité des pratiques et des savoirs enseignés par les anciens. Une partie des savoirs tacites résiste à la formalisation et ne peut s'apprendre qu'en situation.

Conséquences

La hiérarchie :

- ne doit pas considérer les travailleurs comme interchangeables, polyvalents et prêts à s'adapter sans délai à n'importe quel service, mais doit tenir compte des dynamiques collectives, de la difficulté à construire la confiance réciproque et des règles partagées;
- ne doit pas voir les collectifs comme des menaces sur leur autorité, même si parfois les règles officielles peuvent être discutées voire remises en cause;
- ne doit pas considérer les temps d'échanges informels sur le travail, par exemple dans la salle de soin autour d'un café ou lors d'une pause cigarette, comme des temps morts, du temps perdu.

8. Les référents empiriques du concept

Un collectif de travail actif se manifeste par la possibilité de parler des règles mises en œuvre dans le travail, de confronter des points de vue parfois opposés, de revenir sur des séquences d'intervention qui ne se sont pas passées au mieux, les incidents, sans que cela soit vécu comme des mises en cause personnelles.

Une équipe où les relations sont courtoises, où l'on parle facilement mais presque jamais du travail révèle l'absence de collectif de travail.

Bibliographie

Caroly, S. (2009). Instruments de manutention des malades, usage du corps et appropriation des gestes collectifs des soignants. *Pistes, 11*(2).

Clot, Y. & Faïta, D. (2000). Genres et styles en analyse du travail. Concepts et méthodes. *Travailler, 4*, 7-42.

Cru, D. (1987). Les règles de métier. In C. Dejours, *Plaisir et souffrance dans le travail* (pp. 29-42). AOCIP.

Dejours, C. (2009). *Le travail vivant.* Paris : Payot.

Delay, B. (2008). *Les jeunes : un rapport au travail singulier ?* Document de travail du CEE, n° 104.

Lewin, K. (1947). Frontiers in group dynamics: concept. *Human Relations, 1*, 5-40.

Lhuilier, D. & Litim, M. (1997). Crise du collectif et déficit d'histoire : apports de travaux sur le groupe et le collectif de travail. *Connexions, 2*(94), 149-173.

Loriol, M. (2012). *La construction du social.* Rennes : Presses Universitaires de Rennes.

Confiance

Alexandra Usclade

1. L'identification du concept

- Selon une perspective infirmière, la confiance serait un processus relationnel dynamique qui implique les besoins et les vulnérabilités profondes d'un individu (Carter, 2009).
- La confiance représente une valeur morale et rationnelle, ce qui provoque volontairement la création de liens entre les personnes.
- La confiance concerne la confiance en soi ou la confiance en l'autre. Toutes deux interagissent dans la relation entre le soignant et le patient. La confiance est un élément majeur de la relation soignant-soigné, qui permet l'acceptation d'une personne, le soigné, à s'exposer à l'opportunisme de l'autre, le soignant (Formarier & Jovic, 2012).
- La confiance est issue des échanges passés entre les partis où celui qui fait confiance, le soigné, sait que le bénéfice attendu est supérieur au risque (Sureau, 2018).
- C'est une attitude, un état psychologique des deux parties, soignant et soigné, survenant dans un contexte d'incertitude tel que l'hôpital.

2. Les buts de l'analyse du concept

- Clarifier pour mieux comprendre le concept de confiance dans la relation soignant-soigné.
- Développer un guide d'entretien qualitatif sur la confiance et proposer des recommandations pour la valorisation de la confiance des patients dans un objectif de qualité des soins et de promotion de la santé.

3. Les usages du concept

Historique et suivi de l'évolution

- Au XIIIe siècle, c'est l'espérance ferme que l'on place en quelqu'un.
- Ce concept est issu de la théologie avec la confiance en Dieu qui relève de l'inconditionnel alors que la confiance en l'autre comporte une part d'incertitude (Marzano, 2010).
- Il est repris dans le domaine de la psychologie de la santé avec la notion que faire confiance, c'est se placer dans un état de dépendance et d'espérance à l'égard du soignant (Baier, 1986). Cela signifie que le patient accepte d'être vulnérable et admet que la personne à laquelle la confiance est accordée peut exercer un pouvoir sur lui pour son propre bien.
- Dans le domaine de la santé, c'est un ferment de la relation de soin qui fait référence à l'humanité partagée de Levinas – « la compassion peut donner naissance à un climat de confiance dans la relation » (Benaroyo, 2004).
- Selon une perspective infirmière, la confiance serait un processus relationnel dynamique qui implique les besoins et les vulnérabilités profondes d'un individu (Carter, 2009). La confiance, comme l'amour et le respect, ne peut être que librement éprouvée et non contrainte. Il s'agit d'une affaire entre deux libertés : celle du malade de confier à l'autre ce qui lui est cher, celle du soignant d'accepter ou de refuser.
- Ce concept permet la mise en place d'une relation indispensable qui peut conditionner l'adhésion du patient au soin ; c'est pourquoi elle doit être entretenue tout au long du parcours de soins (Bricher, 1999) ; l'identification pour chaque

acteur du soin (soignant et soigné) de la réciprocité de cette confiance, permettant l'élaboration du projet de soins.
- La confiance est une attitude, un état psychologique survenant dans un contexte d'incertitude, de risque et de vulnérabilité que les patients et les familles connaissent lorsque la maladie est présente.
- La confiance dans les soins repose, pour une grande partie, sur les réponses apportées aux besoins relationnels des malades. L'information délivrée, l'attitude et le comportement du personnel soignant sont créateurs de valeurs relationnelles et de confiance dans les soins. L'instauration de cette relation de confiance est primordiale pour l'infirmière, mais son grand défi réside dans la pérennisation de cette confiance du patient tout au long la prise en soin.

4. La définition des attributs du concept

- La vulnérabilité pour le malade en se plaçant dans un état de dépendance et d'espérance vis-à-vis du soignant (Baier, 1986).
- La croyance envers les relations humaines, envers autrui en permet l'acceptation (Marzano, 2010).
- Compétences et connaissances : savoir attendu et sous-entendu par les patients qui accordent leur confiance aux soignants (Simmel, 1999).
- Intérêt commun : calcul rationnel qui permet au patient et au soignant de faire confiance quand cette personne est digne de confiance; les propres intérêts de chacun sont enchâssés dans ceux de l'autre (Sellman, 2007)
- Prise de risque : la confiance est sans doute une forme de «savoir sur un être humain» avec une part d'ignorance car «celui qui sait tout n'a pas besoin de faire confiance» (Simmel, 1999, p. 355).

5. La construction de cas modèle

Cas empirique relaté par un soignant : la notion de confiance parent-soignant dans la gestion de cette situation

«Les parents d'un enfant suivi pour une leucémie (*vulnérabilité*) ont retardé l'hospitalisation de ce dernier qui présentait une fièvre persistante dans un contexte d'aplasie en situation d'urgence avec le risque de septicémie (*prise de risque*). Leur enfant avait contracté une infection nosocomiale lors d'une précédente hospitalisation». Le soignant a validé ce choix (*compétences et connaissances, intérêt commun, croyance en autrui*).

6. La construction de cas contraire et l'identification de concepts voisins

Cas contraire

Point de vue de la patiente

«Je suis venue en hospitalisation pour avoir ma chimiothérapie et j'appréhendai la pose d'aiguille sur ma chambre implantable, mais je n'ai pas osé en parler à l'infirmière en qui j'ai confiance alors que j'ai eu des douleurs durant ce soin.»

Dans cette situation de soin, la connaissance de l'état d'esprit dans lequel est la patiente ainsi que l'intérêt commun ne sont pas pris en compte par le soignant. Cette situation est perçue par la patiente comme n'étant pas une situation de confiance car tous les attributs ne sont pas identifiables.

Concepts voisins

- Honnêteté, fiabilité.
- Croyance, adhésion, collaboration.
- Partenariat, relation soignant-soigné, soutien.

7. Les antécédents et les conséquences du concept

Antécédents

- Incertitude.
- Crainte de la dépendance à l'autre.

Conséquences

- Partage des connaissances entre le patient et le soignant : collaboration avant et pendant le soin.
- L'honnêteté en lien avec la présence vraie qui permettra de comprendre les choix et les ressources de chacune des parties.
- L'adhésion au soin, l'observance, l'alliance thérapeutique.

8. Les référents empiriques du concept

- Échanges de connaissances et de compétences.
- L'échelle d'évaluation de la confiance *Trust in Nurse Scale* (TNS) (Radwin & Cabral, 2010).
- L'échelle de la confiance *The Children's Trust in General Nurse Scale* (CTGNS) (Rotenberg, Woods & Betts, 2015).

Bibliographie

Baier, A. (1986). Trust and Antitrust. *Ethics, 96*(2), 231-260.

Benaroyo, L. (2004). Soin, confiance et disponibilité : Les ressources éthiques de la philosophie d'Emmanuel Lévinas. *Éthique & Santé, 1*(2), 60-63.

Bricher, G. (1999). Paediatric nurses, children and the development of trust. *Journal of Clinical Nursing, 8*(4), 451-458.

Carter, M. A. (2009). Trust, power, and vulnerability: a discourse on helping in nursing. *Nursing Clinics of North America, 44*(4), 393-405.

Formarier, M., & Jovic, L. (2012). *Les concepts en sciences infirmières*. Lyon : Mallet Conseil.

Marzano, M. (2010). Qu'est-ce que la confiance? *Études, 412*(1), 53-63.

Phanuel, D. (2002). Confiance dans les soins et soin de la confiance : La réponse relationnelle. *Politiques et Management Public, 20*(4), 115-132.

Radwin, L. E., & Cabral, H. J. (2010). Trust in Nurses Scale: Construct validity and internal reliability evaluation. *Journal of Advanced Nursing, 66*(3), 683-689.

Rotenberg, K. J., Woods, E. E., & Betts, L. R. (2015). Development of a scale to assess children's trust in general nurses. *Journal for Specialists in Pediatric Nursing, 20*(4), 298-303.

Sellman, D. (2007). Trusting patients, trusting nurses. *Nursing Philosophy : An International Journal for Healthcare Professionals, 8*(1), 28-36.

Simmel, G. (1999). *Sociologie. Étude sur les formes de la socialisation,* trad. fr. L. Deroche-Gurcel & S. Muller. Paris : PUF.

Sureau, P. (2018). De la confiance dans la relation de soin. *Soins, 63*(824), 44-46.

Consentement

Jean-Michel Bourelle

1. L'identification du concept

L'un des marqueurs indéniables de l'autonomie est la capacité de consentir. Celle-ci permet à la personne de donner du sens à son acceptation (Bourelle, 2013).

Le verbe « consentir » provient du latin *consentire* et peut s'éclairer sous deux aspects différents : être d'accord avec et ressentir ensemble. Ainsi, le consentement n'est pas qu'un simple « oui » prononcé, mais une forme de contractualisation et donc de responsabilité partagée. Le consentement devient alors l'expression de l'intersubjectivité des protagonistes (Habermas, 1992), favorisant une prise de décision ou un accord exprès. Pour ce faire, un consentement implique « d'être libre de toute contrainte ou influence qui pourrait contribuer à le vicier » (Pariseau-Légault & Doutrelepont, 2015, p. 24) ou peut être appréhendé comme « un acte non contraint d'engagement dans une action » (Bréhaux, 2016, p. 21).

Toutefois, il est indispensable de déterminer si le sujet dispose de « compétences suffisantes [...] pour partager véritablement la décision » (Marzano, 2018, p. 26), en particulier lorsque celle-ci est difficile à prendre (pronostic vital, arrêt de thérapeutiques, sexualité, etc.). Il convient alors d'assurer « une information et les contours de celle-ci permettant une décision réellement autonome chez le sujet » (Jonas, Vaiva & Pignon, 2015, p. 3), la recherche du consentement devant « se manifester par la loyauté de l'information » (Sicard, 2020, p. 82).

Par ailleurs, il est fondamental de s'interroger sur « les contraintes sociales, culturelles et psychologiques qui influencent considérablement les choix individuels » (Marzano, 2006, p. 1). L'acte de consentir ne peut donc pas être dissocié de la construction psychosociale d'un individu du fait de son interdépendance avec l'environnement dans lequel il évolue.

Il n'y a de consentement que s'il y a choix possible et discernement, à partir d'une forme de délibération issue d'une information et d'une communication claires, loyales et adaptées, tenant compte d'un partage de la subjectivité de chacun des protagonistes et ayant pour finalité une prise de décision appropriée à une situation donnée.

2. Les buts de l'analyse du concept

- Identifier le concept et ses attributs pour les mobiliser de manière pertinente dans la relation de soin.
- Comprendre ce que signifie demander le consentement d'une personne dans le domaine de sa santé.

3. Les usages du concept

Le concept de consentement s'incarne dans de nombreux contextes et disciplines, même s'il est emblématique dans certains domaines : droit, société, santé, sexualité par exemple. C'est un concept nomade, interdisciplinaire, relevant parfois d'un caractère légal pour justifier (ou non) d'une action à venir.

Sur le plan anthropologique et sociétal, la primauté de la personne est consacrée et la question du consentement prend alors une nouvelle dimension. Le développement de l'*empowerment*, par l'intermédiaire notamment des associations de défense des usagers, a fait prendre conscience que tout être humain a quelque chose à dire de ce qui le concerne directement.

Sur le plan juridique, le droit appréhende « le consentement comme une manifestation de la volonté. On doit ainsi pouvoir distinguer la volonté elle-même du consentement qui n'en est que la manifestation. La volonté, faculté de l'esprit, ne produira d'effet de droit, en principe, qu'à la condition de s'extérioriser par un consentement [...] »[3] – avec des dérogations pour les enfants mineurs, les personnes souffrant de troubles mentaux, les majeurs protégés ou les personnes dont l'état de santé ne leur permet pas de s'exprimer.

En France, la loi de démocratie sanitaire (2002) a introduit la reconnaissance juridique de la nécessité d'information et de consentement éclairé aux actes médicaux[4]. Elle s'accompagne d'un changement de paradigme, avec une sortie progressive « d'un modèle paternaliste – où le poids de la décision reposait entièrement dans les mains du médecin – à un modèle autonomiste où le patient a toujours le droit d'exprimer sa volonté » (Marzano, 2006, p. 76).

4. La définition des attributs du concept

- Information.
- Compréhension.
- Expression de la volonté.
- Discernement.
- Autodétermination.
- Prise de décision.

5. La construction de cas modèle

Éric, 48 ans, se rend en consultation auprès d'un angiologue. Celui-ci lui explique qu'une intervention chirurgicale est nécessaire pour l'ablation de la veine saphène (présence de varices sur l'un des membres inférieurs) (*communication*).

Le médecin prend le temps d'expliquer qu'il existe deux techniques chirurgicales : l'une « par éveinage » et l'autre « par laser ». Il précise les gestes chirurgicaux, mais aussi les conséquences en cas de non-intervention (*information*). Il apporte des éclaircissements avec des termes compréhensibles (*compréhension*). Le chirurgien argumente le choix d'une technique non comme étant la meilleure, mais la plus adaptée à la singularité des troubles présentés. Il s'enquiert aussi de la préférence d'Éric en termes d'anesthésie (*expression de la volonté*), expliquant qu'il a encore le temps d'y penser avant de faire son choix (*autodétermination*). Ainsi, par les informations partagées et les échanges respectant sa subjectivité, Éric consent à la proposition et prend alors la décision (*prise de décision*) qui lui semble la plus juste (*discernement*).

6. La construction de cas contraire et l'identification de concepts voisins

Cas contraire

Léo, 26 ans, vit avec des troubles schizophréniques depuis 5 ans. Il a été hospitalisé à trois reprises suite à des ruptures thérapeutiques et à une non-observance médicamenteuse (*non-adhésion aux soins*). Lors d'une visite de ses parents, ceux-ci constatent que Léo présente des hallucinations inquiétantes : des voix lui enjoignent de se suicider (*état de crise*). Les parents contactent le médecin de famille qui tente de négocier une hospitalisation en psychiatrie. Léo refuse celle-ci, arguant le fait que les psychiatres étaient là pour l'empoisonner, ce que lui confirment ses voix (*refus de soins*). Devant l'absence de discernement sur son état de santé (*non-conscience des troubles*) et l'impossibilité de donner son consentement au soin (*non-consentement*), Léo est hospitalisé à la demande d'un tiers (le père) (*soins sans consentement*) et transféré vers un établissement psychiatrique (*législation*).

Concepts voisins

- État de crise.
- Refus de soins.
- Soins sans consentement.

3. Avis sur le consentement des personnes vulnérables, *JORF* n° 0158 du 10 juillet 2015.
4. Loi n° 2002-303 du 4 mars 2002 relative aux droits des malades et à la qualité du système de santé.

7. Les antécédents et les conséquences du concept

Antécédents	Conséquences
Paternalisme	Autonomisme
Faire « pour » le patient	Faire « avec » le patient
Soins	Projet de soins
Imposer	Autoriser
Entente préalable	Décision appropriée
Protection	Autodétermination
Relation thérapeutique	Alliance thérapeutique

8. Les référents empiriques du concept

Si la recherche du consentement aux soins est d'abord un paradigme installé par la loi (loi n° 2002-303 du 4 mars 2002), celle-ci vise *de facto* une volonté de réciprocité dans la relation et les actes de soins. En s'appuyant sur les capacités de la personne de s'autodéterminer, le soignant peut l'aider à prendre la décision la plus adaptée à sa situation, avec l'appui éventuel d'outils d'évaluation du consentement : questionnaires (consentement à la recherche), déclarations (conformité RGPD), guides (consentement/sexualité), etc.

Cela sous-tend donc une posture relationnelle s'appuyant sur la qualité de l'information à partager, la délibération qui en découle et la connaissance anamnestique de la personne. Le consentement s'opère ainsi par l'interdépendance entre l'expertise du professionnel et le vécu expérientiel de la personne.

Bibliographie

Bourelle, J.-M. (2013). La recherche du consentement : finalité du programme de soins ambulatoires ? https://www.santementale.fr/exclusivites/recus-a-la-redaction/la-recherche-du-consentement-finalite-du-programme-de-soins-ambulatoires.html.

Brehaux, K. (2016). Libre-arbitre et consentement du patient lors des soins. *Soins, 808*, 21-24.

Habermas, J. (2013). *De l'éthique de la discussion.* Paris : Flammarion, Coll. « Champs Essais ».

Jonas, C., Vaiva, G. & Pignon, G. (2015). Sémiologie du consentement. *EMC psychiatrie, 12*(3).

Marzano, M. (2006). *Je consens, donc je suis.* Paris : PUF.

Marzano, M. (2018). *L'éthique appliquée.* Paris : PUF.

Pariseau-Legault, P. & Doutrelepont, F. (2015). L'autonomie dans tous ses états : une analyse socio-juridique du consentement aux soins médicaux. *Recherche en Soins Infirmiers, 123*(4), 19-35.

Sicard, D. (2020). *L'éthique médicale et la bioéthique.* Paris : PUF.

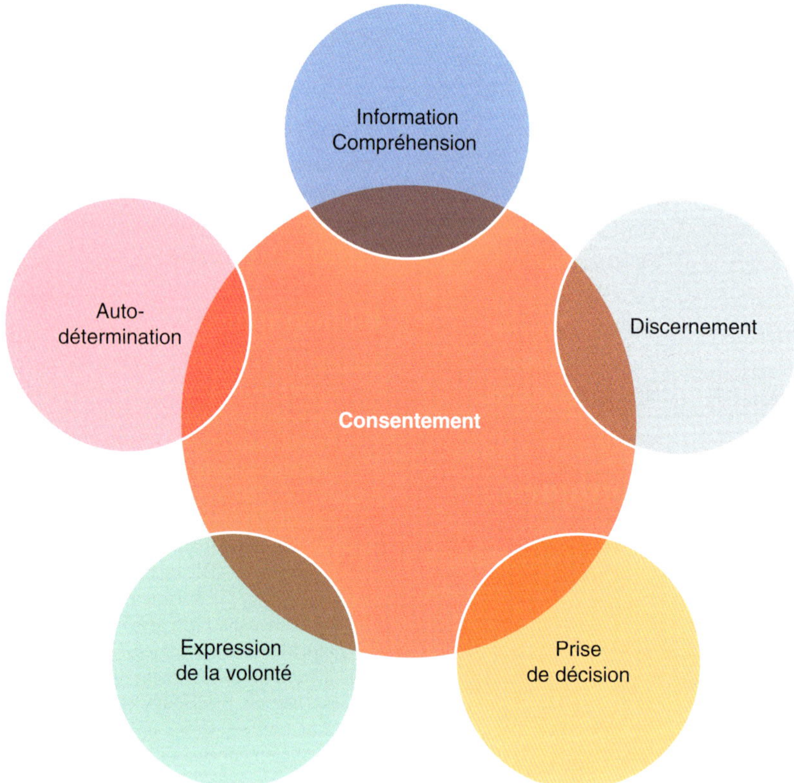

Carte mentale – Consentement.

Construction sociale

Marc Loriol

1. L'identification du concept

Dire d'une maladie qu'elle est socialement construite ne veut pas dire qu'elle n'existe pas ou ne serait pas une « vraie maladie ». Pour le philosophe Ian Hacking (2001), il est pertinent de parler de construction sociale d'une maladie :

- si la façon dont cette maladie est perçue, diagnostiquée, traitée et vécue par les malades ou leurs proches dépend du contexte historique, social, culturel, professionnel, etc. Cela aurait pu être autrement si l'histoire avait été différente ;
- et si, dans le même temps, cette maladie est perçue comme une entité naturelle, universelle, sans aucun lien avec les sociétés particulières dans lesquelles elle se manifeste.

2. Les buts de l'analyse du concept

- Montrer la part du social dans la perception, l'expérience vécue, la mise en forme et la prise en charge d'une maladie.
- Éclairer les transformations, au cours du temps ou d'un pays à l'autre, de la façon de définir et de traiter une question. Par exemple, l'homosexualité a pu être considérée comme une relation normale entre un maître et son disciple dans la Grèce antique, comme un péché dans l'Occident chrétien, comme une maladie au milieu du XXe siècle, puis comme un choix privé aujourd'hui.

3. Les usages du concept

- Retracer l'histoire d'une entité pathologique, des enjeux et des controverses éventuelles qui l'ont animée, et parfois l'abandon d'une étiquette médicale (par exemple la neurasthénie n'est plus diagnostiquée aujourd'hui).
- Comprendre ce qui se passe quand un diagnostic est posé, comment les représentations sociales, voire les préjugés, des patients et/ou des médecins peuvent peser sur la reconnaissance et la catégorisation des troubles.
- Éclairer les liens complexes et circulaires entre la sociogenèse d'un trouble, la catégorisation dont le malade fait l'objet, la façon dont il est traité, son parcours médical et social.
- En revanche, qualifier une pathologie de « construction sociale » pour en nier la réalité ou en minimiser la gravité est un usage erroné du concept.

Historique

- Le philosophe des sciences Gaston Bachelard (1938) a rappelé qu'une question scientifique n'était jamais le seul produit de l'observation neutre du réel, mais que le regard est structuré par des modèles, des concepts, des modes de raisonnement.
- Les sociologues américains se sont intéressés aux liens entre croyances et réalité. Si tout le monde croit qu'une chose est vraie, alors elle le devient dans ses conséquences (Merton, 1968). Il s'agit d'une prédiction auto-réalisatrice. Par exemple,

si les habitants d'un pays sont persuadés qu'une banque va faire faillite, ils vont se précipiter pour retirer leur argent et la banque va effectivement se trouver en défaut de paiement.
- En 1966, Peter Berger et Thomas Luckmann montrent comment la connaissance du monde se fonde sur des schémas de pensée ou « typifications » qui définissent ce qui est attendu de telle ou telle catégorie. Par exemple, les typifications « Alzheimer » ou « schizophrène » induisent l'idée de personnes qui oublient tout, ou de personnes violentes et imprévisibles, même si les réalités cliniques sont plus complexes et diversifiées. Ces typifications vont s'institutionnaliser dans les interactions, les rôles sociaux. Les personnes définies comme « Alzheimer » vont voir les relations avec leurs proches se modifier. Elles peuvent être placées dans des institutions spécialisées, ce qui aura des effets en retour sur leurs comportements, l'image qu'elles ont d'elles-mêmes.

4. La définition des attributs du concept

L'approche constructiviste s'intéresse :
- à l'histoire de la maladie étudiée ;
- aux acteurs (experts, associations de malades, laboratoires pharmaceutiques, pouvoirs publics) qui ont œuvré à la reconnaissance du trouble ;
- à la façon dont ces catégories résonnent avec l'air du temps, les idéologies dominantes, les conflits sociaux ;
- à la manière dont un trouble est reconnu, étiqueté et diagnostiqué et comment la personne reconnue comme malade se transforme, change les représentations qu'elle a d'elle-même, ses rôles sociaux, voit son image évoluer aux yeux des autres et réagit à ces changements.

5. La construction de cas modèle

Dans son étude sur l'anorexie, Muriel Darmon (2003) retrace l'histoire de ce trouble (*histoire de la maladie étudiée, acteurs*). Au Moyen Âge, les gens vénéreraient des « saintes jeûnantes », censées ne plus manger, mais rester en vie grâce à leur pureté (*façon dont ces catégories résonnent avec l'air du temps, les idéologies dominantes, les conflits sociaux*). Aujourd'hui, l'anorexie touche des adolescentes en quête de perfection et d'excellence, poussées par le culte de la minceur et du contrôle de soi. L'entrée dans l'anorexie commence par des activités banales et valorisées (faire un régime, du sport, contrôler son image), mais l'émulation d'amis et de sites spécialisés (« pro-ana ») et la frustration de ne pas atteindre la reconnaissance souhaitée peuvent conduire à une surenchère et des excès (*manière dont un trouble est reconnu, étiqueté et diagnostiqué et comment la personne reconnue comme malade se transforme*). La patiente perd alors le contrôle de son trouble et de ses comportements qui sont scrutés et pris en charge par sa famille et l'institution psychiatrique. L'histoire de la pathologie prend sens dans la différence entre une société christianisée au Moyen Âge et une société médicalisée de la performance et de l'apparence aujourd'hui.

6. La construction de cas contraire et l'identification de concepts voisins

Cas contraire

En 1849, aux États-Unis, un médecin sudiste, Samuel Catwright, invente une étrange maladie dont les Noirs seraient congénitalement atteints : la drapétomanie ou l'irrésistible envie pour les esclaves de fuir leur condition. On ne peut pas véritablement parler de « construction sociale », car seuls les esclavagistes pouvaient sans rire affirmer qu'il y a quelque chose de pathologique à vouloir échapper à l'esclavage. La drapétomanie n'a jamais été un diagnostic pratique et utile pour les médecins, ni une condition dans laquelle les malades pouvaient se reconnaître.

Concepts voisins

- Ian Hacking parle de « maladies transitoires » dont l'existence ne prend sens que dans des « niches écologiques » qui en facilitent l'expression. Il prend les exemples au XIXe siècle des paralysies hystériques (presque disparues de nos jours) et des « fous voyageurs », ou dromomanie qui, contrairement à la drapétomanie, est une construction qui a un temps réussi à s'imposer avant de disparaître.

- Le constructivisme ne doit pas être confondu avec le relativisme. Selon cette approche, il ne serait pas possible de hiérarchiser, par exemple, le savoir et les pratiques d'un guérisseur traditionnel ou d'un chaman avec ceux d'un professeur de médecine dans un CHU. Une approche constructiviste ferait au contraire remarquer que le second possède, dans nos sociétés contemporaines, plus d'autorité et de reconnaissance, notamment institutionnelle; car les principes d'évaluation légitimes et dominants (diplômes, médecine par les preuves, reconnaissance par les publications prestigieuses, contrôle par les pairs) lui confèrent une supériorité indéniable.

7. Les antécédents et les conséquences du concept

Antécédents

- Hypocondrie, ou comment le fait de se croire malade peut réellement rendre malade. À l'inverse, l'effet placebo rappelle que croire à l'efficacité d'un traitement peut suffire à le rendre effectivement efficace.
- Ethnomédecine, ethnopsychiatrie ou psychiatrie transculturelle, selon lesquelles chaque culture prescrit à ses membres la bonne manière d'être malade, la bonne façon d'être fou.

Conséquences

Comprendre comment les croyances, les représentations, les valeurs des patients peuvent orienter le sens qu'ils donnent à leur maladie, l'expérience et le vécu des troubles, jusqu'aux symptômes présentés.

8. Les référents empiriques du concept

Une approche en termes de construction sociale est pertinente quand on a affaire :

- à des entités pathologiques controversées, mal stabilisées ou changeantes;
- (selon la classification de Hacking) à des « phénomènes interactifs » pour lesquels la façon de les catégoriser peut avoir un impact sur leur évolution (par exemple un malade diagnostiqué et traité comme « dépressif » n'aura pas la même expérience, ni le même destin que celui à qui on attribue un *burn-out*). En revanche, pour les « phénomènes indifférents », cela n'a pas de sens de parler de construction sociale (une étoile située à des milliers d'années-lumière ne changera pas si une nouvelle théorie est publiée à son sujet).

Bibliographie

Bachelard, G. (1938). *La Formation de l'esprit scientifique. Contribution à une psychanalyse de la connaissance objective*. Paris : Vrin.

Berger, P. & Luckmann, T. (2018). *La construction sociale de la réalité*. Paris : Armand Colin.

Darmon, M. (2003). *Devenir anorexique. Une approche sociologique*. Paris : La Découverte.

Hacking, I. (2001). *Entre science et réalité. La construction sociale de quoi ?* Paris : La Découverte.

Lemert, E. (1962). Paranoia and the dynamics of exclusion. *Sociometry, 25*(1), 2-20.

Loriol, M. (2012). *La construction du social*. Rennes : Presses Universitaires de Rennes.

Merton, R. K. (1968). *Social theory and social structure*. New York : The Free Press.

Coping

Olivier Morenon

1. L'identification du concept

Dans le contexte des sciences infirmières, développer ses connaissances sur le concept de *coping* est utile pour aider les patients à gérer leur stress et accompagner le processus de résilience pour les plus vulnérabilisés.

Le *coping* est une stratégie d'ajustement face à des situations stressantes. Il désigne les « efforts cognitifs et comportementaux destinés à maîtriser, à réduire ou à tolérer les exigences spécifiques internes et/ou externes qui menacent ou dépassent les ressources de l'individu » (Lazarus & Folkman, 1984, p. 189).

2. Les buts de l'analyse du concept

- Identifier les stratégies pour gérer les situations d'adversité.
- Distinguer les stratégies efficaces ou non.
- Renforcer les comportements positifs pour gérer le stress.
- Proposer des stratégies plus efficaces lorsque celles utilisées ne fonctionnent pas.

3. Les usages du concept

Le *coping* est un concept récent. Lazarus (1966) l'évoque dans *Psychological stress and coping process*, puis en précise les attributs durant l'étude menée avec Folkman publiée en 1984, *Stress, appraisal and coping*. Le sens a évolué au fil des recherches, notamment en précisant les différentes stratégies de *coping* : de deux pour Lazarus et Folkman (1984) à quatre pour Ionescu, Jacquet et Lhote (2020).

Le concept est aujourd'hui utilisé, par exemple :

- en soins relationnels : les professionnels évaluent les stratégies mises en place par le patient par l'écoute et l'observation. Ils l'aident à trouver des stratégies efficaces ;
- en éducation thérapeutique : utiliser des stratégies de *coping* permet aux patients de mieux s'adapter et gérer le stress qui fait suite à leurs problèmes de santé ou à leur gestion ;
- en psychodynamique du travail : le *coping* contribue à la prévention de l'épuisement professionnel.

4. La définition des attributs du concept

- Le stress.
- Un processus cognitif conscient ou inconscient.
- Des stratégies d'adaptation, efficaces ou non.

Le coping se décline en quatre dimensions principales ;

- le *coping* centré sur l'émotion (vise à réguler la détresse émotionnelle) ;
- le *coping* centré sur le problème (c'est-à-dire sur l'origine de la détresse) ;
- le *coping* évitant (stratégies passives comme la fuite, le déni, l'évitement) ;
- le *coping* vigilant (stratégies actives de résolution de problèmes) (Ionescu, Jacquet & Lhote 2020).

5. La construction de cas modèle

Esteban, étudiant en droit de première année, doit gérer pour la première fois un appartement et un budget serré : « Mes parents se sacrifient financièrement pour mes études, je n'ai pas le droit à l'erreur »

(*facteurs de stress*). Lors des révisions des premiers examens, il craque sous la pression : il stresse, ne dort plus et n'arrive pas à se concentrer (*conséquences psychopathologiques du stress*). À l'université, il rencontre une infirmière qui lui propose de l'aider à gérer la pression. En entretiens relationnels, elle amène Esteban à envisager de parler avec ses parents (*processus conscient*) de cette sensation de sacrifices qu'il perçoit (*coping centré sur l'origine du problème*). Il va également solliciter différents organismes de soutiens financiers aux études (*coping vigilant*). Esteban explique que, pour s'endormir, il essaie de s'occuper l'esprit en regardant des séries (*coping évitant*). Cette stratégie est inefficace sur son sommeil. L'infirmière lui apprend alors à faire des séances de relaxation dont la technique pourra être reproduite chez lui (*coping centré sur l'émotion*).

6. La construction de cas contraire et l'identification de concepts voisins

Cas contraire

Angoisse

Patrick, 64 ans, a été forcé de prendre sa retraite de pilote d'hélicoptère. Sa licence de vol n'a pas été renouvelée, car sa vue a baissé. Sa femme l'a sauvé de justesse d'une tentative de suicide. Plus tard, durant un entretien d'aide, sa femme confie qu'elle essayait depuis longtemps de le préparer à cesser son activité. Elle voulait anticiper, sachant qu'être pilote est toute son identité. Mais Patrick, en colère, a évité chaque fois le sujet (*dénégation*) et a continué d'avancer comme s'il n'avait pas de problème de santé pouvant le mettre en danger (*déni*). Cependant, lorsqu'il a été contraint de prendre sa retraite, l'angoisse a été massive au point de vouloir se suicider. Inconsciemment, Patrick a lutté contre l'angoisse et la dépression avec le déni et la dénégation. Il ne s'agit pas de *coping* évitant qui aurait été une stratégie plus consciente pour gérer ses émotions négatives.

Cas voisin

Résilience

Alors que Nicole, 40 ans, accompagnait des élèves pour un tournoi de football, un chauffard a renversé deux d'entre eux qui sont décédés de leurs blessures. Durant 3 ans, une thérapie composée de techniques de relaxation (*coping vigilant*) et d'analyse de l'événement traumatique (*coping centré sur l'origine du problème*) lui a permis de surmonter le traumatisme lié à cet événement. Aujourd'hui, elle a repris son activité professionnelle. Au-delà d'avoir vaincu l'angoisse liée au trauma (*coping*), elle a également évolué vers la fonction de directrice d'école. La douleur de l'événement passé revient parfois, mais Nicole n'est plus submergée par l'angoisse et dit se sentir solide pour accompagner son équipe enseignante dans les bons comme les mauvais moments (*résilience*).

Concepts voisins

- Résilience.
- Estime de soi : évaluation personnelle de sa propre valeur, de son apparence et de ses compétences.
- Motivation intrinsèque et extrinsèque : motivation qui vient de l'intérieur de soi ou de facteurs externes tels que les récompenses.
- Intelligence émotionnelle : capacité de comprendre et de gérer ses propres émotions ainsi que celles des autres.
- Anxiété et troubles anxieux : état d'inquiétude, d'appréhension ou de peur excessive qui peut affecter le fonctionnement quotidien.
- Dépression et troubles de l'humeur : état de tristesse persistante, perte d'intérêt ou de plaisir, sentiment de culpabilité, fatigue, troubles du sommeil et difficultés de concentration.
- Styles d'attachement : modèles de relations émotionnelles développés dans l'enfance et qui influencent les relations interpersonnelles tout au long de la vie. Les principaux styles sont l'attachement sécurisé, l'attachement évitant et l'attachement anxieux.

7. Les antécédents et les conséquences du concept

Antécédents	Conséquences
Du stress : une accumulation de facteurs de stress ou une situation globalement stressante	Stratégies (réussies ou non) pour faire face au stress et aux émotions associées

8. Les référents empiriques du concept

Différentes échelles parmi les plus connues existent pour mesurer et évaluer les stratégies de *coping* :

- *The way of coping scale* (Folkman & Lazarus, 1981) ;
- *Coping Stress Inventory* (Tobin, Holroyd & Reynolds, 1989, 2001) ;
- *L'échelle des comportements de coping* (Chipp & Scherer, 1992) ;
- *Appraisal and Coping Questionnaire* d'Andersson et Ekdahl (1992) pour le domaine de la maladie chronique ;
- *Marital Coping Questionnaire* de Bowman (1990) pour le domaine des problèmes conjugaux ;
- *How I deal with things* de Burt et Katz (1988) pour ce qui peut concerner le *coping* après un viol.

Bibliographie

Anaut, M. (2015). *Psychologie de la résilience.* Paris : Armand Colin.

Bowman, M. L. (1990). Coping efforts and marital satisfaction: measuring marital coping and its correlates. *Journal of Marriage and Family, 52*(2), 463-474.

Burt, M. R., & Katz, B. L. (1988). Coping strategies and recovery from rape. In R. A. Prentky & V. L. Quinsey (dir.), *Human sexual aggression: Current perspectives* (pp. 345–358). New York Academy of Sciences.

Chabrol, H., & Callahan, S. (2020). *Mécanismes de défense et coping* (2e éd.). Paris : Dunod.

Ionescu, S., Jacquet, M.-M., & Lhote, C. (2020). *Les mécanismes de défense. Théorie et clinique* (3e éd). Paris : Dunod.

Kramer, U. (2005). La mesure du coping : une revue clinique des instruments. *Journal de Thérapie Comportementale et Cognitive, 15*(2), 46-54.

Lazarus, R. S. (1966). *Psychological stress and the coping process.* McGraw-Hill.

Lazarus, R., & Folkman, S. (1984). *Stress, Apraisal and Coping*. New York: Springer.

Portero de la Cruz, S., Cebrino, J., Herruzo, J., & Vaquero-Abellán, M. (2020). A multicenter study into burnout, perceived stress, job satisfaction, coping strategies, and general health among emergency department nursing staff. *Journal of Clinical Medicine, 9*(4), 1007.

Tobin, D. L., Holroyd, K. A., & Reynolds, R. V. C. (1989, 2001). *User's manual for the Coping Strategies Inventory*. Athens, OH: Ohio University.

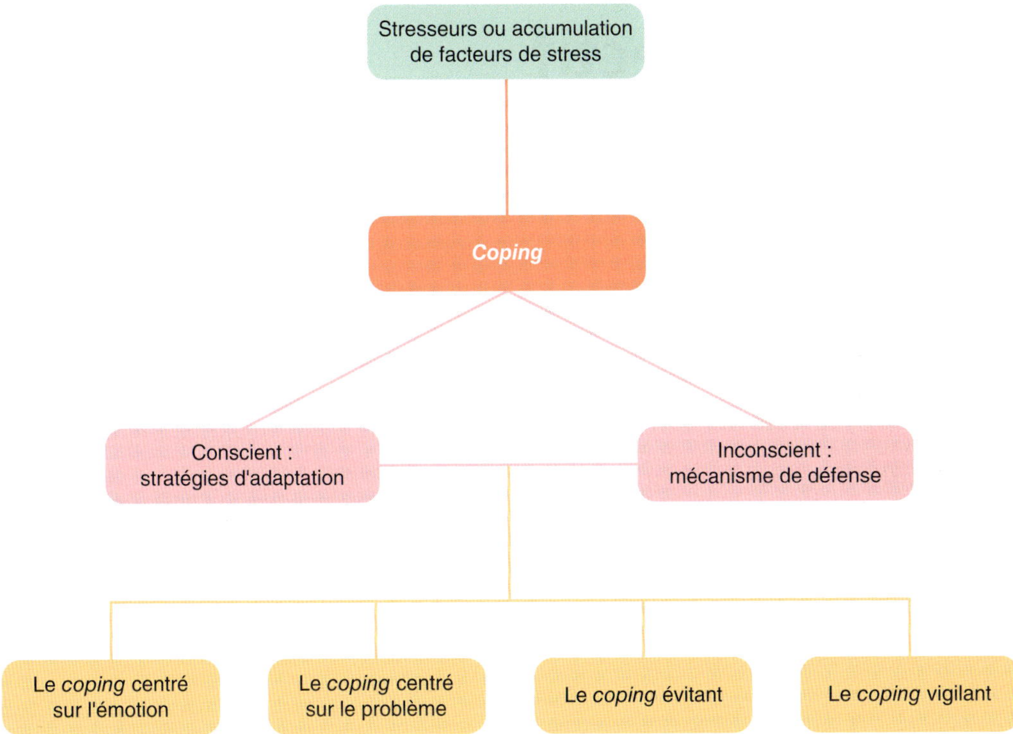

Carte mentale – *Coping*.

Coping collectif ou communautés de *coping*

Marc Loriol

1. L'identification du concept

Le *coping* collectif regroupe les différentes stratégies que le groupe et l'équipe peuvent mettre en œuvre ensemble pour faire face aux difficultés du travail. Comme le *coping* individuel, le *coping* collectif peut être tourné vers l'action, la résolution de problèmes; les émotions et les réactions affectives; l'évitement des situations à risque, la fuite.

Ce soutien se manifeste généralement dans les coulisses de l'activité, à l'écart des oreilles des supérieurs, des clients, des patients. Pour les infirmières, cela peut être, par exemple, la salle de soins; pour les agents de police-secours, le véhicule de police entre deux interventions; pour un groupe d'employés, la machine à café; pour des ouvriers, le vestiaire de leur entreprise, etc.

2. Les buts de l'analyse du concept

- Identifier ce que recouvre ce concept pour en repérer le processus de mise en œuvre et l'usage dans la pratique professionnelle.
- Ne pas négliger les dynamiques collectives et l'entraide dans les façons de faire face aux difficultés.

3. Les usages du concept

Historique

- En 1998, Lyons, Mickelson, Sullivan et Coyne proposent la notion de «*coping* commun» pour rendre compte de la mise en commun des ressources pour faire face à l'adversité lors d'épreuves familiales (maladies, deuils, etc.) ou de catastrophes naturelles.
- Pour Lansisalmi et Peiró (2000), le *coping* collectif repose sur du *story-telling* pour donner du sens aux activités (valorisation de la mission, sentiment d'appartenir à une entreprise performante, etc.) ou relativiser les difficultés («c'est de la faute de la hiérarchie, on n'y peut rien»; «c'était pire avant»).
- Anne Joly (2002) utilise la notion de *coping* commun quand des collègues s'impliquent de manière égale et complémentaire dans la gestion d'une menace qui affecte un salarié.
- Marek Korczynski (2003) parle de «communauté de *coping*» à propos de téléconseillers. Répondre fermement ou sanctionner un client désagréable pour se protéger risque de réduire l'estime professionnelle. C'est pourquoi, à chaque fois que les conseillers clientèle sont amenés à le faire, ils ressentent le besoin d'en parler avec leurs collègues pour trouver une réassurance quant à la légitimité de leur réaction.

Ce concept est utilisé pour :

- montrer que la résistance aux stresseurs, la capacité de faire face aux difficultés, au-delà d'une question de compétences individuelles, est aussi une question d'entraide, de partage des émotions et des savoirs, de qualité des relations humaines;
- souligner l'importance des stratégies informelles de soutien social et de support émotionnel mises en œuvre au quotidien;
- comprendre pourquoi, dans des services similaires, il est possible d'observer des niveaux de plaintes différents.

4. La définition des attributs du concept

Il est possible de parler de *coping* collectif ou commun quand :

- les membres d'un groupe ou d'une équipe se sentent soumis, effectivement ou potentiellement, à un même risque ou stresseur ;
- il y a des échanges et discussions informelles sur les émotions, notamment négatives, ressenties et partagées ; la coopération pour un soutien affectif ; la résolution ou l'évitement des problèmes ; une solidarité face aux chefs ou aux usagers ;
- la confiance interpersonnelle permet de parler de soi, de ses difficultés personnelles sans craindre de critiques malveillantes ;

Les stratégies de *coping* collectif peuvent varier d'un groupe à l'autre. Parmi les soignants, des marques d'empathie interpersonnelle, de soutien affectif sont fréquentes. Le *coping* collectif peut prendre des formes diverses, souvent informelles et peu spectaculaires.

5. La construction de cas modèle

Une infirmière a répondu sèchement à un malade difficile, peu respectueux et non compliant. Dans la salle de soins, elle culpabilise de cette réaction émotionnelle (*échanges et discussions informelles*). Ses collègues la rassurent en lui disant que cela leur est déjà arrivé (*soumis à un même risque*) ; que ce malade est aussi responsable de la situation ; qu'à un moment, il faut pouvoir dire non et qu'elle a eu raison de le faire. Certains peuvent faire un récit ou raconter une anecdote amusante sur ce genre de patients pour détendre l'atmosphère et relativiser la situation (*confiance interpersonnelle*). Si le cas se reproduit avec le même malade, les soignants peuvent aussi soutenir la soignante, la remplacer ou lui proposer des stratégies à mettre en œuvre (*résolution*).

6. La construction de cas contraire et l'identification de concepts voisins

Cas contraire

Une infirmière, après le décès d'un patient auquel elle était attachée, tombe en pleurs sans pouvoir s'arrêter. Sa cadre lui propose alors de rentrer chez elle, avant la fin de son service, pour se reposer. Si cela peut la soulager et témoigner d'une forme d'empathie, cela l'empêche de partager cette expérience difficile avec ses collègues et de développer avec elles des formes de *coping* collectif.

Il y a une forme de stratégie d'évitement qui repose sur une prise de distance avec les difficultés personnelles exprimées. L'entourage professionnel se dissocie de la souffrance et du stress de la collègue, ce qui les empêche d'être dans un *coping* commun.

Concepts voisins

- Les collectifs de travail sont principalement tournés vers la discussion et l'élaboration de règles collectives, vers la définition du « beau travail ». Le *coping* collectif ou commun ne serait donc qu'un aspect secondaire de l'action des collectifs de travail. De plus, contrairement aux collectifs de travail, le *coping* commun peut se faire dans des groupes plus réduits (jusqu'à deux personnes) et moins pérennes.
- Le travail émotionnel, également, englobe des cas et des situations plus larges. Le *coping* collectif est une forme parmi d'autres de régulation de la charge émotionnelle au travail.
- Le soutien psychologique qui peut parfois être proposé à des salariés en souffrance revient finalement à déléguer le *coping* collectif à un professionnel extérieur au groupe et qui ne partage pas forcément les mêmes expériences difficiles.

7. Les antécédents et les conséquences du concept

Antécédents

Plusieurs facteurs peuvent augmenter les chances de voir se développer un *coping* collectif :

- les contextes culturels ou organisationnels qui favorisent la coopération, à l'inverse des situations de mise en concurrence des salariés entre eux, d'isolement, d'absence de moment pour discuter entre soi ;
- la possibilité de se reconnaître dans ses collègues, de se sentir appartenir à une communauté ;
- les métiers relationnels, souvent féminins, favorisant plutôt une communication empathique

et le soutien affectif. Dans les métiers plus techniques et masculinisés, les conflits collectifs et l'identification à un métier facilitent les luttes solidaires contre des menaces partagées.

Conséquences

Le *coping* collectif permet :

- d'éviter de psychologiser ou d'individualiser les problèmes, de réduire le sentiment de culpabilité de la personne qui se rend compte qu'elle n'est pas la seule à se débattre avec une situation difficile ;
- d'augmenter la capacité des groupes à surmonter les situations à risque et éventuellement d'agir pour réduire les stresseurs potentiels et leur impact psychologique ;
- de renforcer le sentiment d'appartenir à une même communauté de destin, de ne pas être isolé, donc d'être plus fort et conforté par les autres.

8. Les référents empiriques du concept

- Des questionnaires mesurent la perception par les salariés de l'aide ou du soutien émotionnel et pratique qu'ils pensent pouvoir recevoir de la part de leurs collègues. Identification, au sein d'un groupe, des partages, des problèmes et difficultés du métier, de l'évaluation des ressources et choix de stratégies pour y faire face.
- L'observation des équipes lors des moments de crise, de pauses ou d'échanges informels permet d'identifier des séquences éventuelles de soutien émotionnel après des situations difficiles.
- La façon de gérer les problèmes individuellement ou collectivement, la fréquence de l'usage du « nous » (plutôt que du « je ») pour rendre compte des épreuves vécues ou des solutions envisagées, etc. témoignent de la présence d'un *coping* collectif.

Bibliographie

Joly, A. (2002) *Stress et traumatisme*. Thèse en psychologie, Université de Reims.

Korczynski, M. (2003), Communities of coping: collective emotional labour in service work. *Organization, 10*(1), 55-79.

Lansisalmi, H. & Peiró J. M. (2000) Collective stress and coping in the context of organizational culture. *European Journal of Work and Organizational Psychology, 9*(4) : 527-559.

Loriol, M. (2014). Coping collectif ou communautés de coping. In P. Zawieja & F. Guarneri (dir.), *Dictionnaire des risques psychosociaux* (pp. 160-161). Paris : Le Seuil.

Loriol, M., (2016). Collective forms of coping and the social construction of work stress. *Theory and Psychology, 26*(1), 112-129.

Lyons, R., Mickelson, K., Sullivan, M. & Coyne, J. (1998). Coping as a communal process. *Journal of Social and Personal Relationships, 15*(5), 579-560.

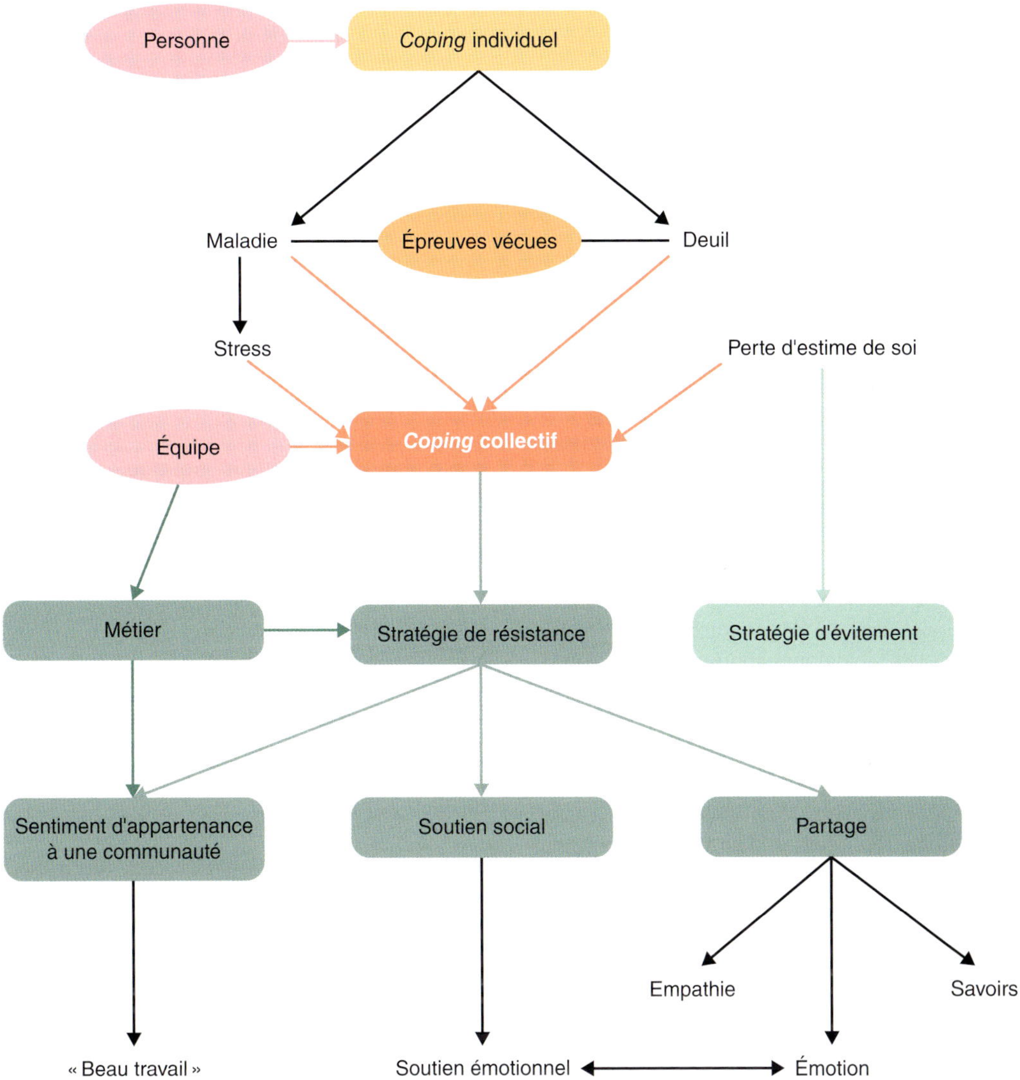

Carte mentale d'interactions entre concepts – *Coping* collectif.

Anne Muller, 2024.

Corps

Sidonie Charzat-Laurent

1. L'identification du concept

Dans les soins infirmiers, le corps est un moyen de communication, un outil de travail. Le soignant soigne avec tout son corps, tous ses sens (Collière, 1982). Le corps possède plusieurs dimensions : biologique, sociale et psychologique.

Il a longtemps été défini comme un ensemble de structures biologiques opposé à l'âme (corps et esprit). Le corps biologique est aujourd'hui bien exploré, mais il est toujours en évolution soit par le fonctionnement qu'on lui impose, soit par les injonctions sociales qui lui sont imposées. Il est la vitrine de l'individu : « le corps est un écran où projeter un sentiment d'identité toujours remaniable, virtuel » (Le Breton, 2010, p. 3). Le corps est à la fois un organisme biologique complexe et l'expression d'un fonctionnement social.

2. Les buts de l'analyse du concept

Ce concept permet de :

- réfléchir à ce que l'on voit et perçoit du corps de l'autre ;
- réfléchir à ce que l'on connaît de son propre corps et de ce qu'il exprime à la personne soignée ;
- laisser la personne soignée maîtresse de son propre corps et de ses choix.

3. Les usages du concept

Au Moyen Âge, le corps doit être fort et droit : « la rectitude demeure une représentation convenue » (Vigarello, 1978, p. 17). Le corps s'est ensuite libéré pour laisser place aux mouvements dans le cadre d'une politique hygiéniste. Avec l'apparition des écoles de médecine, au XIIIe siècle, et particulièrement la dissection, au XIVe siècle, le corps intérieur et son fonctionnement sont dévoilés. L'approche sociologique du corps apparaît au début du XXe siècle avec Émile Durkheim (1985) qui tente de l'analyser en se détachant de la vision scientifique imposée à cette période. Le corps du XXe siècle est un corps dont l'apparence est primordiale, au point de vouloir le transformer et/ou le rendre plus performant (Queval, 2008).

La société nous a enseigné l'interdiction de regarder ou de toucher le corps nu de l'autre dans un autre contexte que la relation intime. Dans la relation de soin, les soignants sont pourtant amenés à regarder et à toucher les corps dénudés des personnes soignées. L'autorisation est faite de manière tacite par la société. En effet, le soignant est autorisé à manipuler le corps d'une autre personne sans pour autant avoir une relation intime avec celle-ci. Erving Goffman (1974) parle de *déférence* pour expliquer le comportement attendu correspondant aux règles données par la société. Il est toutefois indispensable de continuer à se rappeler que ce corps n'appartient pas au soignant et que seule la personne soignée a tout droit sur son propre corps. Dans le cadre de la toilette prodiguée par un soignant, le consentement à toucher le corps du patient est indispensable.

Certains patients ne peuvent pas, du fait de leur âge, de leur éducation, d'une difficulté passagère ou permanente, communiquer verbalement avec le soignant. Pour autant, le corps peut exprimer des émotions ressenties. La difficulté du soignant va être de comprendre et de réussir à lire ces expressions corporelles qui correspondent, selon Norbert Elias, à « une incorporation d'un processus inné et appris » (Detrez, 2002, p. 95). Même si les expressions corporelles sont propres à chacun du fait de son histoire, de son éducation, de sa culture, le soignant peut cependant réussir à lire certaines expressions universelles. Par exemple, les expressions de la douleur et de la colère sont des expressions que nous arrivons, à force d'interactions, à identifier. Toutefois, le soignant doit toujours vérifier auprès de la personne soignée la juste compréhension de ce qu'il voit.

4. La définition des attributs du concept

- Un corps correspond à un individu.
- Le corps peut être vivant ou mort (cadavre), immobile ou en mouvement.
- Il est sexué.
- Il est observable, palpable, odorant, bruyant.
- Il peut être transformé volontairement ou non, par des activités physiques, l'alimentation, la maladie, de la chirurgie ou un accident.
- Il évolue avec le temps. Il peut être porteur de stigmate.
- Le corps est très souvent le lieu d'expression des émotions.
- Il est porteur d'une histoire individuelle et collective et est structuré par la société dans laquelle il évolue.

5. La construction de cas modèle

Tom, infirmier, entre dans une chambre pour effectuer la pose d'une sonde urinaire chez une femme de 85 ans alitée, hospitalisée pour altération de l'état général et un globe vésical (*corps individuel, vivant immobile, corps sexué, transformé avec le temps, porteur d'une histoire, transformé par la maladie*). Son corps est un peu voûté (*corps porteur de stigmate*). Il lui présente le soin qu'il va effectuer. À cette annonce, il perçoit un changement physique chez Mme T. qui tire le drap vers elle, fronce les sourcils et serre les dents (*corps observable, lieu d'expression des émotions*). Tom lui demande alors ce qui se passe. Il voit que quelque chose ne lui convient pas par les expressions physiques de son corps (*lieu d'expression des émotions, corps observable, porteur d'histoire individuelle et collective*).

6. La construction de cas contraire et l'identification de concepts voisins

Cas contraire

À la suite d'une intervention chirurgicale « mutilante » telle qu'une mastectomie ou une amputation de membre, la vision du corps de la personne soignée peut être différente de ce que voit le soignant. Alors que le soignant constate l'absence d'un élément corporel, le patient peut continuer à percevoir son corps « entier ». C'est une représentation mentale du corps que seul le patient peut percevoir qui correspond au schéma corporel lié à une image corporelle antérieure à l'intervention. Le corps réel est alors visuellement différent. Ces visions différentes peuvent engendrer des discordes entre le patient et le soignant.

Concepts voisins

- L'*image corporelle* est la perception qu'a la personne de son propre corps qui ne correspond pas toujours à l'image réelle qu'elle donne à voir aux autres – « elle est propre à chacun : elle est liée au sujet et à son histoire » (Dolto, 1984, p. 22).
- Le *schéma corporel* est « l'interprète [...] de l'image du corps » (*ibid.*). Selon Merleau-Ponty (2001), il permet, grâce aux situations sollicitant le corps, de construire des interconnexions sensorimotrices.

7. Les antécédents et les conséquences du concept

Antécédents

- La stigmatisation des normes corporelles en fonction des périodes.
- La sacralisation du corps interdit le morcellement de celui-ci, le commerce et l'expérimentation.

Conséquences

- Le corps évolue avec la société. Il est cependant toujours difficile d'avoir une présentation d'un corps « hors norme » selon les attendus sociétaux.
- Le culte du corps ou de l'image du corps se développe en partie par les réseaux sociaux qui peuvent entraîner de nouvelles contraintes corporelles.
- L'évolution vers le corps bien-être correspond à une recherche d'éléments favorisant l'absence de maladie.
- La persistance de la sacralisation du corps limite la recherche médicale et le don d'organes, mais le protège des dérives mercantiles.

8. Les référents empiriques du concept

- Le libre choix de son corps.
- Les contraintes sociétales importantes.
- Le corps est sexué, mais l'identité sociale semble prendre le dessus sur l'identité biologique (Detrez, 2002).

Bibliographie

Collière, M.-F. (1982). *Promouvoir la vie.* Paris : Masson.

Detrez, C. (2002). *La construction sociale du corps.* Paris : Seuil.

Dolto, F. (1984). *L'image inconsciente du corps.* Paris : Seuil.

Durkheim, E. (1985). *Les formes élémentaires de la vie religieuse.* Paris : PUF.

Goffman, E. (1974). *Les rites d'interaction.* Paris : Minuit.

Le Breton, D. (2010). D'une tyrannie de l'apparence : corps de femmes sous contrôle. In M. Dion, & M. Julien (dir.,), *Éthique de la mode féminine* (pp. 3–26). Paris : PUF.

Merleau-Ponty, M. (2001). *Phénoménologie de la perception.* Paris : Gallimard.

Queval, I. (2008). *Le corps aujourd'hui.* Paris : Gallimard, coll. « Folio ».

Vigarello, G. (1978). *Le corps redressé. Histoire d'un pouvoir pédagogique.* Paris : J.-P. Delarge.

Crise

Anne-Paule Duarte, Alain Vulbeau

1. L'identification du concept

Parler de crise est courant dans nos sociétés : « Il n'est pas de domaine ou de problème qui ne soit hanté par l'idée de crise : le capitalisme, la société, le couple, la famille, les valeurs, la jeunesse, la science, le droit, la civilisation, l'humanité… » (Becquet & Vulbeau, 2015, p. 1). La notion de crise questionne les chercheurs depuis les années 1970 avec un phénomène de crise économique mondial marqué par un virage au niveau des systèmes économiques et sociaux.

Souvent résumées à des événements majeurs comme les catastrophes naturelles, les pandémies ou les attentats de grande ampleur, les crises sont perçues comme des événements d'exception. Les professionnels de santé doivent faire face à des crises sanitaires majeures (Canicule, 2003 ; grippe H1N1, 2008 ; pandémie Covid-19), des catastrophes naturelles ou chimiques (AZF, 2001 ; Rouen, 2019), des attentats (13 novembre 2015), etc.

Morin est l'un des premiers auteurs à se lancer dans un corpus théorique sur le concept de crise. Selon lui, la crise est le laboratoire des processus évolutifs qui révèle ce qui n'était pas visible comme les ruptures souterraines : « la crise met en mouvement des processus désordonnés qui peuvent devenir déchaînés » (Morin, 1976, p. 160). Les usages de ce terme décrivent des situations sociales variées qui se caractérisent par des ruptures.

Revault d'Allonnes (2012) élargit le concept, avec l'hypothèse d'une mutation relative à notre expérience contemporaine du temps et une dissolution de la certitude face à la mondialisation, au capitalisme financier, à l'insécurité sociale croissante, à la flexibilité du travail. La crise devient une réalité permanente, une rupture du cours habituel, une norme de notre existence. L'idée de crise permanente émerge.

Pour Crocq, Huberson et Vraie (2009, p. 65), une situation de crise est un : « moment crucial […] qui marque une rupture de continuité et une incertitude quant à l'évolution des événements, qui comporte une menace pour les valeurs, les objectifs et le fonctionnement de ces individus et groupes, et qui découvre des enjeux majeurs pour leur liberté, leur intégrité, voire leur survie ».

La notion de rupture est aussi évoquée par Giust-Desprairies (2019, p. 170), pour qui les crises représentent une « expérience subjective et sociale, celle d'une rupture, d'une discontinuité majeure qui concerne le système dans ses différentes dimensions, ressentie comme un risque au niveau social et d'effondrement au niveau individuel ».

2. Les buts de l'analyse du concept

Dans ce contexte de confrontation à des crises successives, l'analyse de ce concept a pour objectifs, d'une part, de comprendre le processus d'incubation d'une crise et l'impact éventuel sur les professionnels, les usagers et les organisations, d'autre part, d'intégrer ce concept dans les référentiels des formations en santé.

3. Les usages du concept

Le terme de crise désigne souvent une situation exceptionnelle, un épisode de menace qui perturbe la vie habituelle. La crise renvoie à la menace d'une dissolution du lien social. Les crises peuvent revêtir des formes diverses : crise politique, économique, sociale, idéologique, morale, religieuse, d'adolescence, etc. Selon Becquet et Vulbeau (2015, p. 1), les usages de ce terme « renvoient à des états d'incertitude, de risque, de conflit ou encore de manque qui apparaissent déstabiliser les institutions, les acteurs, les pratiques, les représentations ».

4. La définition des attributs du concept

Giust-Desprairies (2019, p. 170) propose une cartographie des caractéristiques communes à toute situation de crise : « la rupture, le sentiment de menace, l'affrontement, la sidération, l'indécidable » et la généralisation.

Attributs du concept	Signification
Rupture	Changement brutal inattendu
Sentiment de menace	Peur, vulnérabilité
Affrontement	Faire face à la menace
Sidération	État de choc émotionnel
L'indécidable	Dépasse le réel
Généralisation	Diffusion de la crise

5. La construction de cas modèle

Une infirmière relate une situation de crise suite à un événement indésirable grave recensé au sein de son groupe hospitalier. Elle précise qu'une infirmière a injecté par erreur une perfusion à un enfant, dans un contexte d'erreur de rangement de perfusion : « Pour toutes les infirmières, l'affaire X. était une vraie situation de crise durant 3 à 4 mois (*sentiment de menace*). Nous avons ressenti de la compassion surtout quand on a su qu'elle venait aider sa collègue. Les parents ont signalé que la perfusion de l'enfant était terminée, mais l'infirmière de l'unité étant débordée, ils sont allés chercher l'infirmière d'une autre unité. On s'est identifié à l'infirmière (*sidération*). C'était une souffrance psychologique collective (*affrontement*). Maintenant, je priorise. Notre posture a changé. Cet événement a été comme un détonateur (*rupture*). Cette situation, bien qu'indirecte, a été constructive car on a compris qu'il fallait être à tous les instants très vigilants, il n'y a pas de petits gestes. Quand il y a une erreur, il n'y a plus personne (*l'indécidable*). Il y avait une tension palpable à cette période-là (*généralisation*) ».

6. La construction de cas contraire et l'identification de concept voisin

Cas contraire

Monsieur Paul, hospitalisé en réanimation chirurgicale cardiaque pour un pontage, présente en post-opératoire une tachycardie à 180 battements/minute et une tension artérielle à 90/48 mmHg. L'infirmière en charge de ce patient observe également un saignement important dans les drains et va prévenir le réanimateur d'un possible risque hémorragique. Le chirurgien est contacté. C'est une situation habituelle en postopératoire immédiat ; ce n'est pas une situation de crise car elle est prévisible (surveillance clinique après une intervention).

Concept voisin

Une urgence peut être considérée comme un concept voisin apparenté, car il faut réagir très vite et prendre des décisions. Cette urgence ne comporte pas de rupture dans les soins, ni de menace pour les autres patients ou pour la structure.

7. Les antécédents et les conséquences du concept

Antécédents	Conséquences
Événement déclencheur : – anomalie, défaillance, incident, négligence, erreur – vulnérabilité – variabilité du comportement organisationnel et humain	Perturbation de la continuité des événements Prise de décision pour protéger les individus Maintien de la continuité de l'activité des soins

8. Les référents empiriques du concept

Les crises sont des phénomènes de rupture qui engendrent des conséquences internes et externes avec des retentissements sur les organisations et les individus. Pour dépister une crise, on observe :

- des signes annonciateurs ;
- une situation dégradée ;
- un climat de tension psychologique ;
- une rupture de continuité, une menace, un état d'urgence ;
- l'évolution de la crise, le choix de la décision, la mise en œuvre ;
- la résolution de la crise, la post-crise et l'après-crise : retour à l'état antérieur ou nouvel équilibre.

À la suite de l'analyse du concept, une définition opérationnelle est proposée : selon Duarte (2022, p. 27), « une situation de crise est un moment exceptionnel qui perturbe la continuité linéaire des événements et les activités habituelles ».

Bibliographie

Becquet, V & Vulbeau, A. (2015). *L'action publique en réponse à la crise de l'école.* Artois Presses Université.

Crocq, L., Huberson, S. & Vraie, B. (2009). *Gérer les grandes crises sanitaires, écologiques, politiques et économiques.* Paris : Odile Jacob.

Duarte, A.-P. (2022). *Apprenance et situations de crise : une approche empirique en terrain hospitalier.* Thèse de doctorat, Université Paris-Nanterre.

Giust-Desprairies, F. (2019). Crise. In Agnès V.-R. & Fugier P. (dir.). *Dictionnaire de sociologie Clinique.* Toulouse : Érès.

Morin, E. (1976). Pour une crisologie. *Communications, 25*, 149-163.

Revault d'Allonnes, M. (2012). *La crise sans fin. Essai sur l'expérience moderne du temps.* Paris : Seuil.

Déliance

Géraldine Hostein

L'analyse de ce concept n'a pas encore été réalisée en sciences infirmières comme celui de reliance. Il n'y a pas de reliance sans déliance : « Reliance et déliance forment un couple conceptuel, duel et dialogique, comme le yin et le yang » (Bolle De Bal, 2009, p. 190).

1. L'identification du concept

C'est la rupture de lien d'humain à humain avec le patient : « le processus de "déliance", c'est-à-dire de rupture de liens à contenu humain entre les acteurs sociaux [...] » (Bolle De Bal, 1982, p. 29).

Cette rupture « contraire à l'éthique » (Peyré, 2020, p. 256) s'accompagne de :

- la « réduction »[5] du patient à son statut de malade, à sa pathologie par exemple ;
- l'absence de questionnement de ses convictions propres ;
- la projection de ses désirs (projet de soins, de vie etc.) ;
- la projection sur le patient de sa « grille de lecture » sans écoute véritable ;
- la centration sur la différence.

La déliance a pour cause et/ou conséquence une incapacité ou un refus de comprendre le patient, ou bien une compréhension limitée à la compréhension objective du patient (des informations le concernant) sans compréhension subjective, laquelle « permet, par mimesis (projection-identification), de comprendre ce que vit autrui, ses sentiments, ses motivations intérieures, ses souffrances et ses malheurs » (Morin, 2004, p. 139-140).

5. « Le principe de réduction qui réduit un tout complexe à l'un de ses composants, qui l'isole de son contexte, produit l'incompréhension de tout ce qui est global et fondamental » (Morin, 2004, p. 146).

Historique et suivi des évolutions dans les disciplines

La déliance est un concept charnière à l'intersection de la sociologie, de la psychologie et de la philosophie. Il est apparu et a été développé en sociologie par Bolle De Bal (1982, 2003, 2009) et en psychosociologie par Rofessart-O'Berry (1996) entre autres. Il est employé en philosophie par Morin (2004) et Peyré (2020) notamment. Dans le domaine sanitaire et social, son utilisation est repérée (Peyré & De La Fournière, 2004).

2. Les buts de l'analyse du concept

Proposer une analyse de concept dans le champ des sciences infirmières.

3. Les usages du concept

Ce concept permet :

- d'analyser et de travailler sa posture de soignant vis-à-vis du patient ;
- de réfléchir à la question de l'éthique dans la relation soignant-soigné ;
- d'étayer la notion de « juste distance » dans le soin ;
- de réfléchir à la relation d'humain à humain dans la relation soignant-soigné ;
- de concevoir la relation soignant-soigné en termes de mouvement, dans le cadre du couple reliance-déliance.

4. La définition des attributs du concept

- Réduction du patient (à son statut de patient, sa pathologie etc.).
- Absence de questionnement de ses convictions.
- Projection de ses désirs (projet de soins, de vie etc.).
- Projection sur le patient de sa « grille de lecture » sans écoute véritable.
- Centration sur la différence.
- Absence de compréhension ou compréhension limitée du patient.

5. La construction de cas modèle

Point de vue du patient

« Je ne dirais pas que j'ai reçu de mauvais traitements. Je pourrais même dire que j'ai été traité avec gentillesse et selon les meilleures intentions. Cependant, je n'ai pas été écouté : on a essayé de me faire changer d'avis concernant mon projet de vie (*absence de questionnement de ses convictions, projection de ses désirs – projet de soins, de vie, etc. –, projection sur le patient de sa « grille de lecture » sans écoute véritable*). Je ne me suis pas senti respecté en tant que personne. On ne s'est pas intéressé à ma vie avant le "clash". Pourtant, j'en avais une, j'étais instit. Lorsque j'ai voulu donner mon avis, on m'a répondu que je n'étais pas soignant (*absence de questionnement de ses convictions, centration sur la différence*). On m'a imposé des restrictions qui m'ont privé à la fois de mes droits et de ma dignité. On m'a dit qu'il ne fallait pas espérer guérir et finalement limiter mes attentes dans la vie. »

Dans cette situation, le patient perçoit une rupture de liens d'humain à humain avec le soignant car il n'est pas reconnu dans sa subjectivité : remis à sa place de patient, il se sent réduit, manipulé et incompris (*réduction du patient à son statut de patient, sa pathologie etc., absence de compréhension*).

6. La construction de cas contraire et l'identification de concepts voisins

Cas contraire

Point de vue soignant

« Quand je suis arrivée en psychiatrie, j'avais beaucoup d'appréhension puisque je ne voyais les patients qu'à travers leurs symptômes, leur pathologie, donc une vision très théorique. Maintenant, quand un nouveau patient arrive, je ne m'informe même pas sur sa pathologie. Je vais le voir en tant qu'être humain, qui va voir un autre être humain qui ne va pas bien et je trouve que je me sens plus épanouie de faire comme ça. Après, malheureusement, on n'y échappe pas, quand il y a un patient qui rentre, on vous dit tout de suite : "Lui, il est bipolaire". J'essaie juste de faire abstraction : c'est quoi le problème ? Peut-être que le problème de base c'est la bipolarité, mais le problème du moment c'est quoi ? »

Ici, le soignant décide de s'inscrire dans une relation d'humain à humain, fait l'effort de ne pas « étiqueter » ou réduire le patient à une pathologie et décide de « partir » du patient.

Concepts voisins

- Paternalisme : relation parentale – identification empathique.
- Aliénation : « relation sans relation » – environnement muet, non « responsif » (qui ne réagit pas).

7. Les antécédents et les conséquences du concept

Antécédents

- Le système social moderne : « Si le besoin de reliance se fait aussi sentir dans la société contemporaine, si des aspirations de re-liance se font jour un peu partout, c'est qu'auparavant ont été vécues, sous différentes formes, des situations de "dé-liance". En fait, le système social de la modernité peut être caractérisé comme un système socioscientifique de division et de déliance » (Bolle De Bal, 2003, p. 115).

- Une relation entre un soignant et un patient.

Conséquences

- Une déshumanisation de la relation de soin.
- Le non-respect du patient, de sa vie, de ses choix.
- Une incompréhension du patient.
- Risque de sentiment d'impuissance chez le soignant.
- Risque de mal-être du patient et du soignant.
- Risque de perte de confiance du patient.

8. Les référents empiriques du concept

- Absence d'auto-observation et d'autocritique du soignant ?
- Absence de questionnement du patient sur son vécu.
- Absence de prise en compte des souhaits, capacités et savoirs du patient.
- « Étiquetage » du patient.
- Recherche d'influence sur le patient.

Bibliographie

Bolle De Bal, M. (1982). L'organisation vivante : régulation stratégique et travail psychosociologique. *Le Travail Humain, 45*(1), 25-32.

Bolle De Bal, M. (2003). Reliance, déliance, liance : émergence de trois notions sociologiques. *Sociétés, 2*(2), 99-131.

Bolle De Bal, M. (2009). Éthique de reliance, éthique de la reliance : une vision duelle illustrée par Edgar Morin et Michel Maffesoli. *Nouvelle Revue de Psychosociologie, 2*(2), 187-198.

Lerbert-Sereni, F. (2000). Système, paradoxe et relation pédagogique. Les nouages de la relation et des savoirs. In: *Les dossiers des sciences de l'éducation, n° 3. Approches systémiques et recherches en Sciences de l'Éducation*. p. 41-61.

Morin, E. (2004). *La méthode*. 6 : *Éthique*. Paris : Le Seuil.

Peyré, P. (2020), *L'éthique au fil de la reliance. Le système et l'outil*. Paris : L'Harmattan.

Peyré, P. & De La Fournière, F. (2004). Entre déliance et reliance au sein de la famille : la complexité du travail d'accompagnement des parents âgés dépendants psychiques face au paradoxe du changement. *NPG Neurologie - Psychiatrie - Gériatrie, 4*(22), 44-48.

Rofessart-O'Berry, J. (1996). Déliance économique, déliance psychologique, reliance thérapeutique. In Bolle De Bale, M. (dir.). *Voyages au cœur des sciences humaines. Reliance et théories*, t. 1 (pp. 255-271). Paris : L'Harmattan.

Rosa, H. (2018). *Résonance. Une sociologie de la relation au monde*. Paris : La Découverte.

Zaccaï-Reyners, N. (2006). Respect, réciprocité et relations asymétriques. Quelques figures de la relation de soin. *Esprit, 1*(1), 95-108.

Détail

Alain Vulbeau

1. L'identification du concept

Le détail est l'élément d'un ensemble, la plus petite partie d'un tout. Prendre en compte le détail est une façon d'être attentif aux différentes échelles d'un phénomène ou d'un processus (Desjeux, 2006). Le détail peut être source de connaissances et d'intelligibilité. Il a une valeur heuristique dans la recherche à petite échelle. Le détail apparaît dans une démarche qualitative intégrant l'observation directe (Anadon & Savoie-Zajc, 2009).

2. Les buts de l'analyse du concept

- Appréhender/favoriser l'observation des détails en situation/en contexte.
- Repérer les détails et ainsi enrichir les recueils de données de patients et la pertinence des jugements cliniques.
- Orienter la mise en œuvre des interventions de santé.

3. Les usages du concept

Ce concept est utilisé en ethnographie (Piette, 1996), de plus en plus dans les sciences sociales (Datchary, 2013) et les sciences de l'éducation et de la formation (Delalande, 2003; Vulbeau, 2015).

Dans le langage courant, le détail a souvent un sens péjoratif. Ce serait une chose insignifiante qui fait perdre l'intelligibilité de l'ensemble d'un système. C'est ce qu'atteste une expression comme « se noyer dans les détails ». En littérature, c'est un procédé pour rendre plus crédible une situation car le détail produit un « effet de réel » (Barthes, 1984).

Mais un détail peut aussi être signifiant. Dans les sciences infirmières, l'observation d'un détail peut être d'importance, enrichir le recueil de données et l'analyse d'une situation clinique de patient. L'ensemble des détails peut révéler une problématique de santé. En sciences humaines et sociales, la prise en compte du détail est une opportunité d'accroître les connaissances par un affinement des échelles de recherche.

4. La définition des attributs du concept

Le détail est un concept qui apporte des clarifications sur des pratiques, des représentations ou des fonctions sociales.

Un concentré de sens

En ethnographie (Mauss, 1967), l'accumulation des détails permet de comprendre progressivement la cohérence d'une culture. Le détail contient sur un mode condensé l'esprit de la culture étudiée et permet de saisir le fait social. Delalande (2003), observant des cours de récréation, a mis en valeur le jeu du « sable doux » commun aux enfants de l'école maternelle. Celui-ci permet des échanges entre les enfants. Le détail de la production du sable doux permet de fonder les concepts de « patrimoine enfantin » et de « culture enfantine ». Le premier décrit et interprète des pratiques valorisées, conservées et transmises dans le groupe de pairs. Le second fournit un élément structurant à l'idée qu'il existe des signes de reconnaissance et de différences des générations, et, en l'espèce, d'une très jeune génération.

Un effet d'humanité

Piette (1996) a conceptualisé le détail en étudiant systématiquement ceux d'un défilé lors d'un carnaval belge. Au lieu de guetter l'unité des mouvements et l'engagement des corps, comme signes de l'authenticité de la pratique groupale, il a observé les à-côtés comportementaux (moments de relâchement, de distraction, de connivence). Il a identifié un effet d'humanité où se situent les capacités de désengagement, manifestées par des détails d'attitude qui, a priori, semblent mineurs.

Un élément organisateur

Arasse (2008) a fait du détail un point fort de la recherche en histoire de l'art à partir d'études attentives menées soit par observation directe, soit à partir de photographies. L'exemple qui suit illustre la fonction organisatrice du détail.

À la suite de ses observations du tableau *La Chambre des époux*, fresque de Montegna dans un palais italien du XVe siècle, et alors que les critiques d'art voient neuf angelots, Arasse finit par en découvrir un dixième, caché derrière une colonne, et dont on ne voit que la main, tenant une baguette séparant la pièce en diagonale et distinguant une ligne de partage entre les tentures relevées et celles qui sont abaissées. Ainsi, la relation entre ce qui est voilé et dévoilé est indiquée par un personnage lui-même caché. Le détail est organisateur en ce qu'il permet de comprendre la composition de l'espace du tableau. Le détail du dixième angelot n'apparaissait pas; on ne pouvait pas, a fortiori, distinguer la baguette et la ligne de partage qu'elle dessinait.

5. La construction de cas modèle

Le film de Jacques Tati *Mon Oncle* (1958) s'intéresse à la question du détail dans une perspective de socialisation familiale. Deux mondes se font face. L'un est moderne, rationnel et austère. C'est là que vivent les parents et le neveu. L'autre monde, où vit l'oncle, est désuet et assoupi avec ses petits commerces et ses terrains vagues.

Le détail à observer est la prise de main entre l'oncle et le neveu. Souvent, l'enfant donne la main à son oncle, à la sortie de l'école. Chaque prise de main précède et accompagne le passage d'un monde à l'autre (*détail organisateur*). La prise de main apparaît comme un rite de passage (*effet d'humanité, geste qui relie deux mondes incompatibles*).

La prise de main est un détail gestuel marquant les relations intergénérationnelles (Vulbeau, 2015). À la fin du film, l'enfant, pour la première fois, prend la main de son père. Ce qui apparaissait comme un rituel de passage d'un monde à un autre devient le signe du lien dans un seul monde, celui du père et de la modernité (*détail comme concentré de sens*).

6. La construction de cas contraire et l'identification de concept voisin

Cas contraire

Dans la théorie mathématique des objets fractals, la notion de détail perd de son sens car un objet, à toutes ses échelles d'observation, a toujours la même forme. C'est un contre-exemple : dans ce cas, le détail et le tout sont identiques.

Concept voisin

L'étude de cas est une opération intellectuelle qui consiste à appréhender une généralité à partir d'un exemple concret et limité.

7. Les antécédents et les conséquences du concept

Antécédents	Conséquences
Méconnaissance Connaissance d'une globalité, d'un tout	Connaissance plus précise, affinée Embellissement Jugement clinique mieux adapté Meilleure prise en charge holistique

8. Les référents empiriques du concept

L'échelle d'observation de Desjeux (2006).

Bibliographie

Anadon, M., Savoie-Zajc (dir.) (2009). L'analyse qualitative des données. *Recherches Qualitatives, 28*(1).

Arasse, D. (2008). *Le détail. Pour une histoire rapprochée de la peinture*. Paris : Flammarion.

Barthes, R. (1984). L'effet de réel. In *Le bruissement de la langue. Essais critiques 4* (pp. 25-34). Paris : Seuil.

Datchary, C. (2013). *Petit précis de méthodologie. Le sens du détail dans les sciences sociales*. Lormont : Le Bord de l'Eau.

Delalande, J. (2003). Culture enfantine et règles de vie : jeux et enjeux de la cour de récréation. *Terrain, 40*, 99-114.

Desjeux, D. (2006). La question des échelles d'observation en sciences humaines appliquées au domaine de la santé. *Recherche en Soins Infirmiers, 85*, 14-21.

Mauss, M. (1967). *Manuel d'ethnographie*. Paris : Payot.

Piette, A. (1996). *Ethnographie de l'action. L'observation des détails*. Paris : Métailié.

Vulbeau, A. (2015). Côte à côte en ville : analyse de 20 situations de prises de mains. *Spécificités, 7*, 8-27.

Deuil

Rémi Izoulet

1. L'identification du concept

Dans le champ des sciences infirmières, Évelyne Malaquin-Pavan (Formarier & Jovic, 2012) définit le deuil comme l'expression des relations et des attitudes consécutives à une perte. Le concept de deuil est influencé par différentes disciplines et se transforme de manière permanente du fait d'évolutions sociales et culturelles.

Rosette Poletti et Barbara Dobbs-Zeller (2010) décrivent le processus de deuil comme étant constitué de plusieurs étapes. Le choc, le déni, la protestation, la tristesse mènent à l'acceptation intellectuelle de la perte, puis à son acceptation globale. Ces étapes évoquent les cinq étapes du deuil établies par Elisabeth Kübler-Ross (1969).

Du fait d'une théorisation transdisciplinaire et multidisciplinaire, le concept de deuil peut être qualifié d'instable ou d'immature.

Dimension du concept

Il s'agit d'un concept nomade en : sciences infirmières, sociologie, psychologie, anthropologie, philosophie, psychiatrie, psychanalyse.

Ce concept a une dimension transdisciplinaire. Il est applicable à différents contextes de perte. Il est d'une grande variabilité dans sa durée et son expression, et se complexifie dans la période contemporaine.

Le deuil dans la relation soignant-soigné correspond à une :

- perte à venir d'un état de vivant ;
- perte de la croyance en une capacité soignante omnipotente ;
- perte de la perception d'un état de santé ou d'un état de jeunesse ;
- perte d'une relation interindividuelle induite par le décès d'une personne ;
- perte d'un statut social, familial ou professionnel du fait des conséquences d'une maladie.

Historique et suivi des évolutions dans les disciplines

- En psychanalyse : Sigmund Freud (1915, 2019) décrit le deuil comme un processus caractérisé par la confrontation à la réalité de la perte d'un objet d'attachement.
- En psychologie : John Bowlby (1969, 2002) postule que les modalités de réponse d'une personne à un deuil sont déterminées par la qualité de ses liens d'attachement précoce.
- En sociologie : Patrick Baudry et Henri-Pierre Jeudy (2001) décrivent le deuil comme un impératif social qui vise au rétablissement de l'équilibre psychique et à la simplification des rapports que les individus entretiennent avec leurs défunts.
- En psychiatrie : le *Manuel diagnostique et statistique des troubles mentaux* (DSM) définit le diagnostic de deuil complexe et persistant en fonction de symptômes et de signes cliniques spécifiques (American Psychiatric Association, 2013).
- En philosophie : Vinciane Despret (2015) remet en cause la notion de travail de deuil. Les théorisations de ce phénomène ne rendent pas compte de la complexité et de la diversité des modalités relationnelles des individus avec leurs défunts.

Les différentes théorisations du concept de deuil par phases sont controversées. Plusieurs auteurs estiment qu'une grande variabilité interindividuelle et une influence importante des facteurs environnementaux ne permettent pas une théorisation formelle (Maciejewski, Zhang, Block & Prigerson, 2007).

2. Les buts de l'analyse du concept

- Identifier les attributs du concept de deuil et le différencier des concepts limites.
- Intégrer ce concept à l'épistémologie des sciences infirmières.

3. Les usages du concept

Ce concept permet :
- d'identifier les situations à risque de vécu de perte ;
- de réaliser des interventions de soutien et d'accompagnement auprès du patient et de son entourage dans un contexte de deuil ;
- de réaliser des actions de prévention relatives aux complications potentielles du processus de deuil auprès du patient et de son entourage.

4. La définition des attributs du concept

Selon Marie-Frédérique Bacqué et Michel Hanus (2012), cinq attributs peuvent être considérés comme des étapes du processus de deuil. Les auteurs soulignent que les transitions entre chaque phase sont progressives et que le processus de deuil n'est pas standardisable. La notion même de sortie de deuil peut être questionnée dans sa pertinence.

1. L'état de choc
- Temps de sidération, de refus de la réalité de quelques heures.
- Les sensations et les perceptions sont entravées, les affects anesthésiés.
- Fréquemment associé à des vertiges, des nausées ou des troubles du rythme cardiaque.

2. Les comportements de recherche
- Nombreuses manifestations possibles : cris, appels au défunt, recherche d'objets.
- État d'agitation intérieur associé à une incapacité d'agir efficacement.
- Les comportements de recherche peuvent durer plusieurs semaines.

3. Les comportements de colère et d'agressivité
- États de colère, d'agressivité et d'irritabilité.
- Comportements qui traduisent le refus du caractère irrémédiable de la perte.

4. L'expression du chagrin
- Survient dans un état de fatigue intense.
- Moment d'abattement qui initie la dépression du deuil.
- Épisodes de pleurs permettant une décharge psychique, motrice et somatique.

5. Terminaison du travail de deuil
- L'endeuillé ne perçoit pas précisément la sortie du deuil.
- Les capacités empêchées par la dépression du deuil sont progressivement restaurées.
- Une sortie du deuil n'exclut pas les résurgences difficiles.

5. La construction de cas modèle

Benjamin est un ancien rugbyman de haut niveau qui présente des séquelles motrices dues à un accident de voiture il y a un an. Ces séquelles contre-indiquent la pratique du rugby. Benjamin a tout d'abord refusé le fait de ne plus pouvoir pratiquer son sport (*état de choc*). Il a ensuite éprouvé beaucoup de colère contre l'autre conducteur impliqué dans l'accident (*comportements de colère et d'agressivité*). Il a suivi les soins avec sérieux en espérant pouvoir dépasser les prévisions de récupération (*comportements de recherche*). Le maintien des contre-indications inhérentes à ses séquelles motrices a produit chez lui une tristesse intense (*expression du chagrin*). À ce jour, Benjamin pratique la musculation et exerce une activité professionnelle, ce qui lui permet de maintenir une estime personnelle satisfaisante (*terminaison du travail de deuil*).

6. La construction de cas contraire et l'identification de concepts voisins

Cas contraire

Monsieur et Madame F. ont perdu leur fille Sophie il y a 5 ans. Sophie était alors âgée de 12 semaines et porteuse d'une maladie génétique. Ses parents ont actuellement des activités sociales, familiales et professionnelles. Ils peuvent avoir des activités de loisirs. Néanmoins, ils n'appréhendent toujours pas totalement ce qu'induit pour eux la perte de leur enfant. Ils ne peuvent pas l'accepter, ils tentent de vivre avec. La chambre de Sophie est maintenue dans son état d'origine. Cette pièce a pour eux une fonction de sanctuaire, de possibilité de se sentir proche de leur enfant. À ce jour, le seul soutien efficace sur ce sujet est la rencontre de parents ayant vécu des expériences similaires à la leur.

Concepts voisins

- Spiritualité.
- Attachement.
- Deuil pathologique.

7. Les antécédents et les conséquences du concept

Antécédents

- Présence permanente de pratiques funéraires dans l'histoire de l'humanité.
- Antériorité dans les disciplines de l'anthropologie et de la philosophie.
- Évolution vers un terme polysémique utilisé dans le langage commun.

Conséquences

- Respect des spécificités individuelles dans le processus de deuil.
- Considération du deuil comme une période de vulnérabilité de la personne.
- Attention soignante accrue du fait d'une frontière diffuse entre le normal et le pathologique.

8. Les référents empiriques du concept

L'exercice du concept de deuil dans les sciences de la santé nécessite :

- un abord transdisciplinaire du phénomène de deuil ;
- un deuil de la posture d'un soignant guérisseur tout-puissant ;
- une posture d'humilité marquée par la bienveillance et l'empathie ;
- une considération de la culture et de la spiritualité de la personne endeuillée.

Bibliographie

American Psychiatric Association (dir.). (2013). *DSM-5. Diagnostic and statistical manual of mental disorders: DSM-5* (5th ed). American Psychiatric Association ; trad. fr. *DSM-5. Manuel diagnostique et statistique des troubles mentaux*. Paris : Elsevier Masson ; 2015.

Bacqué, M.-F., & Hanus, M. (2012). *Le deuil*. Paris : PUF.

Baudry, P., & Jeudy, H. P. (2001). *Le deuil impossible*. Paris : Eshel.

Bowlby, J. (2002). *Attachement et perte*. Paris : PUF.

Despret, V. (2015). *Au bonheur des morts. Récits de ceux qui restent*. Paris : La Découverte.

Formarier, M. & Jovic, L. (2012). *Les Concepts en Sciences Infirmières*. Lyon : Mallet Conseil.

Freud, S. (2019). *Deuil et mélancolie*. Paris : Payot & Rivages.

Kübler-Ross, E. (2009). *On death and dying: What the dying have to teach doctors, nurses, clergy and their own families*. Routledge.

Maciejewski, P. K., Zhang, B., Block, S. D. & Prigerson, H. G. (2007). An empirical examination of the stage theory of grief. *JAMA*, *297*(7), 716.

Poletti, R., & Dobbs-Zeller, B. (2010). *Vivre son deuil et croître. Faire de tous les moments de sa vie une symphonie achevée*. Paris : Jouvence.

Distraction

Pauline Villemont

L'analyse de ce concept en sciences infirmières n'a pas encore été réalisée.

1. L'identification du concept

La distraction est prépondérante dans la mise en œuvre de la plupart des soins infirmiers potentiellement anxiogènes ou douloureux en pédiatrie. Elle fait partie intégrante du soin. Sans elle, la réalisation du soin est considérée comme non satisfaisante, car son absence signe un manque de considération dans la prise en compte du besoin du patient. La distraction permet de répondre aux exigences de soins actuelles en termes de qualité et de respect des droits des patients.

Le concept est lié à la situation environnementale dans laquelle il est utilisé, dans le cadre des techniques non médicamenteuses utilisées pour lutter contre la douleur et/ou l'anxiété lors des soins. Le champ phénoménal concerné est celui des sciences infirmières et le champ social, celui du patient vivant une expérience de soins potentiellement douloureux ou anxiogène.

« La distraction » peut aussi être lue comme « la distraction de l'attention » ou « les techniques de distraction ». Les trois groupes nominaux ont le même sens.

Définition

La distraction dans les soins infirmiers est :

- une disposition habituelle à l'étourderie ou l'état passager de quelqu'un qui manque de concentration ;
- une incapacité pathologique de fixer son attention (science du comportement : psychologie) ;
- un acte qui traduit une sorte d'inattention ;
- une action de se distraire, de se délasser, de s'amuser ;
- une activité qui divertit ;
- un démembrement, une séparation d'une partie d'avec son tout ;
- une diversion qui détourne l'âme et l'esprit.

En définitive, la distraction peut être définie comme l'attirance de l'attention d'une personne, volontaire ou involontaire, naturelle ou provoquée par la personne ou un tiers, vers quelque chose ou quelqu'un qui la sollicite plus intensément que ce qui l'occupait. La distraction sollicite un ou plusieurs canaux sensoriels de la personne et peut être source de divertissement ou de détente, ou alors de conséquences dangereuses. L'accès à la distraction requiert une capacité de lâcher prise de la part de la personne.

2. Les buts de l'analyse du concept

- Définir la nature et les caractéristiques du concept dans le champ des sciences infirmières.
- Différencier le concept d'autres concepts proches.

3. Les usages du concept

La distraction vient du latin *distractio* : désunion, désaccord, discorde, éloignement. On prend conscience immédiatement qu'il s'agit de désolidariser deux éléments.

Historiquement, le terme de distraction remonte au XIVe siècle et définit l'action de distraire, de séparer (Larousse). Au XVIIe siècle, Pierre

Corneille (dramaturge et poète français), dans sa traduction de *Imitation de Jésus-Christ*, parle des « vains amusements de la distraction ».

Dans la 1re édition de l'*Encyclopédie* (1751), la distraction est « l'application de notre esprit à un autre objet que celui dont le moment présent exigerait que nous continuassions de nous occuper. La distraction a sa source dans une excellente qualité de l'entendement, une extrême facilité dans les idées de se réveiller les unes les autres. C'est l'opposé de la stupidité qui reste sur une même idée. L'homme distrait les suit toutes indistinctement à mesure qu'elles se montrent ; elles l'entraînent et l'écartent de son but ; celui au contraire qui est maître de son esprit, jette un coup d'œil sur les idées étrangères à son objet, et ne s'attache qu'à celles qui lui sont propres. Un bon esprit doit être capable de distractions, mais ne doit point être distrait ».

Il est donc déjà mis en avant la désolidarisation de deux éléments ainsi que la capacité de se distraire.

4. La définition des attributs du concept

- Phénomène transitoire.
- Ressources mentales de la personne nécessaires pour accéder à la distraction.
- État de conscience conservé.
- Implication active (participation à l'activité de distraction : jeux vidéo) ou passive (attitude calme et posée, spectateur de l'activité) de la personne.
- Objet de la distraction différent de celui prépondérant dans une situation donnée.
- Objet de la distraction pouvant être une personne, une action, une activité ou un objet réel ou imaginaire.
- Effets liés au contexte de la distraction et non au type de distraction.

5. La construction de cas modèle

En pédiatrie, les prélèvements sanguins sont reconnus comme anxiogènes, douloureux et pouvant laisser une empreinte dans la mémoire de l'enfant. En prévision, la salle de soins est aménagée pour accueillir l'enfant dans la « cabane magique » et créer une ambiance propice à la distraction (*phénomène transitoire, implication active ou passive de la personne, état de conscience conservé*). Une mallette est préparée avec du matériel à choisir qui permet de mobiliser un maximum de sens de l'enfant (*objet pouvant être un objet réel, ressources mentales de la personne nécessaires pour accéder à la distraction*). Les parents sont présents et intégrés au soin afin de favoriser le lien de confiance (*effets liés au contexte de la distraction*). L'adhésion à l'expérience de la distraction est nécessaire si on souhaite la réaliser avec l'effet escompté, à savoir diminuer la perception de l'action prépondérante : le soin douloureux et/ou anxiogène (*implication active ou passive de la personne, objet de la distraction différent de celui prépondérant*).

Il n'y a pas de phénomène d'hypnose ou d'abaissement de la vigilance du patient. Il s'agit de détourner son attention uniquement.

6. La construction de cas contraire et l'identification de concepts voisins

Cas contraire

L'équipe de gériatrie propose la distraction pour la réalisation d'un pansement douloureux d'ulcère variqueux. Le patient doit choisir un disque à écouter durant le soin que le soignant met en route juste avant le début du soin. Le soignant lui explique que sa douleur sera diminuée. Le patient n'a jamais apprécié l'écoute de la musique et ne comprend pas l'intérêt d'en mettre. Sa douleur n'est pas diminuée.

Concepts voisins

- Inattention : note le manque d'attention sur l'activité ciblée sans mettre en avant l'activité qui attire l'attention.
- Interférence : fait plutôt appel à la superposition de deux activités ou phénomènes.
- Absence : signe que la personne n'est pas présente psychiquement alors que son esprit est détourné vers un autre objet. L'absence négativise l'état de conscience.
- Étourderie : renvoie à une action involontaire de la personne, qui commet une faute par rapport

à l'activité ciblée. L'étourderie peut renvoyer au caractère de la personne.
- Inadvertance : renvoie au défaut d'attention uniquement.
- Inapplication : note un manque de soin dans l'activité ciblée ou qu'il n'est pas possible de mettre en application (l'activité ciblée ne fonctionne pas).

7. Les antécédents et les conséquences du concept

Antécédents

Dans le cadre des sciences infirmières, en pédiatrie :
- considération de la douleur et des émotions de l'enfant ;
- relation de confiance entre l'enfant, ses parents et le soignant ;
- adhésion de l'enfant et de ses parents à la distraction ;
- diversité des outils de distraction ;
- travail en équipe.

Conséquences

- Diminution de la douleur et de l'anxiété du patient.
- Satisfaction de l'enfant et de ses parents.
- Satisfaction du soignant.

8. Les référents empiriques du concept

- Technique non médicamenteuse de prise en charge de la douleur et de l'anxiété.
- Détournement de l'attention de l'enfant.
- Rencontre avec l'univers de l'enfant.
- Apprivoisement de l'enfant.
- Personnalisation des soins.

Bibliographie

Benjamin, W. (2005). *Capitales de la modernité. Walter Benjamin et la ville*. Paris : Éditions de l'Éclat.

Dollfus, C. (1997). Douleur du sida (enfant). *Développement et Santé*, *131*, 26-27.

Formarier, M. & Jovic, L. (2012). *Les concepts en sciences infirmières*. Lyon : Mallet Conseil.

Loosli, C. (2016). Analyse du concept « approche par compétences ». *Recherche en Soins Infirmiers*, *124*(1), 39-52.

Pastré, P., & Mayen, P., & Vergnaud G. (2006). La didactique professionnelle. *Revue Française de Pédagogie*, *154*, 145-198.

Radat, F. & Koleck, M. (2011). Douleur et dépression : les médiateurs cognitifs et comportementaux d'une association très fréquente. *L'Encephale*, *37*(3), 172-179.

Éducation thérapeutique du patient

Jean-Marie Revillot

1. L'identification du concept

Selon l'Organisation mondiale de la santé (OMS, 1996), l'éducation thérapeutique fait partie intégrante de la prise en charge du patient. Elle comprend des activités organisées et du soutien psychosocial conçus pour rendre les patients conscients et informés de leur maladie et des soins prodigués. Cela a pour but de les aider (ainsi que leurs familles) à comprendre leur maladie et leur traitement, collaborer ensemble et assumer leurs responsabilités pour maintenir et améliorer leur qualité de vie.

À partir de cette définition, de l'expérience auprès des patients, de travaux de recherche et de publications qui ont suivi, l'éducation thérapeutique peut être définie ainsi :

« L'éducation thérapeutique est un processus continu en 3 phases complémentaires (information-éducation-développement) nommée éducation thérapeutique développementale (ETD). Elle s'inscrit dans un projet de co-construction entre un soignant et un patient pour permettre à ce dernier de se décentrer de l'entrave que peut représenter sa maladie chronique afin de remobiliser son projet de vie qu'il a mis à distance, entre parenthèses ou perdu » (Revillot, 2021, p. 28).

Le processus continu intégré aux soins prend en compte le rythme, les difficultés, les ressources et le temps nécessaire pour l'un comme pour l'autre. Il s'appuie sur l'altérité des conceptions de la santé et de l'éducation des protagonistes.

2. Les buts de l'analyse du concept

En lien avec les compétences des soignants, pour dispenser l'ETD :

- identifier les besoins du patient ;
- identifier les phases du processus de l'ETD pour proposer l'intervention la plus pertinente ;
- co-construire le projet de vie du patient par un recadrage de la représentation de la maladie du patient (entrave) ;
- positionner et intégrer le patient comme partenaire de son éducation.

3. Les usages du concept

L'éducation thérapeutique a pris naissance dans les années 1920 avec la découverte de l'insuline chez les sujets atteints de diabète sucré, période durant laquelle éduquer a été confondu avec informer le patient et sa famille autour de la maladie, du traitement, de la nutrition et des conseils d'hygiène. Pourtant, informer n'implique pas être acteur pour le patient, car si cette période a permis d'identifier qu'un certain nombre de savoirs doivent ainsi être transmis au patient, la figure d'un patient acteur de sa santé s'est réellement imposée avec la survenue de la pandémie de sida dans les années 1980 (Flora, 2013). L'éducation thérapeutique s'est donc enrichie en associant davantage le patient (Foucaud, Bury, Balcou-Debussche & Eymard, 2010) pour qu'il devienne « co-thérapeute » (Gagnayre & d'Ivernois, 2011) voire co-créateur dans le réinvestissement dans son projet de vie (Revillot, 2021).

Aujourd'hui, l'éducation thérapeutique du patient a trouvé sens chez les professionnels et s'est étendue à toutes les disciplines. Pour l'avenir, la figure du patient auteur de son éducation va s'imposer comme objectif prioritaire, permettant de passer d'un statut de patient informé à un statut de patient consulté, puis associé et enfin reconnu comme partenaire (Revillot, 2019).

Des concepts nomades sont utilisés dans les champs disciplinaires suivants : en sciences de la santé – santé biomédicale-psychosociale, maladie chronique (répétition, dépendance, complication, rupture) –, en sciences de l'éducation –enseignement, apprentissage, compétence, développement.

4. La définition des attributs du concept

Le processus de l'éducation thérapeutique développementale (ETD) se structure en trois phases articulées qui intègrent le droit à l'information, le projet avec le patient vers davantage de santé et son projet de vie. En découlent différentes activités et différents champs d'interventions; la mobilisation du champ d'intervention le plus pertinent sera fonction de la situation du patient et de ses besoins : état de crise, phase de stabilité, croissance (Revillot, 2021) (voir le tableau suivant et aussi la Carte mentale en fin de chapitre).

Les attributs sont les suivants :

- soins/information//acquisitions/patient agent;
- projet de soin/éducation/connaissance de soi/relation/adaptation/co-construction/patient acteur;
- projet de vie/développement/accompagnement/ patient auteur.

Modélisation des trois phases de l'éducation thérapeutique développementale (Revillot, 2021)

Information « thérapeutique »	**Éducation « en santé »**	**Développement « de la personne »**
Gestion de la crise/traitement	Gestion de la maladie/stabilité	Gestion de la vie avec la maladie/croissance
Informations, annonce du diagnostic et prérequis	Transmissions et adaptation des procédures	Reconnaissance de l'expérience et des ressources
Relation thérapeutique	Relation éducative	Relation psychothérapeutique
Projet *« sur »* le patient	Projet de soins *« avec »* le patient	Projet de vie *« co-construit »*
Patient agent objet de soin	Patient acteur, expert	Patient auteur, partenaire
Conception biomédicale de la santé	Conception biopsychosociale de la santé	Conception psycho-socio-biologique développementale
Maladie/entrave à la vie	Maladie avec ses besoins	Maladie en tant que besoin
Reproduction sociale	Adaptation sociale	Production sociale
Objectifs	**Objectifs**	**Objectifs**
– Lutter contre la maladie et la mort, identifier les complications – Développer la confiance – Préparer la phase 2	– Éduquer aux procédures de soins et les adapter – Maîtriser les complications – Associer les savoirs d'expérience et les savoirs savants par la relation éducative	– Reconnaître le patient dans sa singularité – Développer l'alliance thérapeutique – Recentrer le patient sur son projet de vie

5. La construction de cas modèle

Un étudiant de deuxième année est en stage en chirurgie digestive. Le *soin* prescrit consiste à apprendre à une patiente de 64 ans ayant subi une stomie à réaliser son changement de poche avant sa sortie définitive (*information-patient agent*), intervention centrée sur la transmission (*acquisitions*) pour initier des compétences d'auto-soins. À l'arrivée dans la chambre, la patiente, à la fois gênée et désemparée, réagit en pleurant. Elle a perdu l'estime d'elle-même et n'est pas disposée pour cette éducation au soin (*patient acteur*). L'étudiant se recentre sur cette situation (*projet de soin*), décide de différer l'éducation telle que définie en amont et propose un échange *relationnel* empathique et de soutien. Il priorise un autre besoin, revaloriser l'image de cette personne, et l'aide à prendre conscience de ce qu'elle va pouvoir entreprendre à sa sortie malgré la stomie (début de *co-construction* du *projet de vie, patient auteur*). Pour cela, il se centre sur les potentialités de cette patiente (*connaissance de soi*) et sur ce qu'elle veut vivre. L'étudiant a su *adapter* son intervention au besoin de la patiente (*accompagnement*, *développement*). Le lendemain, elle lui donne son accord pour apprendre à changer sa poche (*patient acteur-auteur*). Elle était prête car elle y a trouvé du sens.

6. La construction de cas contraire et l'identification de concepts voisins

Cas contraire

Lors d'une consultation au centre médico-psychologique, Ludovic, patient psychotique, est rassuré quand il confie à son médecin ne plus entendre de voix. En revanche, il se plaint de sédation. Il songe à arrêter le traitement car il se sent dans l'incapacité d'entreprendre la moindre tâche. Le médecin est focalisé sur la notion de compliance dans une relation expert/novice; il le convainc de l'importance du traitement dans une conception biomédicale de la santé.

Cette intervention imprégnée d'une relation de pouvoir a pour conséquence que le patient ne se sent pas entendu. Il risque d'arrêter le suivi si les effets secondaires sont trop invalidants (*patient objet*). Le médecin ne se situe ni dans l'*information thérapeutique* qui aiderait le patient à comprendre, ni dans *l'éducation thérapeutique* qui permettrait *de co-construire* avec le patient un projet de soin dans lequel le traitement sera adapté pour permettre au patient de se remobiliser.

Concepts voisins

- Pouvoir.
- Compliance.

7. Les antécédents et les conséquences

Antécédents	**Conséquences**
Mal-être en santé	Conforté comme acteur
Risque lié aux ruptures de soin	Co-construction, accompagnement
Déni	Reconnaissance
Méconnaissance	Intégration du projet de vie

8. Les référents empiriques du concept

Le diagnostic éducatif est un outil pertinent pour identifier les potentialités de la personne à partir desquelles va se déployer l'éducation thérapeutique. Il repose sur une série d'entretiens où il s'agira d'identifier dans quelle phase se situe le patient.

Bibliographie

Assal, J.-P. & Lacroix, A. (2011). *L'Éducation thérapeutique des patients.* Paris : Maloine.

Flora, L. (2013). Savoirs expérientiels des malades, pratiques collaboratives avec les professionnels de santé : état des lieux. *Éducation Permanente, 195*, 59-71.

Foucaud, J., Bury, J.A., Balcou-Debussche, M., & Eymard, C. (dir.) (2010). *Éducation thérapeutique du patient. Modèles, pratiques et évaluation.* INPES, coll. Santé en action.

Gagnayre, R. & d'Ivernois, JF. (2011). *Apprendre à éduquer le patient. Approche pédagogique.* Paris : Maloine.

Revillot, J.-M. (2019). Du patient expert au patient partenaire : où en sommes-nous ? *Objectif Soins Management, HS*, avril-mai, 15-18.

Revillot, J.-M. (2021). *Manuel d'éducation thérapeutique du patient.* Paris : Dunod.

Revillot, J.-M. (2006). *La relation éducative en santé : processus d'altérité entre le soignant et le patient hospitalisé,* Thèse de Doctorat, Université d'Aix-Marseille.

Sandrin-Berthon, B. (2000). Pourquoi parler d'éducation dans le champ de la médecine ? In *L'éducation du patient au secours de la médecine* (pp. 7-39). Paris : PUF.

Tourette-Turgis, C. (2015). *L'éducation thérapeutique du patient. La maladie comme occasion d'apprentissage.* Bruxelles : De Boeck.

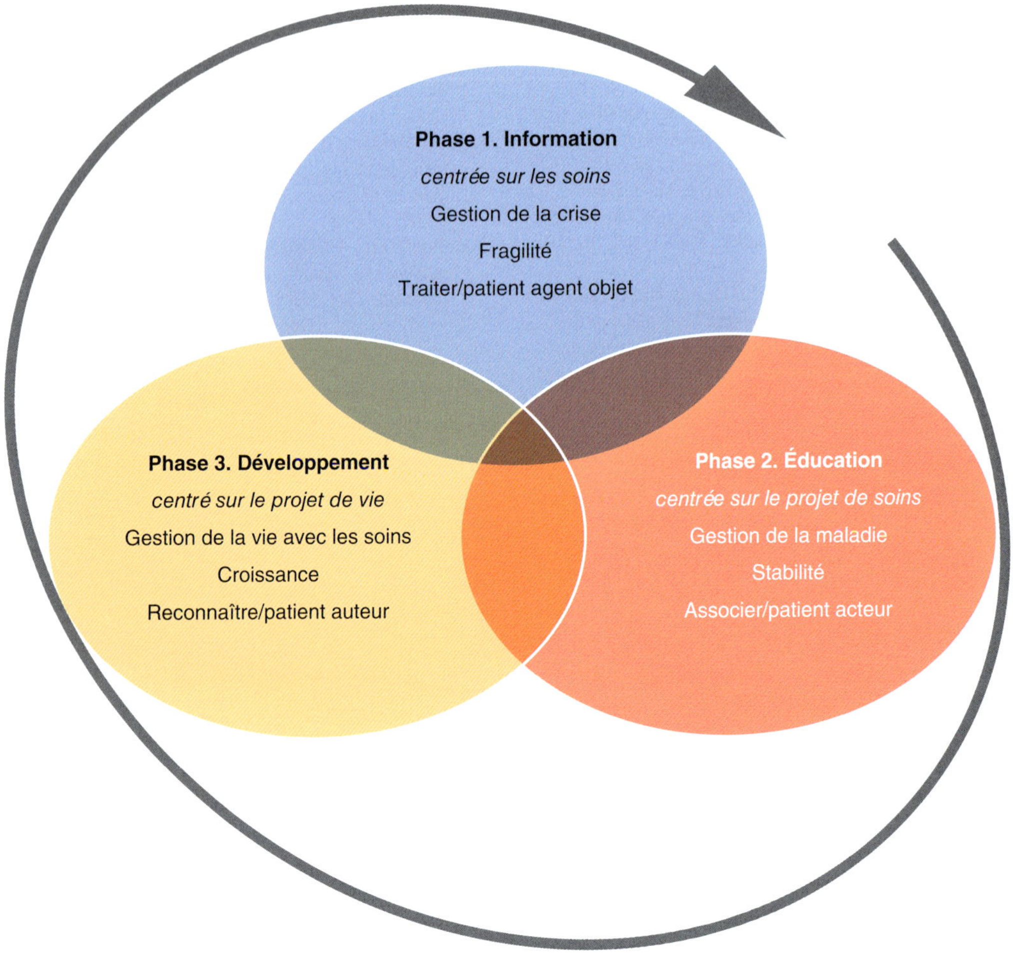

Carte mentale – Les trois phases de l'éducation thérapeutique développementale (ETD).

Émotions

Jacky Merkling

1. L'identification du concept

Pour Damasio (2005), les émotions contribuent à définir notre état mental et à conférer à notre vie sa tonalité. Ce sont des compagnons incontournables de notre existence. Nous sommes en permanence sous le coup d'un état émotionnel, minime ou intense, ces états participant pour beaucoup dans la conduite de notre existence, de nos choix, de nos décisions.

2. Les buts de l'analyse du concept

Comme saint Augustin (IVe siècle) le faisait remarquer à propos du temps, nous savons tous ce que sont les émotions, mais si on nous demande de les définir, nous en sommes incapables. Il s'agit donc d'en donner ici une définition et de caractériser leur fonction et leur fonctionnement.

Les buts sont donc :

- de définir les émotions et de caractériser leur fonction et leur fonctionnement;
- d'identifier les émotions des personnes soignées et des professionnels dans la relation de soin.

3. Les usages du concept

Émotions et sentiments sont souvent confondus. Pour Damasio (2005), les émotions sont des phénomènes internes à l'organisme (ce sont des vécus), mais qui se manifestent par des modifications visibles par autrui (ce sont donc aussi des manifestations).

Les sentiments sont dirigés exclusivement vers l'intérieur et sont l'impact des émotions sur l'esprit. Ils participent à former le sentiment de Soi. Pour le dire avec les mots de Damasio (2005), une émotion se manifeste sur le théâtre du corps, alors qu'un sentiment traduit un état vécu dans le langage de l'esprit. Il est interne, privé. Le sentiment est la prise de conscience de l'émotion, donc sa conversion dans le champ de la pensée.

4. La définition des attributs du concept

Définition

Les émotions sont des configurations spécifiques d'ensembles de réponses chimiques et neuronales jouant un rôle régulateur au sein de l'organisme. Ce sont des modifications de l'équilibre homéostatique. Leur siège est corporel. Elles apparaissent lorsque les réponses automatiques de régulation homéostatique de l'organisme sont dépassées.

Les différents types d'émotions

Goleman (1997) rappelle qu'il n'y a pas de consensus concernant une liste exhaustive d'émotions. Il en nomme huit qui sont les plus souvent citées : colère, tristesse, peur, plaisir, amour, surprise, dégoût, honte.

Damasio (2002) différencie trois types d'émotions : les émotions d'arrière-plan, les émotions primaires et les émotions sociales.

- Les *émotions d'arrière-plan* sont des états relevant d'une certaine stabilité. Ce sont le bien-être, le calme, l'enthousiasme, mais aussi la tension, l'excitation, le malaise, la nervosité. Ces états sont le résultat de plusieurs processus régulateurs concurrents à l'œuvre au niveau métabolique et au niveau de l'état de nos besoins (satisfaits ou non satisfaits), et répondant aussi à l'appréciation des situations vécues ou anticipées. Ils expriment la qualité de notre vécu avec une certaine permanence.

- Les *émotions primaires* (ou de base), sont au nombre de six : joie, tristesse, peur, colère, dégoût, surprise. Elles sont ce que l'on appelle communément des émotions. Elles sont universelles et sont liées (emboîtées) avec les notions de douleur et de plaisir.
- Enfin, les *émotions sociales* (sympathie, embarras, honte, culpabilité, orgueil, envie, gratitude, admiration, indignation, mépris, jalousie, etc.) sont des déclinaisons des émotions primaires dans lesquelles on retrouve des composantes de ces dernières. Il y a, par exemple, de la peur et de la tristesse dans la honte, comme il y a de la colère et du dégoût dans le mépris.

Bien sûr, ces trois niveaux d'émotions sont poreux. Les émotions sociales dérivent des émotions primaires qui, elles-mêmes, dérivent des émotions d'arrière-plan.

Fonction des émotions

Les émotions, en tant que modification de l'homéostasie de l'organisme, sont des signaux que s'envoie à lui-même l'organisme pour qu'il réagisse. Pour Élisabeth Pacherie (2004), les émotions permettent d'amener le sujet à s'inscrire dans l'action avec rapidité, sans avoir à recourir à un examen rationnel de la situation. Ce dernier s'enclenche évidemment rapidement afin d'offrir des solutions d'action si nécessaire. Les émotions ont ainsi une fonction d'alerte et d'initialisation de réponse.

Fonctionnement des émotions

L'émotion a ses racines dans le biologique, passe par le vécu (ressenti) pour émerger dans la conscience (pensée). Mais une grande partie de nos émotions n'émergent pas dans la conscience ; elles sont simplement ressenties, car l'organisme retrouve son équilibre interne de manière automatique. Ces émotions non conscientisées sont les émotions d'arrière-plan. Lorsqu'elles émergent dans la conscience, les émotions sont ressenties et colorent explicitement le vécu expérientiel du sujet ; ce sont les émotions primaires et sociales.

5. La construction de cas modèle

Adam et Sophia, son épouse, marchent dans une rue du centre-ville. Il est minuit, ils sortent du cinéma, détendus et un peu endormis par un film décevant (*permanence de l'état émotionnel*). La rue est faiblement éclairée. À un moment, ils distinguent en face d'eux, au loin, une silhouette à la démarche étrange. Sans rien se dire, ils ralentissent leur marche. Adam sent de la moiteur dans la main de Sophia (*état émotionnel permanent, siège corporel*). Cette moiteur lui fait prendre conscience qu'il a chaud alors qu'il fait plutôt froid (*ressenti, conscientisé, modifications de l'équilibre homéostatique*). Ils ralentissent encore l'allure et, toujours sans un mot, traversent la rue pour prendre le trottoir d'en face. Adam sent sa poitrine se serrer légèrement (*apparition suite au dépassement des réponses automatiques de régulation homéostatique de l'organisme*) juste avant de voir que la silhouette est devenue une femme âgée à la marche difficile. Il regarde Sophia qui comprend son regard et ils se mettent à rire ensemble (*configurations spécifiques d'ensembles de réponses chimiques et neuronales*).

6. La construction de cas contraire et l'identification de concepts voisins

Cas contraire

Sophie, 34 ans, a été agressée un soir à 23 heures, alors qu'elle rentrait chez elle de retour d'un dîner chez des amis. Elle s'apprêtait à glisser la clé dans la serrure de sa porte lorsque deux hommes se sont approchés d'elle par derrière et l'ont frappée violemment. Elle est tombée sans comprendre ce qui lui arrivait, sentant seulement la douleur des coups. Une fois au sol, ils lui ont arraché son sac à main et ont pris le temps de regarder à l'intérieur pour ne prendre que ce qui les intéressait. Les deux hommes lui ont ensuite ordonné de se lever tout en se demandant, à haute voix, ce qu'ils allaient faire d'elle. Elle a distinctement entendu l'un d'eux dire : « On pourrait s'amuser un peu ». Les phares d'une voiture se garant les ont obligés à interrompre leur discussion et à disparaître, laissant Sophie hagarde devant sa porte, un filet de sang coulant de son nez et un œil commençant à gonfler.

Suite à cet événement, Sophie est victime d'un stress post-traumatique. Cela signifie que des émotions en lien avec son agression vont progressivement s'imposer à elle et l'envahir de plus en plus fréquemment et violemment. Des flash-back, des cauchemars, des ressassements, des moments de panique vont se combiner avec des comportements d'évitement, de retrait de la vie sociale et d'hypervigilance.

Dans ce type de trouble, le système de gestion des émotions est totalement perturbé. Celles-ci ne sont plus des informations fiables, mais deviennent un symptôme envahissant. Elles restent brutes, envahissantes, in-pensables. Dans le stress post-traumatique, l'impact de l'événement stressant (traumatisme) est tel qu'il sature les systèmes émotionnel et cognitif qui ne peuvent plus jouer leur rôle d'alerte (émotions) et de régulation (cognition).

Concepts voisins

- Syndrome du stress post-traumatique.
- Souffrance.
- Sentiment.

7. Les antécédents et les conséquences du concept

Antécédents

En référence avec la définition de l'émotion que nous avons établie plus haut, il est possible d'avancer qu'il n'y a pas d'antécédent au concept d'émotion, parce qu'il n'y a pas de vie sans émotion. Nous sommes en permanence sous le coup d'un vécu émotionnel, qu'il soit d'arrière-plan, primaire ou social.

Conséquences

Les émotions se déclenchent automatiquement; ce sont des réactions organiques. Elles nécessitent cependant d'être gérées afin d'en maîtriser, partiellement, l'impact sur nos décisions. La connaissance de soi et le partage social sont des outils de gestion des émotions. Mais, comme nous l'avons vu pour le stress post-traumatique, elles peuvent aussi être source de souffrance. Les pathologies mentales sont en grande partie des troubles de la vie émotionnelle.

8. Les référents empiriques du concept

Damasio (2005) précise que les émotions sont des événements biologiques, donc internes à l'organisme du sujet, mais qu'elles se signalent par des postures corporelles, une allure générale, une amplitude de mouvements, une prosodie spécifique, etc. Goleman (1997) rappelle (à partir des travaux de Paul Ekman) que chacune des six émotions de base se manifeste par des mimiques et des expressions corporelles spécifiques et facilement reconnaissables. Les indicateurs d'un vécu émotionnel sont donc les traces qu'elles laissent sur le sujet qui les vit.

Bibliographie

Damasio, A. (2002). *Le sentiment même de soi*. Paris : Odile Jacob.

Damasio, A. (2005). *Spinoza avait raison*. Paris : Odile Jacob.

Goleman, D. (1997). *L'intelligence émotionnelle*. Paris : Robert Laffont.

Pacherie, E. (2004). L'empathie et ses degrés. In A. Berthoz & G. Jorlan (dir.), *L'empathie*. Paris : Odile Jacob.

Saint Augustin (1998). *Confessions*, L. XI, Paris : Nathan.

Empathie

Jacky Merkling

1. L'identification du concept

L'empathie consiste à sentir ce que vit l'autre sans pour autant se laisser emporter par son vécu. Ce sont une proximité de présence et un partage d'expérience qui participent de manière incontournable des métiers du soin.

Pour Decety (in Hochmann, 2012, p. 95) : « L'empathie est un phénomène psychologique qui met en jeu plusieurs éléments dont les principaux sont la capacité à ressentir et à se représenter les émotions et les sentiments (pour soi et pour autrui), la capacité d'adopter la perspective d'autrui et enfin la distinction entre soi et autrui ».

2. Les buts de l'analyse du concept

Il s'agit ici de définir, mais aussi d'expliciter ce mécanisme intra- et interpsychique qui, pour Trevarthen et Aitken (2003) nous permet de détecter les états mentaux des autres instantanément dans leurs expressions, sans entraînement. Cette compétence particulière permet la résonance de l'autre en nous et amène à sentir ce qu'il vit.

3. Les usages du concept

Pour Brunel et Cosnier (2012), l'empathie est un processus qui se manifeste dans le champ des trois grandes dimensions constitutives du fonctionnement humain : affective, cognitive et motrice.

- L'*empathie affective* relève d'un phénomène de *contagion émotionnelle*. Brunel et Cosnier (2012, p. 229) parlent d'une communauté d'affect relevant d'un phénomène d'échoïsation corporelle. Ils définissent celle-ci comme un phénomène de reproduction synchrone de ce qui se passe en l'autre. C'est « un mécanisme de base de l'empathie par la simulation incorporée et le phénomène de résonance qui en résultent ». C'est l'être même du sujet qui est impacté par l'autre à un niveau immédiat, incarné, vibratoire.
- L'*empathie cognitive* se manifeste par une communauté de pensée opérant à la fois sur le plan formel (manière de penser) et sur le plan du contenu (représentations). Ce niveau d'empathie consiste à penser avec l'autre, c'est-à-dire à comprendre et à s'accorder à sa manière de raisonner.
- Enfin, l'*empathie de comportement* se caractérise par des phénomènes d'imitation de comportements et de coordination de l'action. La dimension motrice de ce niveau témoigne, pour Brunel et Cosnier (2012, p. 22), de l'actualisation d'un « système affectivo-kinesthésique, capable de faciliter l'interprétation et l'accordage entre les partenaires ». Ce système permet les microajustements mutuels, automatiques, réflexes, permettant la coordination motrice mutuelle dans bien des sports, dans la danse, dans les gestes techniques de nombreux métiers.

Dans ce qui suit, nous nous intéresserons principalement à la dimension affective de l'empathie.

4. La définition des attributs du concept

La capacité de ressentir et de se représenter les émotions et les sentiments (pour soi et pour autrui)

Le premier prérequis incontournable de l'empathie est bien entendu d'être capable de ressentir et de se représenter ses propres émotions et sentiments en lien avec les situations vécues. Mais l'empathie implique de pouvoir faire la même chose avec les vécus d'autrui. Rizzolatti et Sinigaglia (2011) parlent d'un mécanisme miroir capable de coder l'expérience sensorielle de l'autre directement en termes émotionnels. Jeannerod (2002, in Brunel & Cosnier, 2012, p. 99) montre que la reconnaissance d'expressions émotionnelles sur des visages a un reflet neurophysiologique : « [...] la perception d'une émotion sur un visage s'accompagne d'une activation de l'amygdale de l'observateur, ce qui traduit bien l'idée que son système nerveux "recopie" en quelque sorte l'émotion perçue, comme s'il devait à son tour l'exprimer, ce que bien souvent il exprime en écho ». Cela signifie qu'observer chez l'autre les signes d'une émotion ressentie provoque en moi une réaction en miroir des zones corticales concernées par cette même émotion.

La capacité d'adopter la perspective d'autrui

L'empathie nécessite ensuite d'accepter de se laisser toucher par ce que vit l'autre. Je peux voir quelqu'un pleurer, savoir qu'il est triste, mais ne pas ressentir de tristesse. Je ne suis pas concerné par son émotion. C'est seulement si j'accepte d'être sensible à son état que je laisse jouer l'empathie et qu'alors mes neurones miroirs vont s'activer, et vont transformer les données sensorielles (visuelles) en données viscéromotrices et ainsi me faire ressentir l'émotion observée chez l'autre.

La distinction entre soi et autrui

Enfin, l'empathie implique d'être en capacité de différencier « mes » affects de ceux de l'autre. Le mécanisme miroir est doublé d'un système d'attribution qui me permet de sentir que ce que « je » ressens n'est pas tout à fait de même nature que ce que ressent « l'autre ».

5. La construction de cas modèle

Jeanne est infirmière en rééducation fonctionnelle. En entrant dans la chambre de Monsieur H., alors qu'elle s'attendait à être accueillie par un trait d'humour (Monsieur H. est un homme jovial et sympathique), elle s'entend dire avec agressivité qu'elle ferait mieux de s'occuper des malades plutôt que de se balader et de ne rien faire. Sa première réaction est la surprise et la déception. Elle se dit qu'elle reviendra plus tard. Puis elle se ravise et s'approche de Monsieur H. qui regarde maintenant par la fenêtre (*capacité d'adopter la perspective d'autrui*). Elle savait que les résultats de sa biopsie, suite à son amputation, devaient arriver ce matin. Elle n'a pas regardé son dossier, mais elle sait qu'ils ne doivent pas être bons. Monsieur H. se retourne vers elle. Elle prend une chaise et s'assoit à côté du lit. Elle sent le découragement dans le regard de son patient. Il pèse sur elle (*capacité de ressentir et de se représenter les émotions et les sentiments pour soi et pour autrui*). Elle ne prononce que deux mots : « C'est difficile » (*distinction entre soi et autrui*). Monsieur H. se retourne à nouveau et elle l'entend pleurer.

L'empathie a permis à Jeanne de trouver rapidement, au-delà du comportement apparemment désagréable de Monsieur H., le ton et l'attitude parfaitement adaptés pour lui permettre d'exprimer ce qui lui faisait mal à ce moment-là.

6. La construction de cas contraire et l'identification de concepts voisins

Cas contraire

Les obstacles à l'empathie

Solen est aide-soignante en service de médecine. Elle se dirige vers la chambre de Monsieur L. qui a été hospitalisé dans la nuit, via les urgences, suite à une tentative d'autolyse médicamenteuse. Elle a lu dans le dossier de Monsieur L. qu'il a déjà fait plusieurs tentatives de suicide et qu'il a été diagnostiqué dépressif. Elle ne comprend pas. Elle ne comprend pas comment un homme qui a un travail intéressant (architecte), une femme, trois enfants et un niveau de vie élevé peut se laisser aller à ce point. Lorsqu'elle entre dans sa chambre, elle est bien décidée à stimuler ce monsieur qui s'écoute certainement un peu trop.

Solen n'aborde pas la relation à Monsieur L. avec les prérequis nécessaires à l'empathie. Elle ne veut surtout pas se laisser attendrir par cet homme qui, à son avis, devrait réagir et arrêter de se plaindre. Pour Solen, la vie n'est pas facile, mais il faut se battre et, pour se plaindre, il faut avoir des raisons objectives d'avoir à le faire. Monsieur L. n'a que des raisons subjectives, mais Solen n'est pas en capacité de les voir. Les obstacles à l'empathie sont souvent des représentations négatives. Lestée par ces représentations, la soignante n'est pas disponible pour se laisser impacter par les difficultés de l'autre.

Concepts voisins

- Émotion.
- Distance.

7. Les antécédents et les conséquences du concept

Antécédents

Comme nous l'avons vu dans le contre-exemple, la capacité de se délester de ses représentations vis-à-vis de l'autre est le premier prérequis de l'empathie. Ensuite, la capacité de se sentir concerné, celle de mettre à l'écart ses propres préoccupations, celle de résister à la routine, à la fatigue sont d'autres antécédents indispensables pour se laisser toucher par ce que vit l'autre. Il est donc quasi impossible d'être tout le temps empathique.

Conséquences

Les précautions à prendre avec l'empathie

L'empathie nous met en contact avec des contenus psychiques d'autrui. Ces contenus psychiques reproduits s'inscrivent dans l'ordre des affects et agissent sur nous ; à ce titre, ils deviennent en partie nos affects. Il y a donc en quelque sorte contamination de la vie affective de l'autre sur nous. Cet impact d'autrui nécessite d'apprendre à maîtriser ce vécu affectif supplémentaire en le sculptant grâce au sens, c'est-à-dire grâce à des savoirs cliniques, relationnels et à des savoirs sur soi. C'est grâce à ce travail que la distinction entre émotions personnelles et émotions d'autrui pourra être gérée.

8. Les référents empiriques du concept

L'empathie, par le partage affectif qu'elle génère, va permettre de dilater le champ d'expérience du patient et l'aider à sortir de l'enfermement que lui impose la maladie. Le stress, l'inquiétude, le sentiment d'abandon, la douleur même vont impacter l'être du soignant qui va offrir en retour une attitude chaleureuse, une présence attentionnée, et diffusera par ces dispositions chez le patient un sentiment de compréhension, de réassurance, de réconfort. C'est donc l'état psychoaffectif du patient qui signera l'existence ou non de l'empathie dans un moment de soin.

Bibliographie

Brunel, M.-L. & Cosnier, J. (2012). *L'empathie, un sixième sens*. Lyon : Presses Universitaires de Lyon.

Hochmann, J. (2012). *Une histoire de l'empathie*. Paris : Odile Jacob.

Rizzolati, G., & Sinigaglia, C. (2011). *Les neurones miroirs*. Paris : Odile Jacob.

Trevarthen, C. & Aitken, K. (2003). Intersubjectivité chez le nourrisson : recherche, théorie et application clinique. *Devenir*, *15*, 309-428.

Engagement des patients

Olivia Gross

1. L'identification du concept

Ce concept comporte trois dimensions : une dimension *micro* (engagement dans ses propres soins), une dimension *méso* (engagement pour autrui au niveau locorégional), une dimension *macro* (engagement pour autrui au niveau systémique).

Aux niveaux méso et macro, il s'agit d'un *empowerment* pour la collectivité qui se caractérise par un engagement de certains patients dans la durée, de manière à améliorer l'expérience de soins de tous les patients et à accroître leurs libertés de bien-être.

Dimensions du concept

Plusieurs logiques fondant l'engagement des patients coexistent :

- une logique épistémique : convoquer la perspective unique des patients sur les décisions et actions en santé ;
- une logique consumériste : co-construire les interventions pour que les personnes, les populations se les approprient ;
- une logique démocratique : rééquilibrer les rapports de pouvoir.

Historique du concept

- L'engagement des patients a été au départ une revendication associative du milieu VIH/sida, pour des raisons morales : « rien sur nous sans nous ».
- Il est promu depuis les mêmes années par l'Organisation mondiale de la santé (OMS), pour des raisons pratiques, compte tenu du fait que les actions verticales ne fonctionnent pas, les personnes et les populations ne se les appropriant pas.
- Au niveau collectif, l'engagement a d'abord pris la forme des droits collectifs des malades (loi de 2002, dite « loi Kouchner »).
- Actuellement, l'engagement des patients au niveau méso englobe et dépasse la participation telle que prévue dans cette loi.
- Le Modèle de Montréal (Pomey et al., 2015) a contribué à le structurer et à le diffuser.
- La Haute autorité de santé a publié en 2020 des recommandations visant à le soutenir et à l'encourager.
- Depuis 2020, une Chaire de recherches lui est consacrée à l'Université Sorbonne Paris Nord.

2. Les buts de l'analyse du concept

Reconnaître, intégrer et développer l'engagement des patients dans les soins, la formation et la recherche.

3. Les usages du concept

Ce concept permet :

- d'améliorer l'expérience de soins du plus grand nombre de patients et en particulier des plus vulnérables d'entre eux ;
- de s'assurer que ce qui est fait, mesuré, évalué est ce qui compte vraiment pour les patients et leurs proches ;
- de convoquer l'éclairage unique que peuvent apporter les patients (Brett, Staniszewska, Mockford, Tysall & Suleman, 2012) ;

- de questionner des pratiques insuffisamment remises en question (Locock, Boylan, Snow & Staniszewska, 2017) ;
- de réduire les injustices épistémiques entre soignants et patients (Gross & Gagnayre, 2021).

Il peut prendre place de manière spontanée, ou être organisé, dans le cadre de démarches partenariales entre associations, patients-partenaires et professionnels de santé.

4. La définition des attributs du concept

Sont concernés :

- la prévention (démarches d'aller-vers, orientation vers les dépistages, éducation en santé, etc.) ;
- les soins (éducation thérapeutique du patient, organisation, qualité, sécurité, etc.) ;
- la recherche (dans le cadre de recherches dites « participatives ») ;
- la formation initiale et continue des soignants.

Cela inclut :

- la participation des associations de malades ;
- celles de patients dits « patients-partenaires », « patients-ressources », etc. ;
- la professionnalisation des travailleurs pairs (comme les médiateurs de santé pairs).

5. La construction de cas modèle

Cas modèle 1 – engagement des patients dans la recherche

En 2019, l'Assistance publique-Hôpitaux de Paris (AP-HP) a confié à un laboratoire de recherche, le laboratoire Éducations et Pratiques de Santé (UR 3412 – Université Sorbonne Paris Nord), la mission de former une dizaine de ses représentants d'usagers à la recherche. Ces derniers ont identifié l'enjeu qu'ils souhaitaient interroger : l'expérience patient en termes de sécurité des soins. Dans une posture de « co-chercheurs », les représentants d'usagers sont allés interroger les patients hospitalisés dans une douzaine de services (phase qualitative suivie d'une phase quantitative). Ils ont participé à l'analyse des données, à l'interprétation des résultats et identifié des axes d'amélioration.

Cas modèle 2 – engagement des patients dans la formation initiale des professionnels de santé

Depuis 2016, une vingtaine de patients sont recrutés comme enseignants vacataires pour enseigner la « perspective patient » aux étudiants de l'UFR SMBH (Santé, médecine, biologie humaine) de Bobigny, Université Sorbonne Paris Nord. Ils sont intégrés dans tous les cours du DES (diplôme d'études spécialisées) de médecine générale. Ils participent aux jurys et sont membres des commissions du département universitaire de médecine générale.

6. La construction de cas contraires et l'identification de concepts voisins

Cas contraires

- *Cas contraire 1.* Les patients sont interrogés, consultés, mais les décisions sont prises par les professionnels de santé, selon leurs propres priorités, leurs propres logiques. Par exemple, des recueils de besoins sans participation des patients, autrement qu'en répondant à l'enquête, ne relèvent pas de l'« engagement des patients ».
- *Cas contraire 2.* Faire de la participation pour de la participation, sans en attendre quelque chose de significatif, sans créer un espace de respect mutuel, sans ressources dédiées.

Concepts voisins

- Partenariat patient.
- Participation des patients.
- Démocratie en santé.

7. Les antécédents et les conséquences du concept

Antécédents	Conséquences
Relations verticales entre soignants et patients Pouvoir médical Logiques seulement professionnelles	Intégration de la « perspective patient » pour améliorer l'« expérience patient » et l'accompagnement des patients

8. Les référents empiriques du concept

- Respect mutuel, apprentissages mutuels.
- Moyens humains et financiers dédiés.
- Formation des professionnels à l'engagement des patients.
- Auto-évaluation des processus.
- Collaboration avec des associations de malades.

Bibliographie

Brett, J., Staniszewska, S., Mockford, C., Tysall, C. & Suleman, R. (2012). Mapping the impact of patient and public involvement on health and social care research: a systematic review. *Health Expect, 17*(5), 637-650.

Gross, O., Gagnayre, R. (2021). Diminuer les injustices épistémiques au moyen d'enseignements *par et avec* les patients : l'expérience pragmatiste de la faculté de médecine de Bobigny. *Revue Canadienne de Bioéthique, 4*(1), 70-78.

Haute autorite de santé. Soutenir et encourager l'engagement des usagers dans les secteurs social, médico-social et sanitaire. https://www.has-sante.fr/jcms/p_3201812/fr/soutenir-et-encourager-l-engagement-des-usagers-dans-les-secteurs-social-medico-social-et-sanitaire.

Locock, L., Boylan, A. M., Snow, R. & Staniszewska, S. (2017). The power of symbolic capital in patient and public involvement in health research. *Health Expectations, 20,* 836-844.

Pomey, M.-P., Flora, L., Karazivan, P., Dumez, V., Lebel, P.,Vanier, M.-C., ...Jouet, E. (2015). Le « Montreal model » : enjeux du partenariat relationnel entre patients et professionnels de la santé. Santé Publique, S1(HS), 41-50.

Équipe

Jacky Merkling

1. L'identification du concept

L'équipe peut être considérée comme un acteur à part entière dans les institutions hospitalières tant elle y est une référence quasi permanente. Il reste cependant difficile de la circonscrire dans une définition univoque, ses contours restant flous et son action perçue sur un mode souvent intuitif.

2. Les buts de l'analyse du concept

- Délimiter les contours de la notion d'équipe.
- Éclaircir sa dynamique.

3. Les usages du concept

Abrami (1999) définit une équipe comme un groupe de personnes interagissant afin de se donner ou d'accomplir une cible commune, laquelle implique une répartition des tâches et la convergence des efforts individuels. Dans le monde des soins, ce système peut prendre différentes formes qui renvoient à de multiples réalités : l'équipe peut être pluridisciplinaire, paramédicale, ou encore centrée autour d'un patient ; c'est l'équipe des référents.

4. La définition des attributs du concept

Selon Cauvin (1997, p. 9) : « Une équipe est le lieu où se développent les solidarités, où se renforcent les actions de chacun par le jeu des échanges, où s'unifie l'activité, où se crée un esprit commun ». Elle n'est donc pas réductible à la somme des individus qui la composent, mais forme un système interdépendant qui a une réalité propre. Cette réalité doit être considérée du point de vue de sa structure, de sa fonction et de sa dynamique.

Aspect structurel

Pour Maisonneuve (1968), l'équipe désigne un groupe de professionnels construit autour d'une action à accomplir, d'un projet à mettre en œuvre. Son identité se structure par la combinaison de quatre facteurs :

- la mise en commun d'un *but* ;
- la définition de *frontières* qui participent à la construction d'un sentiment d'appartenance ;
- l'établissement de *relations* interpersonnelles ;
- la construction d'une *organisation* comprenant rôles, statuts et normes.

Aspect fonctionnel

- La fonction première de l'équipe, à l'hôpital, est de *répondre à la nécessaire collégialité du soin*. La complexité de la maladie nécessite une pluralité de compétences et une continuité des soins.
- La deuxième grande fonction de l'équipe est *élaborative*. Selon Fustier (2021), elle est, grâce à sa dynamique d'échange (plus ou moins détendue et amicale), en mesure de réfléchir en commun aux situations et de les *objectiver*. Ce travail peut porter sur des aspects cliniques, mais aussi des résonances affectives.
- L'équipe est aussi un *espace de professionnalisation* dans lequel chacun peut apprendre des autres. Le partage avec les autres professionnels légitime et renforce la valeur professionnelle des actes de chacun.

Aspect dynamique

Selon Cristofalo (2019), dans le fonctionnement d'une équipe, il y a cinq dimensions à prendre en compte :

- l'existence de représentations partagées du travail;
- la création d'un climat de confiance;
- la capacité d'affronter les échecs pour les dépasser;
- la capacité d'enjamber les frontières de l'équipe;
- la production d'un leadership pour articuler ces différentes dimensions.

Maisonneuve (1968), quant à lui, discrimine plusieurs éléments intervenant dans la dynamique fonctionnelle d'une équipe :

- les facteurs de cohésion *extrinsèques*; il s'agit du contrôle de l'institution d'où émane l'équipe, de la loi, de la déontologie, de la régulation normative, des habitudes;
- les facteurs de cohésion *intrinsèques*. Ils sont de deux ordres, socio-affectifs ou socio-opératoires :
  - les premiers participent au *climat de l'équipe* : qualité des relations, affinités interpersonnelles, sentiment d'appartenance, attrait du but commun;
  - les seconds concernent la *production de l'équipe* : clarté des objectifs, de l'organisation, de la participation, des rôles.

Un dernier facteur de cohésion peut être isolé; il concerne le renforcement de l'identité du groupe par opposition (agressive, de prestige, d'efficacité, etc.) avec l'extérieur ou les autres groupes, etc. Ce facteur peut renvoyer aux concepts d'identité collective ou de culture professionnelle.

Régulation autonome ou « implicite »

Reynaud (1997) insiste sur la place des règles que sécrète un groupe pour structurer l'action collective. Ces règles implicites sont le fruit de compromis. Elles limitent les conduites, définissent implicitement ce qui acceptable et ce qui ne l'est pas.

5. La construction de cas modèle

Jean a été récemment affecté aux urgences de son établissement. C'est lui qui en a fait la demande. Pourtant, rapidement, il est déçu par l'attitude globale de l'équipe, aussi bien médicale que paramédicale. Lorsque les professionnels se retrouvent entre eux, Jean supporte mal leur manière de plaisanter au sujet de certains patients (*aspect fonctionnel-représentations partagées du travail*). Il s'en ouvre au bout de 3 semaines au cadre du service qui lui explique qu'il ne s'agit pas d'un manque de respect, mais d'une manière d'évacuer le stress de journées longues et difficiles dans un contexte de moyens limités (*régulation autonome*).

Ainsi, l'humour, réservé évidemment à la discrétion des échanges inter-équipe, est un élément culturel de l'équipe qui forge un sentiment collectif dans un quotidien stressant et impliquant (*aspect dynamique, climat de confiance*). Ce stress et cette implication sont mis à distance et évacués par les blagues qui fondent une manière d'être ensemble qui devient un étayage sécurisant et revigorant pour chaque membre de l'équipe et participe à son climat.

6. La construction de cas contraire et l'identification de concepts voisins

Cas contraire

Au bout de 3 mois, Jean demande à quitter le service des urgences parce qu'il ne parvient pas à accepter cet humour décalé qu'il vit comme un manque de respect vis-à-vis des patients. Il ne parvient pas à se faire au *climat de l'équipe*, c'est-à-dire à ce *facteur de cohésion intrinsèque* qui fonde la dynamique de cette équipe.

Concepts voisins

- Groupe.
- Communauté.
- Collectif restreint.

7. Les antécédents et les conséquences du concept

Antécédents – apprendre le faire équipe

Mucchielli (2009) définit les conditions du travail d'équipe : c'est une compétence qui se développe. L'efficacité d'une équipe est affaire de cohésion et d'organisation, mais doit aussi s'appuyer sur des règles et une dynamique maîtrisées. Faire équipe impose d'apprendre et d'accepter de considérer le point de vue des autres.

Conséquences – prendre soin de l'équipe

Ce caractère collégial qui fait de l'équipe un élément indispensable du soin nécessite d'en réguler la dynamique. Les tensions générées par les échanges en son sein en font un espace instable et fragile qui nécessite régulièrement d'être interrogé et régulé. Cette régulation peut participer du fonctionnement même de l'équipe, ou relever d'une intervention extérieure (responsable de pôle, cadre supérieur, cadre, supervision, analyse de pratique).

8. Les référents empiriques du concept

Mucchielli (2009) définit les conditions du travail d'équipe :

- une communication interpersonnelle bilatérale facile dans toutes les directions et non pas seulement selon le réseau constitué en vue de la tâche;
- l'expression possible des désaccords et des tensions;
- la non-mise en question de la participation affective du groupe;
- l'entraide en cas de difficulté d'un des membres;
- la volonté de suppléance d'un membre défaillant;
- la connaissance a priori des aptitudes, réactions, initiatives de tous les autres par chacun;
- la division du travail après élaboration en commun d'objectifs et acceptation d'une structure si la tâche l'exige et en fonction de la tâche;
- l'acceptation d'une structure avec une autorité d'animation, de coordination et de contrôle.

L'existence ou non de ces éléments permet d'évaluer si un collectif de professionnels est devenu cet élément émergeant qu'est une équipe.

L'équipe se présente sous de multiples réalités, ses fonctions sont plurielles et sa dynamique complexe. Elle reste un phénomène instable et fragile, mais incontournable. Elle est cependant un acteur à part entière, car elle ne se résume pas à la somme des individus qui la composent, mais constitue un produit émergent de l'action collective, une sorte de bénéfice secondaire, qu'il faut savoir utiliser pour enrichir l'exercice individuel du métier de soignant.

Bibliographie

Abrami, P. (1999). *L'apprentissage coopératif. Théorie, méthodes, activités.* Montréal : Chenelière Éducation.

Cauvin, P. (1997). *La cohésion des équipes.* Paris : ESF Éditeur.

Cristofalo, P. (2019). La fabrique d'une équipe dans les établissements de santé. *Journal de Gestion et d'Economie de la santé, 37*(3).

Fustier, P. (2021). *Le travail d'équipe en institution. Clinique de l'institution médico-sociale et psychiatrique.* Paris : Dunod.

Maisonneuve, J. (1968). *La dynamique des groupes.* Paris : PUF, coll. « Que sais-je ? ».

Mucchielli, R. (2009). *Le travail en équipe. Clés pour une meilleure efficacité collective.* Paris : ESF Éditeur.

Reynaud, J.-D. (1997). *Les règles du jeu. L'action collective et la régulation sociale.* Paris : Armand colin.

Espoir

Diane Bargain, Nadège Ecorcheville

1. L'identification du concept

Le terme « espoir », très présent dans le langage courant, est un concept complexe et non stabilisé. Aucun consensus sur sa nature n'existe, tant elle touche à la signification de la vie.

L'espoir est défini par Dufaut et Martocchio (1985) comme une force de vie pluridimensionnelle et dynamique caractérisée chez l'individu par une attente confiante et pourtant incertaine d'un avenir fructueux, à la réalisation envisageable et à la signification personnelle.

Stephenson (1991) y voit un processus d'anticipation qui implique l'interaction de la pensée, de l'action, du sentiment et de la relation, et qui est orienté vers un accomplissement futur personnellement significatif.

2. Les buts de l'analyse du concept

- Permettre une utilisation adaptée de ce concept, en le différenciant des concepts voisins.
- Éclairer les stratégies d'adaptation face à une maladie ou à une situation transitionnelle (annonce d'une maladie, entrée en soins palliatifs).
- Orienter les interventions infirmières lors de l'accompagnement des patients en réadaptation.

3. Les usages du concept

Historique

- Dans la mythologie grecque, le mythe de la boîte de Pandore fait référence à l'espoir. Pandore ouvrit la boîte d'où s'échappèrent tous les maux de l'humanité sauf l'espérance, que Pandore parvint à conserver.
- L'espoir, du latin *sperare* (attendre), est une des vertus théologales : la foi, l'espérance et la charité.
- Jusqu'au XXe siècle, les mots « espoir » et « espérance » font référence à la même notion.

Philosophie

- Pour les philosophes stoïciens, l'espoir est vain. La vraie sagesse est d'apprécier la vie dans l'action, de désirer ce dont on jouit et ce qu'on sait. L'espoir est un « *pharmakon* », un remède-poison en grec.
- Parmi les philosophes existentialistes :
  - Jean-Paul Sartre (1943) considère que l'être humain est caractérisé par le néant. L'homme n'étant jamais achevé, ce néant lui permet de se projeter, source d'espoir de l'être ;
  - Gabriel Marcel décrit l'espoir permettant de transcender les épreuves de la vie (Colin, 2009). Se représenter clairement l'objectif de son espérance, c'est s'exposer à la déception. L'espérance se refuse à se poser des conditions et ne prétend pas à l'avenir dans une recherche concrète de solutions. Espérer, c'est être patient et placer sa confiance en Dieu.

Psychologie

- En psychologie, Snyder (1995), dans une approche cognitive, en identifie trois composantes : les buts, la dimension opératoire et la dimension motivationnelle.

Sciences infirmières

- Ce concept difficilement mesurable semble être un levier dans l'accompagnement de la personne soignée. En ce sens, en sciences infirmières, la majorité des auteurs affirme que l'espoir est essentiel à l'être humain et central à la vie. L'espoir est un concept dynamique, multidimensionnel et propre à chacun.
- Dufaut et Martocchio (1985) ont identifié deux sphères de l'espoir : l'espoir généralisé et l'espoir particularisé. L'espoir généralisé n'a pas d'objet spécifique; il fournit une motivation globale pour l'avenir. C'est le sentiment que quelque chose de bénéfique dans l'avenir projette un positif sur la vie et protège contre le désespoir. Il préserve la vie et lui redonne un sens.
- Plus l'espoir est relié à une temporalité, plus il est particularisé, abstrait ou concret. L'espoir particularisé permet un engagement dans le futur en incitant la personne à l'adaptation constructive et à la conception de moyens pour réaliser l'objet d'espoir. Le concept d'espoir particularisé des malades est délimité par Morse et Doberneck (1995).
- L'espoir est central au sein de la théorie de l'humain-devenant de Rose-Marie Parse (1999). Il se manifeste quand nous entretenons des relations avec les autres, les idées, les objets et les situations. Le fait d'espérer signifie anticiper les possibles, c'est-à-dire imaginer ce qui pourrait être. Il permet de donner du sens à une situation.

4. La définition des attributs du concept

Selon Morse et Doberneck (1995), ce sont :

- l'évaluation initiale et réaliste d'une menace ou d'une situation difficile;
- envisager des alternatives, établir des objectifs;
- se préparer en cas d'issue défavorable;
- évaluer de manière réaliste des ressources personnelles et des ressources externes,
- des relations sociales mutuellement bénéfiques;
- l'évaluation permanente de signes renforçant les objectifs définis;
- être déterminé à lutter.

5. La construction de cas modèle

Monsieur R., 68 ans, est hospitalisé pour un lymphome non hodgkinien. Il débute une chimiothérapie très agressive, qui devrait le plonger en aplasie 10 jours plus tard (*se préparer en cas d'issue défavorable*). Monsieur R. est très asthénique, dénutri, il a du mal à garder la position assise plus d'une heure ou deux. Les visites étant interdites aux enfants, Monsieur R. souhaite pouvoir tenir quelques heures sur un fauteuil roulant pour descendre voir ses petites filles hors de sa chambre avec son chien avant de rentrer en aplasie (*établir des objectifs*). Il reste tous les jours un peu plus longtemps au fauteuil (*évaluation permanente de signes renforçant les objectifs définis*) et participe activement aux séances de kinésithérapie. Il pense à organiser un accès internet pour converser par visio avec sa famille (*relations sociales mutuellement bénéfiques*) s'il n'est pas capable de sortir de sa chambre (*envisager des alternatives, se préparer en cas d'issue défavorable*). Il sait que le parcours thérapeutique sera difficile, mais il a hâte de reprendre ses voyages avec sa femme après sa rémission (*être déterminé à lutter*).

6. La construction de cas contraire et l'identification de concepts voisins

Cas contraire

Mme D., 100 ans, est hospitalisée pour la seconde fois en 4 mois en gériatrie aiguë pour une nouvelle chute. Elle habite depuis 78 ans dans un petit appartement parisien mal adapté à ses difficultés pour se déplacer. Elle refuse les aides à domicile; l'une de ses filles s'occupe d'elle. Lorsque l'équipe soignante et ses filles lui suggèrent une institutionnalisation, elle refuse catégoriquement (*pas d'évaluation réaliste du risque majeur de chute et des conditions de vie, n'envisage pas d'alternative, relations sociales tendues*) et insiste pour rentrer au plus vite chez elle. Elle dit chaque jour avec le sourire : « Laissez-moi donc tranquille chez moi (*absence d'évaluation réaliste des ressources*), j'attends que le bon Dieu me permette de retrouver mon mari. J'ai mal partout, à mon cœur et à ma tête ! J'ai bien profité de la vie, il est temps que je parte ». Elle se sent trop fatiguée pour faire de la rééducation. Elle exprime le souhait de mourir comme son amie en s'endormant chez elle devant sa télévision (*absence de détermination à lutter*).

Concepts voisins

- Optimisme : c'est une attente d'un « mieux », mais le caractère actif de l'espoir est opposé au caractère passif de l'optimisme. L'espoir est souvent défini comme une « active patience » alors que la dimension opératoire de l'optimisme est absente.
- *Coping :* l'espoir favorise l'élaboration de stratégies de *coping* et un haut niveau d'ajustement favorise le développement de l'espoir. L'espoir est alors tantôt considéré comme une ressource pour un *coping* efficace, un processus de *coping* en lui-même ou le résultat de celui-ci.
- Incertitude : l'incertitude, qui traduit une période de doute, peut amener soit à l'espoir, soit à un sentiment de menace. Dans la théorie de l'incertitude de Mishel, le miroir de l'espoir est la menace.

7. Les antécédents et les conséquences du concept

Antécédents

Selon Haase, Britt, Coward, Leidy et Penn (1992), ce sont :

- une expérience de vie significative (événement marquant ou stimulus stressant) ;
- des qualités personnelles positives (optimisme, sentiment que les choses ont un sens, facilité à utiliser les stratégies de *coping*) ;
- connectivité (le sentiment d'être connecté à un contexte et de percevoir sa cohérence).

Conséquences

Selon Haase et al. (1992), ce sont :

- l'aptitude personnelle dans l'atteinte des objectifs ;
- la démarche gagnante ;
- la sérénité ;
- l'habileté à l'autotranscendance.

8. Les référents empiriques du concept

Il existe une grille d'évaluation de l'espoir à destination des cliniciens afin de mesurer ce concept chez les patients adultes, la *Herth Hope Index* ou HHI (Herth, 1992).

Bibliographie

Colin, P. (2009). *Gabriel Marcel, philosophe de l'espérance.* Paris : Cerf.

Dufault, K. & Martocchio, B. C. (1985). Symposium on compassionate care and the dying experience. Hope: its spheres and dimensions. *Nurs Clin North Am, 20*(2), 379-391.

Haase, J. E., Britt, T., Coward, D. D., Leidy, N. K., & Penn, P. E. (1992). Simultaneous concept analysis of spiritual perspective, hope, acceptance and self-transcendence. *The Journal of Nursing Scholarship, 24*(2), 141-147.

Herth K. (1992). Abbreviated instrument to measure hope: development and psychometric evaluation. *J Adv Nurs, 17*(10), 1251-1259.

Morse, J. M., & Doberneck, B. (1995). Delineating the concept of hope. *The Journal of Nursing Scholarship, 27*(4), 277-285.

Parse, R. (1999). *Hope: An International Human Becoming Perspective.* Jones and Bartlett.

Sartre, J.-P. (1943). *L'être et le néant.* Paris : Gallimard.

Snyder CR (1995). Conceptualizing, measuring, and nurturing hope. *Journal of Counseling & Development,* 73(3), 355-60.

Stephenson C. (1991). The concept of hope revisited for nursing. *Journal of Advanced Nursing,* 16(12), 1456-1461.

Éthique

Christian Gilioli, Anne Muller

1. L'identification du concept

Définir l'éthique paraît, à première vue, d'une étrange simplicité. Une définition en serait : l'étude de l'ensemble des principes moraux qui président aux relations humaines. Cependant, son recours est devenu si commun qu'il convient d'être prudent quand on tente d'en circonscrire le sens.

Éthique et morale sont profondément unies, s'alimentant chacune, à son tour nourrissant l'autre.

Le mot éthos renvoie à l'idée de monde, de lieu où l'homme habite. Dans le langage moderne, un éthos est aussi un espace commun pour un certain nombre de personnes qui l'occupent et le façonnent. On peut ainsi parler d'un éthos du soin qui rassemble des agents qui ont en commun un certain nombre de valeurs qui irriguent leur façon de vivre et de faire leur travail.

Cette idée de monde peut être envisagée comme un espace constitué humainement que l'on retrouve dans l'expression « venir au monde ». Cet espace surgit dans un monde façonné par l'homme. Si cet espace a une dimension technique, il faut aussi saisir que ce monde est profondément organisé d'un point de vue moral. La réflexion éthique vise l'aménagement moral du monde dans la perspective de la poursuite du bien, comme l'indique George Edward Moore (1998). Paul Ricœur (1990) le confirme : l'éthique est la visée du bien pour soi, pour autrui dans des institutions justes.

L'éthique se différencie alors de la morale par une certaine forme de liberté. Ce n'est pas un ordre moral que l'on pourrait imposer (Sicard, 2014). Comme l'analyse Gilles Deleuze (1980) commentant l'*Éthique* de Spinoza, la morale implique toujours une position de surplomb, quelque chose de préétabli vis-à-vis de quoi il faudra se mettre en conformité (Detcheverry, 2021). L'éthique n'a pas cette astreinte et elle suppose une certaine forme de liberté, de créativité dans la définition de nos comportements moraux. Elle est en quelque sorte une façon d'être.

L'éthique est convoquée dans l'activité soignante. À première vue, le soin visant lui aussi le bien de la personne malade, l'éthique ne devrait y avoir que peu à dire. Pourtant, depuis les années 1990, le champ du soin en est devenu le principal espace de réflexion, au moins pour deux raisons : l'extraordinaire développement du progrès technique et la complexité qui lui est associée à définir ce qu'est le bien, surtout lorsque les principes régulateurs commencent à manquer.

Quatre principes définis par Beauchamp et Childress (2008) irriguent l'éthique soignante :

- la bienfaisance ;
- la non-malfaisance ;
- le respect de l'autonomie ;
- la justice.

Cet ensemble, communément dénommé « principisme », qui est parfois l'objet de critiques met en exergue le conflit possible entre ces différents éléments. Respecter l'autonomie du patient tout en restant bienfaisant est parfois difficile voire contradictoire. Faut-il, par exemple, obliger une personne âgée à aller au fauteuil quand elle ne le veut pas, ou risquer l'apparition d'escarres en acceptant qu'elle reste au lit au nom de son autonomie ?

Pourtant, la visée du bien toujours induite dans le soin constitue le support central de l'éthique. Tant que cette idée du bien est partagée, le patient, sa famille acceptent pratiquement tout. La rupture de cette intentionnalité partagée entraîne presque toujours un conflit avec l'équipe soignante qui n'en comprend pas les termes. Là où le soignant ne voit qu'un malade qu'on soigne, la famille n'y voit plus qu'un homme ou une femme que l'on fait souffrir.

2. Les buts de l'analyse du concept

La réflexion éthique vise à donner du sens à l'action soignante ou à délimiter ce qui est souhaitable ou ce que l'on veut interdire. Elle est un simple guide, mais son utilité est absolue lorsque l'on se trouve face à une situation qui ne trouve pas de réponse morale immédiate. Le développement du progrès technique fait ainsi surgir des possibilités inouïes qui dépassent les catégories que l'on associe classiquement à la morale. Il est impossible de dire, par exemple, si la gestation pour autrui relève du bien ou du mal, ou si elle est juste ou injuste. Il faut alors déterminer son usage ou son interdiction à partir d'autres voies explorées par la réflexion éthique pour construire un mode de vie commun, c'est-à-dire un monde.

Mais l'évolution en médecine conduit aussi les soignants à s'interroger sur des situations tout aussi inouïes rendues possibles par le progrès technique et qui posent la question fondamentale du sens de la vie. La dynamique même de l'éthique s'inscrit toujours dans l'absence de réponse immédiate et connue. Jacques Derrida (2004) le rappelle en disant : « C'est parce que je n'ai pas de réponse, pas de normes disponibles mais que je dois prendre parti que la réflexion éthique s'impose à moi ». En fait, le soignant n'a pas le choix, il ne peut pas se dérober. Il doit construire éthiquement sa décision pour agir car la situation le requiert.

3. Les usages du concept

On a parfois dénoncé un usage abusif de l'éthique, un pur phénomène de mode qui disparaîtrait aussi vite qu'il était apparu dans le champ du soin. On sait maintenant qu'il n'en est rien. En revanche, Monique Canto-Sperber (2001) a évoqué non sans raison une véritable tyrannie de l'éthique, toute activité humaine devant passer à l'analyse de la réflexion éthique. Il n'est pas exagéré de dire que cela discrédite la valeur ajoutée de l'éthique dans des espaces comme celui du soin où elle est indispensable. On peut discuter de l'éthique du capitalisme ou de la guerre ; il est peu probable qu'on infléchira leurs conséquences.

Dans tous les champs et notamment à l'hôpital, il est important de distinguer ce qui relève de l'éthique et ce qui relève du droit. Il ne s'agit pas de convoquer l'éthique (même si l'on peut discuter éthiquement d'une loi) lorsque la loi indique la solution. On ne peut pas, par exemple, passer outre, pour des raisons éthiques, le consentement du patient. Un patient sous contrainte en psychiatrie peut refuser les soins somatiques que son état requiert. Le soignant ne peut pas pour autant s'abriter derrière la loi pour ne rien faire et en quelque sorte abandonner le patient. Même s'il ne peut en rien l'obliger, il doit tout faire pour le convaincre. C'est en ce sens que l'éthique se réinvite dans le processus décisionnel déjà balisé pourtant par la loi, mais en aucune manière ne s'y substitue.

4. La définition des attributs du concept

- La réalisation du soin à la personne soignée sans la réduire à sa ou ses pathologies. Soigner Monsieur Dupont atteint d'un cancer et non (simplement) le cancer de Monsieur Dupont.
- L'orientation du sens de l'action en empêchant de se laisser entraîner par la puissance de la technique dont dispose aujourd'hui la médecine moderne, sans sombrer dans une technophobie. Le philosophe Martin Heidegger pense la technique comme beaucoup plus instrumentalisante qu'instrumentalisée.
- La suspension de l'action et la mise au jour de ce que l'on poursuit avec tel patient à l'aide du canevas méthodologique proposé par Monique Canto-Sperber (2001) :
  - évaluer les buts visés par l'action ;
  - examiner d'autres options possibles ;
  - considérer le contexte dans lequel l'action va s'inscrire ;
  - envisager les solutions au cas où elle serait mise en échec ;
  - évaluer ou tenter d'évaluer les effets néfastes entraînés par l'action ;
  - envisager si possible les effets irréversibles ;
  - expliciter les raisons qui justifient l'action (légitimation de l'action).

5. La construction de cas modèle

À la suite d'un accident neurologique grave, un homme de 45 ans est tétraplégique et a déjà fait un arrêt cardiaque pour lequel il a été réanimé. Il n'existe pratiquement aucune communication directe avec lui et il est impossible de dire s'il souffre ou non de cette situation. Les infirmiers et aides-soignants effectuent l'ensemble des soins (de confort, techniques, relationnels) en communiquant avec lui oralement et par le toucher (*réalisation du soin requis sans réduire la personne à sa ou ses pathologies*). D'un naturel optimiste selon ses proches, il n'a jamais évoqué la possibilité d'un pareil accident et donc encore moins ce qu'il souhaiterait comme prise en charge (*orientation du sens de l'action*). L'équipe s'interroge sur les suites à donner en cas de nouvel arrêt cardiaque (*mise au jour de ce que l'on poursuit*).

6. La construction de cas contraire et l'identification de concept voisin

Cas contraire

Le malaise de l'éthique soignante peut être situé dans les exactions de la médecine du régime nazi qui ont été dévoilées lors du procès de Nuremberg. Jamais la confusion avec l'expérience scientifique (aussi ignoble que mal menée) n'avait été aussi grande. Les hommes déclassés dans leur humanité étaient alors utilisés comme de simples cobayes sous couvert de recherche scientifique visant le progrès médical.

Concept voisin

- Déshumanisation.

7. Les antécédents et les conséquences du concept

Des dérapages éthiques de la médecine au cours du XXe siècle ont eu lieu, mais jamais dans une forme aussi systématisée de l'oubli de l'impératif kantien qui stipule qu'un homme doit toujours être considéré comme une fin et jamais seulement comme un moyen. Cette maxime morale constitue sûrement le meilleur garde-fou de tentations toujours en embuscade dans la médecine technicienne.

8. Les référents empiriques du concept

- Le Comité consultatif national d'éthique (CCNE) constitue une aide dans la prise de décision.
- Quelle que soit la valeur de l'avis, la décision devra toujours être prise par l'équipe en accord avec le patient quand son expression est possible, et sa famille ou son représentant lorsqu'il se trouve dans l'impossibilité de s'exprimer.

Bibliographie

Beauchamp, T. L. & Childress, J. (2008). *Les Principes de l'éthique biomédicale*. Paris : Les Belles Lettres.

Canto-Sperber, M. (2001). *L'inquiétude morale et la vie humaine*. Paris : PUF.

Deleuze, G. (1980). Sur Spinoza (1980-1981). Enregistrements des cours de Gilles Deleuze. Université Paris 8-Vincennes-Saint-Denis. https://gallica.bnf.fr/html/und/enregistrements-sonores/sur-spinoza-1980-1981-enregistrements-audio-des-cours-donnes-par-gilles?mode=desktop.

Derrida, J. (2004). Derrida, penseur de l'événement (entretien avec Jérôme-Alexandre Niesberg. L'Humanité, 28 janvier 2004, https://www.humanite.fr/-/centenaire-de-lhumanite/jacques-derrida-penseur-de-levenement.

Detcheverry, T. (2021). Deleuze lecteur de Spinoza et Leibniz : éthique, puissance et limite. *Lumières, 37-38*, 151-178.

Folscheid, D., Feuillet-Le Mintier, B. & Mattéi, J.-F. (1997). *Philosophie, éthique et droit de la médecine*. Paris : PUF.

Moore, G. E. (1998). *Principia ethica*. Paris : PUF.

Rameix, S. (1996). *Fondements philosophiques de l'éthique médicale*. Paris : Ellipse.

Ricœur, R. (1990). *Soi-même comme un autre*. Paris : Seuil.

Sicard, D. (2014). La politisation éthique de la morale. Conférence, Académie des sciences morales et politiques. Institut de France. https://academiesciencesmoralesetpolitiques.fr/2014/01/13/la-politisation-ethique-de-la-morale/.

Évaluation

Najoua Mohib, Stéphane Guillon

1. L'identification du concept

L'analyse de ce concept en sciences infirmières a été réalisée par Defresnes et Rufin (2012).

L'évaluation se définit comme processus, activité et pratique :

- mesure et objectivation (par exemple acquis des apprentissages, performances du système de santé) dans une perspective de comparaison et/ou d'amélioration d'une situation ;
- recueil d'informations en vue de prendre une décision ;
- jugement de valeur (activité cognitive) et appréciation d'un écart entre le réel et le souhaitable (acceptabilité d'une réalité) (Hadji, 2021) ;
- pratique d'intervention dans une logique de contrôle et de mise en conformité *versus* pratique d'accompagnement dans une logique de conseil et d'aide ;
- trois fonctions : certification (validation), régulation (prise de décision) et orientation (identification) (De Ketele, 2010).

Dimensions du concept

- Dimension formative : développement et certification des compétences (étudiants, professionnels de la santé).
- Dimension transformative : analyse des pratiques professionnelles et émancipation des acteurs (niveau individuel et collectif), restructuration et accompagnement du changement (niveau organisationnel).
- Dimension managériale : outil d'aide à la décision, gestion des ressources humaines (recrutement, suivi des carrières, etc.).
- Dimension humaine : subjectivité, intersubjectivité, écoute, acte de soin.
- Dimension temporelle : passé (situation de départ sur laquelle porte l'évaluation), présent (moment de l'évaluation), futur (but de l'évaluation).

Historique et suivi des évolutions dans les disciplines

- Dans les années 1920 : premières recherches sur les méthodes d'évaluation pédagogiques avec le développement de la docimologie, « science des examens » (Martin, 2002).
- À partir des années 1970 : diffusion en France de la notion d'évaluation dans le vocabulaire des sciences sociales (science politique, économie, sciences de l'éducation, etc.) dans un contexte politique marqué par le développement d'un « nouveau management public » en quête d'efficacité (Rangeon, 1993).
- Actuellement, la notion d'évaluation occupe une place centrale dans les sciences de l'éducation et de la formation qui privilégient plusieurs angles d'approche : éthique, pédagogique, scolaire, politique, social, etc.
- Concept pluridisciplinaire et complexe compte tenu de la multiplicité des définitions, de l'hétérogénéité des pratiques et de la diffusion de l'évaluation dans de nombreux champs de l'activité humaine (santé, éducation, travail, recherche, loisirs, etc.).
- Intérêt particulier des sciences infirmières pour l'évaluation des formations pouvant s'expliquer par le développement de l'approche par compétences.

2. Les buts de l'analyse du concept

- Identifier les différentes conceptions de l'évaluation.
- Optimiser l'évaluation dans son quotidien de soignant.

3. Les usages du concept

Ce concept permet de :
- participer au développement des compétences des professionnels ;
- soutenir la professionnalisation des étudiants ;
- contribuer à la qualité des soins, de la relation soignant-soigné, du système de santé, de la formation, etc.

4. La définition des attributs du concept

- L'objectivité.
- La fiabilité.
- La pertinence.
- L'éthique.
- La légitimité.
- La transparence.
- La confiance.
- La réflexivité.
- Le dialogue.

5. La construction de cas modèle

Un cas empirique relaté par une patiente

« Avant de voir le médecin, j'ai eu un entretien avec une infirmière qui s'est d'abord présentée, ce qui m'a permis de me sentir rapidement à l'aise (*confiance*). Vu que j'étais inquiète, elle m'a rassurée en me disant qu'elle travaillait dans ce service depuis 15 ans (*légitimité*) et qu'elle avait l'habitude de traiter ce type de pathologie (*fiabilité*). Elle m'a posé plusieurs questions sur ma situation personnelle (*dialogue*), mon état de stress, mes antécédents médicaux, etc. Elle a pris le temps de m'expliquer tout ce que mon nouveau traitement impliquerait (*transparence*). Elle m'a également demandé d'évaluer mon état de santé (*réflexivité*) ainsi que ma douleur sur une échelle de 10 (*pertinence, objectivité*). Lorsque je lui ai répondu que je n'étais pas certaine d'être prête, elle ne m'a pas jugée (*éthique*) ».

6. La construction de cas contraire et l'identification de concepts voisins

Cas contraire

Un entretien annuel d'évaluation d'une aide-soignante vécu comme un moment de contrôle ne permettant pas les échanges réflexifs favorisant le développement professionnel. Certains attributs de l'évaluation : objectivité (impartialité de sa responsable hiérarchique), dialogue, confiance (possibilité de dialoguer dans un espace de confiance), pertinence sont absents.

« J'avais l'impression de passer un examen. J'ai dû répondre à des questions très techniques sur les différentes pathologies, les risques professionnels, etc. J'étais déçue parce que nous avions des difficultés dans le service et je voyais bien que ma cadre n'avait pas envie d'en parler. On était tous épuisés à cause de la surcharge de travail et du manque de moyens. Du coup, ça a créé de fortes tensions dans l'équipe. Mais j'ai bien senti que la cadre nous mettait tous dans le même panier et qu'elle était subjective. Après cet entretien, je me suis dit que j'allais faire une demande de changement de service. »

Concepts voisins

- Efficacité – performance.
- Qualité – audit.
- Norme – valeur.
- Auto-évaluation – autorégulation.

7. Les antécédents et les conséquences du concept

Dans le domaine des sciences de infirmières.

Antécédents

- Inscription de l'évaluation de l'organisation des soins et du fonctionnement des établissements publics de santé dans la loi n° 91-748 du 31 juillet 1991 portant réforme hospitalière.
- Reconnaissance de l'évaluation clinique infirmière avec le décret n° 93-345 du 15 mars 1993 relatif aux actes professionnels et à l'exercice de la profession d'infirmier.
- Qualité des soins et de la formation infirmière : une préoccupation politique à l'échelle internationale.

Conséquences

- Démarche qualité, labellisation, accréditation.
- Valorisation sociale de l'expertise.
- Mise en place de référentiels (formation, métier, compétences, etc.).
- Développement de l'ingénierie pédagogique dans la formation infirmière (outils, accompagnement, etc.).
- Reconnaissance professionnelle.
- Transformation (identitaire, organisationnelle).
- Innovation (faire autrement dans le travail, dans l'enseignement, etc.).
- Tensions sur les personnes et les organisations.

8. Les référents empiriques du concept

- Recueil et analyse des informations/comparaison.
- Approche résultats/objectifs/impacts.
- Fonder une décision, preuves.
- Critères/grille/indicateurs/référentiel.
- Valeur/note/appréciation.
- Feedback/ami critique.

Bibliographie

Defresnes, C. & Rufin, F. (2012). Évaluation. In M. Formarier, & L. Jovic (dir.), *Les concepts en sciences infirmières* (pp. 191-192). Lyon : Mallet Conseil.

De Ketele, J.-M. (2010). Ne pas se tromper d'évaluation. *Revue Française de Linguistique Appliquée, XV*, 25-37.

Hadji, C. (2021). *Le défi d'une évaluation à visage humain.* Paris : ESF Sciences Humaines.

Martin, J. (2002). Aux origines de la « science des examens » (1920-1940). *Histoire de l'Éducation, 94*, 177-199.

Pharand, D. (2007). L'évaluation de l'enseignement des sciences infirmières en milieu clinique : des compétences à développer, plutôt que des comportements à prioriser. *Revue des Sciences de l'Éducation, 33*(3), 703-725.

Rangeon, F. (1993). La notion d'évaluation. In Centre universitaire de recherches administratives et politiques de Picardie, *L'évaluation dans l'administration* (pp. 11-33). Paris : PUF.

Vial, M. (1999). *La qualité de la formation en soins infirmiers.* Colloque CEFIEC-Alsace, Strasbourg, juin.

Expérience

Annie Farrayre

1. L'identification du concept

L'expérience est un processus actif ou passif d'acquisition de connaissances élaboré par la réflexion mentale mettant en lien expérimentation et *experiencing*. Ce processus est une démarche de connaissance volontaire conduite dans l'action et sur l'action d'expérimentation permettant d'apprendre, d'élaborer des savoirs, de prendre une décision (Farrayre, 2019).

2. Les buts de l'analyse du concept

Le but de l'analyse du concept, non encore réalisée en sciences infirmières, est d'en produire une définition opérationnelle, pour les sciences de la santé à partir de différentes approches disciplinaires.

Les objectifs visent à clarifier ce concept transdisciplinaire, à faciliter la compréhension du mode d'élaboration de l'expérience et à lever l'ambiguïté assimilant l'expérience à des compétences liées à l'ancienneté dans le travail.

3. Les usages du concept

- Ce concept est transdisciplinaire et multidimensionnel.
- Il est apparu pour la première fois aux États-Unis, en philosophie, dans le courant du pragmatisme (James, 2005) et a été formalisé dans le champ de l'éducation nouvelle de l'enfant (Dewey, 2010).
- Puis, il a été repris dans le champ de la formation d'adultes qui considère que l'expérience exerce un travail silencieux de transformation des habitudes d'orientation de l'action (Barbier, 2011). L'expérience professionnelle relève de l'acquis, se manifestant par l'expression de compétences, ou bien est un produit de l'activité de la personne, de la formation ou de l'apprentissage en situation de travail (Grasser & Rose, 2000).
- En sciences infirmières, l'expérience est définie implicitement au travers de l'existence de savoirs d'expérience possédés par les infirmières (Phaneuf, 2011) ou de modes de savoirs infirmiers. En approfondissant les travaux de Dewey sous la focale de la formation d'adultes et dans le champ des soins infirmiers, Farrayre (2019) démontre que l'expérience se construit en adoptant une « posture cognitivo-émotionnelle » face à la situation de soins vécue et permet l'élaboration de savoirs, plus particulièrement de savoirs infirmiers.

4. La définition des attributs du concept

- L'expérience est subjective ; c'est celle d'un sujet.
- Elle est donc unique, même si elle entraîne l'acquisition de savoirs communs à un groupe.
- Elle se construit grâce à deux formes de processus de connaissances, car elle se produit de façon conscientisée ou non conscientisée.
- Elle possède deux dimensions :
  - dimension active grâce à une pensée réflexive sur l'expérimentation vécue ;
  - dimension passive suite au vécu cognitif, conatif, émotionnel, corporel éprouvé dans l'action et non conscientisé.

- Elle entraîne l'émission d'une intuition, d'un étonnement cognitif, d'une émotion dans l'action.
- Son élaboration se fait à partir des connaissances antérieures du sujet.

5. La construction de cas modèle

Une infirmière mobilise son expérience clinique pour prendre une décision

Un homme âgé de 80 ans arrive aux urgences avec les pompiers, à la suite d'un malaise sur la voie publique. L'infirmière l'examine et l'interroge. Le fait qu'il lui dise que, tout d'un coup, il n'a plus vu clair, la fait « tilter ». Elle se dit : « Méfie-toi, ce n'est pas juste un cas simple de personne âgée. Ce n'est pas un malaise avec prodrome. C'est un malaise type syncope. Je ne le sens pas trop. Pour moi, son malaise c'est un arrêt cardiaque ». Elle prévient le médecin urgentiste de l'extrême urgence (*dimension active*). Il confirme l'urgence et décide de prendre le patient en réanimation. Cette infirmière a élaboré de l'expérience clinique (*expérience subjective unique*) et s'en sert. Elle a une *intuition* de gravité. Elle fait référence au fait que le patient n'a plus vu clair subitement lors de sa chute ; pour elle, c'est un *indicateur* clinique de syncope cardiaque, donc de connaissance antérieure. Elle est attentive à réguler l'émotion vécue auprès du patient, ce qui la conduit à recherche des informations supplémentaires. Elle adopte une posture de décideur qui sait.

6. La construction de cas contraire et l'identification de concepts voisins

Cas contraire

Une infirmière accueille un homme de 50 ans qui arrive aux urgences pour un malaise sur son lieu de travail. Elle *l'interroge*, observe son faciès et cherche à éliminer des signes cliniques de syndrome de menace à *l'aide de la procédure de tri*, mais n'y arrive pas. Ne sachant pas identifier la gravité du cas du patient, elle appelle le médecin qui détecte un syndrome de menace et fait installer le patient en réanimation.

Cette infirmière n'a pas développé d'expérience clinique ; elle utilise une procédure préétablie. Sa posture est celle d'une exécutante qui questionne selon une procédure préétablie. Elle ne mobilise ni son intuition, ni de règle d'action, ni d'indicateur clinique lui permettant d'analyser le problème du patient et de prendre une décision sur le niveau d'urgence du patient.

Concepts voisins

- Raisonnement clinique.
- Savoir.
- Apprentissage.
- Décision.

7. Les antécédents et les conséquences du concept

Antécédents	Conséquences
Contexte environnemental ou de travail Action sur une personne, une chose Réflexion sur le ressenti, l'émotion, l'intuition, l'étonnement éprouvé Formation initiale de l'individu Connaissances antérieures Posture « cognitivo-émotionnelle » face à un événement vécu	Mode décisionnel Savoirs professionnels : – savoirs d'action nommables – théorèmes en actes – règles d'action – indicateurs cliniques Apprentissage explicite ou implicite Savoirs personnels nouveaux

8. Les référents empiriques du concept

- L'expérience, processus cognitif, émotionnel, conatif et corporel, est difficilement mesurable de façon directe. Son accès est réalisable en conduisant un entretien d'explicitation.
- L'expérience s'élabore grâce à l'adoption d'une posture de connaissance face à l'expérience vécue qui génère non seulement des modalités de raisonnement, l'élaboration d'indicateurs cliniques ou de

savoirs d'action, mais aussi un mode décisionnel. Elle influence la nature du ressenti qui est intuition, émotion ou étonnement. Elle joue un rôle triple sur le raisonnement, la nature et le contrôle du « ressenti » éprouvé dans le feu de l'action ainsi que sur la nature des savoirs mobilisés. En cela, elle influence la qualité des soins dispensés.

Bibliographie

Barbier, J.-M. (2011). *Savoirs théoriques et savoirs d'action.* Paris : PUF.

Dewey, J. (2010). *L'art comme expérience* (trad. fr. J.-P. Cometti, C. Domino & F. Gaspari). Paris : Gallimard (1re éd. 1934).

Farrayre, A. (2019). *L'expérience face à l'intuition et à l'émotion dans la décision clinique de l'infirmière. Rôle de la posture « cognitivo-émotionnelle » de l'infirmière face au « ressenti » éprouvé dans l'activité clinique d'orientation et d'accueil des urgences hospitalières.* Thèse de doctorat en Sciences humaines et humanités nouvelles, spécialité Formation d'adultes, HESAM Université, CNAM, Paris. https://www.theses.fr/241775981.

Grasser, B. & Rose, J. (2000). L'expérience professionnelle, son acquisition et ses liens avec la formation. *Formation Emploi, 71*, 5-19.

James, W. (2005). *Essais d'empirisme radical* (trad. fr. G. Garreta & M. Girel). Marseille : Agone (1re éd. : 1912).

Kahneman, D. (2016). *Système 1 système 2. Les deux vitesses de la pensée.* Paris : Flammarion.

Muller, A. (2016). *Les savoirs professionnels infirmiers.* Paris : Seli Arslan.

Pastré, P. (2011). *La didactique professionnelle.* Paris : PUF.

Phaneuf, M. (2011). Les savoirs d'expérience en soins infirmiers, une richesse à explorer : mentorat, pratiques exemplaires et benchmarking. http://www.prendresoin.org/?p=1049.

Thievenaz, J. (2017). *De l'étonnement à l'apprentissage. Enquêter pour mieux comprendre.* Bruxelles : De Boeck Supérieur.

Expérience patient

Dominique Pougheon Bertrand, Anne Muller

1. L'identification du concept

Une première définition de l'expérience patient, *patient experience* en anglais, est proposée par Jason Wolf à partir d'une revue de littérature entre 2000 et 2014 : « l'ensemble des interactions et des situations vécues par une personne ou son entourage au cours de son parcours de santé. Ces interactions sont façonnées à la fois par l'organisation de ce parcours mais aussi par l'histoire de vie de la personne concernée » (Wolf, Niederhauser, Marshburn & LaVela, 2014, p. 8).

2. Les buts de l'analyse du concept

- Considérer le point de vue des patients sur les événements concernant leur parcours de soins, leurs situations de vie, les organisations de soins.
- Évaluer l'efficience des soins au regard de leur impact sur l'expérience patient.

3. Les usages du concept

L'usage du concept peut être individuel ou collectif, pour améliorer le parcours d'un patient dans une situation donnée ou l'organisation de soins pour un groupe de patients.

L'intérêt pour l'expérience vécue par les patients dans leur parcours de soins s'inscrit :

- dans l'évolution humaniste vers des soins centrés sur le patient, la prise en compte de ses préférences et sa décision de soins ;
- dans la priorité donnée à l'amélioration continue de la qualité des soins en termes de sécurité, d'efficience et de satisfaction des patients vis-à-vis des soins reçus et des résultats de santé perçus.

Intégrer la perspective du patient dans le système de soins traduit une évolution de sa position comme client plutôt qu'objet de soins et nécessite une définition claire et partagée. Celle de Wolf et al. en 2014 fait suite à une série d'études aux États-Unis et à l'international montrant des acceptions diverses de cette notion : soins centrés sur le patient, personnalisation des soins, excellence du service rendu, environnement promoteur de santé, conformité aux recommandations de soins.

Depuis, sa définition s'affine au fil des publications dans le *Patient Experience Journal,* journal créé par le Beryl Institute pour dynamiser le champ (et plus récemment le *Journal of Patient Experience*) en rapportant des résultats d'interventions visant l'amélioration de l'expérience patient dans différentes organisations de soins et pour différentes populations de patients.

En France, l'introduction de ce concept est récente. Depuis la création de l'Institut français de l'expérience patient en 2016 et le plan Ma Santé 2022 en 2018, la prise en compte de l'expérience patient s'ancre dans le champ de la santé publique et des politiques de santé, des outils et des procédures en permettant le recueil et l'analyse.

La Haute autorité de santé (HAS), dans la procédure de certification 2020, met l'accent sur la prise en compte du point de vue des représentants des usagers de l'établissement (critère 3.2-01 relatif à la promotion du recueil de l'expérience des patients par les établissements) et sur la méthode du patient-traceur pour recueillir le point de vue de patients sur leur épisode de soins. Elle a publié en 2021 un rapport sur la *Qualité des soins perçue par le patient* présentant les outils de mesure de l'expérience des patients, les PROM (*patient-reported outcome measures*), concernant l'état de santé perçu, et les PREM (*patient-reported experience measures*), concernant l'expérience des soins.

L'expérience patient présente plusieurs dimensions :

- dimension du parcours de soins ou de santé : elle se construit tout au long du continuum de soins ; la valeur pour le patient concerne les aspects cliniques et non cliniques, directs ou indirects des interactions entre le patient et le soignant ;
- dimension objective à travers la description factuelle des événements survenus lors du parcours de soins et de santé, et subjective à travers l'expression des ressentis du patient à l'occasion des interactions avec le système de santé au cours de ces événements ;
- dimension d'expression directe par le patient ou son entourage, sans intermédiation des soignants ou autres, au travers d'outils permettant de recueillir l'expérience patient (questionnaires de satisfaction et d'expérience, déclarations d'événements indésirables, plaintes ou réclamations, enregistrements vidéos ou récits d'histoires vécues – *storytelling*) ;
- dimension individuelle et collective : expérience d'un patient individuel ou d'un groupe de patients ;
- dimension démocratique : toute personne, quel que soit son niveau de culture ou d'éducation, ayant vécu des interactions avec le système de soins est légitime pour rapporter son expérience.

4. La définition des attributs du concept

Les attributs du concept se déclinent à trois niveaux, contribuant à la connaissance et à la qualité de l'expérience patient :

- au niveau du parcours de soins et de santé d'un patient :
  - la caractérisation de ce parcours, l'identification des épisodes et événements tout au long de son parcours ;
  - la prise en compte des recommandations scientifiques et cliniques dans le déroulé et la continuité du parcours.
- au niveau du patient et de la relation humaine :
  - l'expression du patient traduite autant que possible sans intermédiaire, en respectant son point de vue quel qu'il soit ;
  - l'expression des ressentis et émotions, générés par les interactions avec les professionnels sur ce qu'ils font et de quelle manière ;
  - la prise en compte des attentes du patient concernant la considération qui lui est portée : hygiène, qualité de l'orientation, accès à des professionnels choisis, ponctualité des rendez-vous, amabilité des contacts, réassurance, respect, vocabulaire clair et facile à comprendre, et possibilité d'être écouté dans ses difficultés ;
  - la prise en compte des préférences du patient concernant les décisions qui le concernent, les conseils sur sa santé ou sa maladie, l'information et l'éducation thérapeutique proposée ;
  - l'état de santé du patient, et sa capacité d'adaptation à sa maladie et à ses traitements (*coping with the disease*).
- au niveau de l'organisation des soins et de l'environnement du patient :
  - la culture de la qualité de l'expérience patient dans l'ensemble de l'organisation ;
  - la culture des soins centrés sur le patient : pertinents, opportuns, personnalisés, coordonnés, fiables et réactifs ; éviter les soins inutiles, les soins dont le patient ne veut pas ;
  - la mise en place des soins de proximité adaptés à la situation du patient, le lien avec les services dans la communauté, la transmission des informations aux partenaires des soins dans l'environnement du patient.

5. La construction de cas modèle

Expression d'une expérience individuelle emblématique (*storytelling*)

Un patient est invité lors d'un colloque réunissant des cliniciens et des soignants à partager une expérience vécue (*expression directe du patient*) lors d'un épisode de soins au cours duquel s'est produit pour lui un événement indésirable grave, entraînant une aggravation durable de son état de santé (*parcours de soins et de santé d'un patient*). Le patient explicite les circonstances de cet épisode aigu, son arrivée aux urgences, son attente prolongée malgré les explications qu'il a données sur le caractère urgent de sa situation (*identification des épisodes et événements tout au long de son parcours, expression de son ressenti et de ses émotions générés par les interactions avec les professionnels sur ce qu'ils font et de quelle manière*), l'absence de prise en compte de ses alertes et la décision non concertée avec lui de mise en route de traitements déconseillés avec son traitement de fond (*prise en compte des attentes du patient concernant la considération qui lui est portée, culture des soins centrés sur le patient*). En ont résulté des complications graves et une hospitalisation prolongée. À l'occasion de cette analyse de pratiques, l'expérience du patient est prise en compte pour mieux comprendre les circonstances qui ont entraîné l'EIS/EIG (*expression du patient traduite, sans intermédiaire, en respectant son point de vue quel qu'il soit*).

Cet événement indésirable lié aux soins est abordé et discuté sous l'angle de la place donnée à la parole du patient dans la culture de l'organisation aux urgences, et des pistes d'améliorations de prise en charge de la situation de patients souffrant de (multi) pathologies chroniques dans ce parcours. L'analyse des EIS/EIG dans les établissements de soins se prête particulièrement à la mobilisation de l'expérience patient par l'expression directe du vécu de l'EIS/EIG.

6. La construction de cas contraire et l'identification de concepts voisins

Cas contraire

Un patient partenaire est associé à l'équipe soignante pour analyser une situation problématique survenue dans le service, mais qui n'est pas la sienne, et tenter de trouver ensemble des solutions organisationnelles intégrant l'expérience patient des patients suivis dans le service (*prise en compte de l'expérience du patient ayant subi la situation, soins centrés sur les patients, culture du partenariat patient dans l'ensemble de l'organisation*).

Il s'agit ici de mobiliser les savoirs expérientiels du patient partenaire et non pas directement son expérience de la situation problématique. Dans le cadre d'une démarche continue d'amélioration de la qualité des soins (*culture des soins centrés sur le patient*), la participation de patients partenaires à l'équipe soignante est complémentaire et utile pour mieux prendre en compte les retours de l'expérience des patients suivis dans le service, et proposer des solutions d'amélioration du parcours de soins (*culture de la qualité de l'expérience patient dans l'ensemble de l'organisation*).

Concepts voisins

- Patient partenaire.
- Satisfaction.

7. Les antécédents et les conséquences du concept

Antécédents	Conséquence
Le patient objet de soin : la non-prise en compte du patient La non-exploration des questionnaires de satisfaction	La participation active du patient comme sujet

8. Les référents empiriques du concept

En pratique, une réalité observable au regard de la prise en compte de l'expérience patient :

- l'expression de l'expérience de son parcours recueillie sans intermédiation d'un professionnel de santé ou d'un tiers ;
- l'origine des groupes sociaux de patients conviés à s'exprimer sans sur-représentation ;
- la prise en compte des réponses d'expérience patient par les acteurs du système de santé pour améliorer les soins délivrés par l'organisation.

Le dispositif e-Satis permet le recueil de la satisfaction et de l'expérience des patients au niveau national pour des patients hospitalisés (extensions du dispositif à venir pour d'autres séjours).

Bibliographie

Frampton, S. (2012). Healthcare and the patient experience: Harmonizing care and environment. *Health Environments Research & Design Journal*, *5*(2), 3-6.

- L'agir relationnel en fin de vie consiste à être-avec, à accueillir ce qui vient dans le respect de la personne en portant un regard sur le vécu du sujet et l'objectivité médicale. Il s'agit d'aider l'être humain à assumer les trois aspects de la condition humaine qui le font souffrir tout au long de sa vie et plus cruellement à la fin : la solitude, l'incertitude, la finitude (Malherbe, 2007).
- Une posture bienveillante requiert la gestion des émotions générées par la vision du malheur de l'autre et de la compassion que cela suscite.
- Le questionnement éthique est essentiel pour agir avec empathie et bienfaisance.

5. La construction de cas modèle

Un patient est atteint d'une maladie incurable évolutive. Un médecin lui annonce que la maladie échappe aux thérapeutiques et qu'elle va continuer d'évoluer, laissant la médecine en échec de guérison. La survenue de la mort est probable dans les semaines à venir (*questionnement éthique*). Le thérapeute renvoie à une diversité de professionnels pour soulager la douleur et les symptômes pénibles (*vision palliative, démarche palliative, plan de soins personnalisés*). L'objectif principal sera de prioriser la qualité de vie au détriment de la quantité de vie (*démarche palliative*) en laissant le patient partenaire des décisions (*posture bienveillante, respect de la dignité, agir relationnel).*

6. La construction de cas contraire et l'identification de concepts voisins

Cas contraire

En EHPAD Mme M., 98 ans, présente une hyperthermie avec un état général de grabatisation et une mise au fauteuil deux fois par jour. L'alimentation est donnée mixée et les mesures de prévention des risques liées à l'alitement sont prises. Aux transmissions, les soignants évoquent « une petite bougie qui s'éteint… une dame au bout du rouleau ». Le médecin prescrit des antibiotiques en injectable, une perfusion sous-cutanée et un bilan sanguin. Il assure que Mme M. n'a pas d'autre maladie qu'un Parkinson et une fièvre occasionnelle dont elle va se remettre. L'infirmière conteste la prise de sang, difficile à réaliser et provoquant une douleur qu'elle considère inutile.

Le désaccord entre professionnels de santé sur les soins à réaliser est lié à l'absence de questionnement sur les finalités du soin et sur la frontière entre la fin de la vie et la fin de vie.

Concepts voisins

- Délibération éthique.
- Mort.
- Obstination déraisonnable.
- Deuil.
- Soin palliatif.

7. Les antécédents et les conséquences du concept

Antécédents	Conséquences
Acharnement thérapeutique Euthanasie Soin curatif	Délibération éthique Plan de soin Soins personnalisés

8. Les référents empiriques du concept

- Le flou temporel. Le début de la fin de vie peut parfois être précis par l'annonce d'un échappement thérapeutique particulièrement franc dans le contexte du cancer. Cependant, les schémas théoriques montrent plutôt une superposition de soins à visée curative et de soins à visée palliative, et une grande incertitude selon les trajectoires dans le champ de la gériatrie (INSP, 2006). La fin de la vie ne peut être que rétrospective, puisqu'elle est marquée par la survenue de la mort, événement relativement imprévisible.
- L'annonce d'une mauvaise nouvelle constitue une problématique récurrente pour les soignants qui accompagnent en fin de vie. L'examen de tout nouveau symptôme contribue à une élaboration psychique sur un nouvel état de santé engageant ou non le pronostic vital.

- La place faite à l'autonomie du sujet est en constant questionnement pour introduire les valeurs et les croyances du patient et des proches dans la réflexion. Les décisions thérapeutiques sont fonction des repères d'existence de la personne concernée et non des croyances des professionnels de santé.

Bibliographie

Croyère, N. (2020). *Pratiques soignantes en fin de vie. Situations cliniques et questions éthiques.* Paris : Seli Arslan.

INSP (2006). Soins palliatifs de fin de vie au Québec : définition et mesures d'indicateurs. Institut national de la santé publique du Québec. https://www.inspq.qc.ca/pdf/publications/472-SoinsPalliatifsQuebec.pdf.

Malherbe, J.-F. (2007). *Sujet de vie ou objet de soins? Introduction à la pratique de l'éthique clinique.* Québec : Fides.

Mino, J.-C & Fournier, E. (2008). *Les mots des derniers soins. La démarche palliative dans la médecine contemporaine.* Paris : Les Belles Lettres.

Weismann, D. & Meier, D. (2011). Identifying patients in need of a palliative care assessment in the hospital setting: a consensus report. *Journal of Palliative Medicine*, 14(1), 17-23.

Genre

Marc Loriol

1. L'identification du concept

Ce concept, en sciences sociales, permet de distinguer parmi les différences entre les hommes et les femmes ce qui relève de caractéristiques naturelles et physiologiques (par exemple, seules les femmes peuvent porter un enfant et donner la vie) et ce qui relève de circonstances historiques et sociales (salaire moindre, droit de vote tardif, études limitées, choix du métier).

Il rappelle ainsi comment chaque société définit, plus ou moins strictement, des rôles sociaux spécifiques pour les hommes et les femmes, une division sexuelle du travail et des tâches domestiques, des responsabilités, des droits et des devoirs différents, etc.

Parallèlement aux études féministes sur le genre, il existe une tradition plus ancienne de critique de la répartition en deux grands genres (masculin et féminin) : homosexuels et lesbiennes, bisexuels, transgenres, non binaires, etc. ne se reconnaîtraient pas toujours dans la distinction masculin/féminin. De plus, les hermaphrodites (nés sans attributs sexuels bien déterminés, ce qui fait qu'il est difficile voire impossible de les définir comme étant « mâles » ou « femelles »), bien qu'étant rares, remettent en cause le concept même de genre, puisque leur identité est à la fois marquée par leurs caractéristiques biologiques et leur histoire personnelle et sociale (qui peut les amener à se rapprocher de l'un ou l'autre genre ou au contraire à rejeter cette dichotomie).

Une personne ou une activité professionnelle « genrée » se voit accoler des stéréotypes de genre. Ce n'est donc pas la personne ou l'activité elle-même qui est « masculine » ou « féminine », mais la façon dont elle est pensée.

2. Les buts de l'analyse du concept

- Remettre en cause et faire évoluer les différences de genre quand elles se traduisent par des relations inégalitaires, voire discriminatoires.
- Montrer combien les différences entre hommes et femmes relèvent d'explications sociales et culturelles plutôt que de causes biologiques et physiologiques.

3. Les usages du concept

- Répondre aux préoccupations sur les inégalités hommes/femmes dans de nombreuses sphères de la vie sociale : éducation (valorisation différente à la maison et à l'école des garçons et des filles) ; travail (carrières moins rapides, rémunérations plus faibles) ; famille (inégale répartition des tâches et des droits) ; politique (moindre représentation des femmes), santé (les problèmes dits « féminins » et la souffrance des femmes ont longtemps été moins bien pris en compte), etc.
- Comprendre que les personnes et les métiers peuvent être genrés. Aides-soignantes, infirmières ou sages-femmes sont très majoritairement des femmes, tandis que l'armée, la police ou les pompiers recrutent essentiellement des hommes.
- Le concept a aussi donné lieu à un nouveau champ d'étude, les *genders studies* (ou études de genre), dépassant le cloisonnement des sujets d'études (travail, santé, éducation, sexualité, etc.) pour en explorer les relations et interactions dans différentes sphères de la vie sociale.

- Comprendre les relations hommes-femmes dans le travail, entre médecins hommes et infirmières femmes. Au déséquilibre lié au diplôme s'ajoute celui lié au genre.

Historique

- Le juriste et journaliste autrichien Karl Heinrich Ulrichs a été parmi les premiers à théoriser en 1865 – à propos de ce qu'il appelle « l'énigme de l'amour entre hommes », avant même l'invention du terme « homosexualité » – l'idée de « troisième sexe », caractérisé selon lui par « une âme de femme dans un corps d'homme ».
- En 1964, le psychiatre Robert Stoller évoque la notion d'identité de genre afin de distinguer les transsexuels (qui ont le sentiment d'être d'un autre sexe que celui de leur naissance) des homosexuels (qui désirent une personne de même sexe). Il distingue donc le genre de l'orientation sexuelle (Fassin, 2008).
- Le tournant féministe des études de genre est pris dès 1972. Dans l'ouvrage *Sex, Gender and Society*, la sociologue britannique Ann Oakley propose et explicite la distinction entre le sexe biologique et le genre socioculturel.

4. La définition des attributs du concept

- Le concept de genre part de l'idée que la façon dont les hommes et les femmes sont considérés et traités de façon spécifique dans différentes sociétés et à différentes époques est largement conditionnée par la culture et les institutions sociales de cette société.
- L'idée centrale est que la définition des rôles respectifs des hommes et des femmes relève pour une grande part de constructions sociales propres à chaque groupe humain et non de caractéristiques naturelles et immuables.

5. La construction de cas modèle

La fonction infirmière a traditionnellement été associée à une fonction féminine (Molinier, 2003) (*façon dont les hommes et les femmes sont considérés et traités de façon spécifique*). Confondre ainsi compétences acquises et qualités « naturelles » dans les métiers relationnels produit une invisibilité des efforts et du travail accomplis, des savoir-faire mis en œuvre. Si le soin est perçu comme le prolongement « normal » de la fonction maternelle (*façon dont les hommes et les femmes sont considérés et traités de façon spécifique*), le professionnalisme des infirmières risque de souffrir d'un déficit de reconnaissance.

En psychiatrie, les soignants hommes se plaignent de jouer les « gros bras » (*définition des rôles respectifs des hommes et des femmes relevant de constructions sociales*) avec les patients agités (*façon dont les hommes et les femmes sont considérés et traités de façon spécifique*) alors qu'ils sont aussi investis dans leur travail de *care*.

6. La construction de cas contraire et l'identification de concepts voisins

Cas contraire

Des féministes ont tenté d'expliquer la domination masculine comme une conséquence de la sexualité possessive et agressive des hommes les poussant à faire des femmes les simples objets de l'assouvissement de leurs désirs. Les inégalités hommes-femmes sont finalement expliquées par des caractéristiques physiologiques.

Concepts voisins

- Les notions de « rapports sociaux de sexe » ou de « domination masculine » renvoient à l'idée que les hommes auraient globalement intérêt à prolonger l'existence de rôles et de droits inégalitaires qui leur sont favorables.
- L'intersectionnalité renvoie au fait que différentes sources d'inégalité peuvent se conjuguer ou se combiner. Par exemple, être une femme noire, pauvre et âgée est plus difficile à vivre qu'être un riche jeune homme blanc.
- Le genre est un concept d'analyse et non une théorie. La « théorie du genre » est une invention pour lutter contre la fragilisation des valeurs traditionnelles (répartition des rôles entre hommes et femmes, droits des femmes, droits des minorités sexuelles, etc.). Il n'existe donc pas une

théorie de genre, mais différentes théories, psychanalytiques, marxistes, en termes d'habitus, constructivistes, féministes, etc., complémentaires ou antagonistes, qui peuvent éclairer, sous des aspects différents, l'analyse du genre.

7. Les antécédents et les conséquences du concept

Antécédents

La notion de genre repose sur l'idée de distinguer, dans l'analyse, ce qui relève du biologique (le sexe) de ce qui dépend du psychosocial, de la culture et des institutions (le genre). Les recherches sur le genre supposent que l'on dispose d'arguments ou d'outils pour faire la part du physiologique et du social, ce qui est sujet à controverse.

Les études sur le genre mettent en avant le rôle de la socialisation différente des garçons et des filles (habillage et jouets différents, obligations hétérogènes, traitements différenciés par les enseignants), ce qui conduit hommes et femmes à intérioriser des rôles différents.

Conséquences

- Revendications de l'égalité entre les hommes et les femmes (rémunérations à travail équivalent, fin des violences, notamment sexuelles, faites aux femmes).
- Revendication d'égalité des droits entre hétérosexuels et homosexuels; prise en compte du besoin des transsexuels de rejoindre le sexe qu'ils pensent devoir être le leur.
- Distinction entre recherche scientifique et action militante.
- Attention parentale à ne pas enfermer leurs enfants dans des rôles différenciés.

8. Les référents empiriques du concept

Mettre en évidence les dimensions psychosociales, culturelles et institutionnelles des différences hommes-femmes peut se faire de plusieurs façons :

- évaluer empiriquement le poids respectif, dans la détermination de comportements ou de représentations, de variables biologiques (hormones, musculature, appareil reproductif, etc.) et de variables sociales (éducation, valeurs et croyances, institutions religieuses, etc.) (Archer & Lloyd, 2002);
- documenter, dans différents groupes sociaux, à différentes époques et dans différentes sociétés, la façon dont les rôles masculins et féminins, les droits et devoirs des uns et des autres sont définis pour mettre en évidence leur caractère socialement construit;
- documenter empiriquement les différences entre hommes et femmes (salaire, tâches effectuées, carrière, renommée) pour comprendre les mécanismes institutionnels produisant et reproduisant ces inégalités afin d'avoir des moyens d'action pour les réduire.

Bibliographie

Archer, J. & Lloyd, B.B. (2002). *Sex and Gender* (2nd ed.). Cambridge: Cambridge University Press.

Fassin, E. (2008). L'empire du genre. *L'Homme, 187-188*, 375-392.

Garfinkel, H. (1967). *Studies in ethnomethodology*. Prentice Hall.

Gilligan, C. (1982). *In A Different Voice*. Harvard University Press.

Gjerberg E., & Kjølsrød L. (2001). The doctor-nurse relationship: how easy is it to be a female doctor co-operating with a female nurse? *Social Science & Medicine, 52*, 189-202.

Loriol, M. (2015). Stress et régulation collective des difficultés : une analyse par le genre des métiers. In R. Bercot (dir.), *Le genre du mal-être au travail* (pp. 153-186). Toulouse : Octares.

Molinier, P. (2003). *L'énigme de la femme active*. Paris : Payot.

Oakley, A. (1972). *Sex, Gender and Society*. Temple Smith.

Roy, B., Holmes, D. & Chouinard, V. (2011). Contribution à une éthique de la sollicitude. Masculinités et genre dans la profession infirmière. *Recherche en Soins Infirmiers, 4*(107), 38-48.

Scott, J. (1988). Genre : Une catégorie utile d'analyse historique (trad. fr. E. Varikas). *Les Cahiers du GRIF, 37-38*, 125-153.

Zolesio, E. (2012). *Chirurgiens au féminin? Des femmes dans un métier d'hommes*. Rennes : Presses Universitaires de Rennes, coll. « Le Sens Social ».

Geste

Isabelle Eyland

1. L'identification du concept

Le geste se définit comme l'action et le mouvement du corps, particulièrement des bras et des mains, action et mouvement employés à signifier quelque chose. Il permet d'illustrer les mots du langage, de les compléter, de les appuyer voire de les remplacer (Barrier, 2006).

Il se dit également d'une action qui révèle un sentiment ou manifeste une intention : « faire un geste pour quelqu'un, pour la beauté du geste... » (CNRTL).

Historique et suivi des évolutions

Étymologiquement, le mot « geste » provient du latin *gestus* signifiant attitude, contenance.

Au XIe siècle, il est emprunté au latin *gesta*, traduisant de hauts faits, des exploits, puis est décliné en récit ou histoire, illustrant ces faits héroïques. Il est ainsi à l'origine de l'expression « les faits et gestes de quelqu'un ».

Bucheton et Jorro (2012, p. 23) précisent : « La notion de geste est ancienne, elle puise ses significations dans notre histoire culturelle et porte une dimension éthique : faire un geste, ce serait porter attention à l'autre tout en interagissant avec lui avec l'intention de transmettre des valeurs ».

2. Les buts de l'analyse du concept

- Identifier le concept et ses attributs pour le repérer et le spécifier dans le champ des sciences infirmières.
- Donner du sens à la pratique professionnelle en repérant la posture professionnelle, les compétences mobilisées, les différents types de savoirs (Carper, 1978 ; Lechasseur, 2009).
- Garantir la qualité et la sécurité des soins par la mobilisation de gestes professionnels.

3. Les usages du concept

Collière (2001, p. 2) écrit que : « Le geste et la parole demeurent le moteur des soins, c'est-à-dire de ce qui mobilise la vie et lui vaut de s'affirmer. Le geste qui découvre, qui impulse, qui perçoit le rythme, qui apaise, qui met en mouvement... et la parole qui appelle à EXISTER ».

Barrier (2006) propose une typologie des différents gestes :

- les gestes autocentrés ou d'autocontact (se toucher) : permettent la gestion de l'émotion ;
- les gestes rythmiques : mouvements semi-conscients impulsés par la parole (mains, bras, doigts, tête, etc.) ;
- les gestes de désignation ou déictiques : ils désignent, indiquent et dirigent l'attention ;
- les gestes iconiques et de mime : simuler un geste à partir d'un objet invisible ;
- les gestes pantomimiques : gestuelle de tout le corps ;
- la langue des signes : mimiques faciales, gestes iconiques et pantomimiques ;
- les gestes emblèmes : peuvent remplacer les mots ou les accompagner (exemple du pouce dressé devant soi vers le haut pour signifier « bravo » ou « c'est bien ») ; ils peuvent être différemment interprétés selon la culture.

Jorro distingue les *gestes de métier* (savoir-faire génériques, partagés et reconnus par la profession, invariants d'une activité), qui permettent de saisir les dimensions structurantes et symboliques d'un métier, et les *gestes professionnels*, caractérisés par la disponibilité et la réactivité de l'individu au travail où on ne regarde plus l'agir du point de vue de l'activité, mais du point de vue de la professionnalité : « Les gestes professionnels intègrent les gestes du métier en les mobilisant d'une façon particulière, leur mise en œuvre dépend de processus d'ajustement, d'agencement, de régulation. Il n'y a pas un modèle opératoire à privilégier, mais des variations à construire dans l'interaction avec le contexte » (Jorro, 2006, p. 7).

Les gestes professionnels se révèlent dans la manière dont l'infirmière s'approprie le soin dans ses aspects techniques et relationnels : la façon de mettre ses pinces, d'adapter son espace de travail, d'entrer en relation. Ils évoluent avec le développement des compétences, des savoirs et des expériences. L'hygiène, l'asepsie et la sécurité sont des gestes de métier que toute infirmière doit respecter dans le cadre d'un soin.

Selon Jorro (2016), le geste se fait aussi à travers le corps qui devient un médiateur entre le sujet agissant et le monde. Le geste est un mouvement du corps adressé, porteur de valeurs, inscrit dans une situation. Il s'appuie sur la biographie, les représentations et l'expérience du sujet, et possède un effet performatif.

Jorro (2016) précise que le geste a quatre caractéristiques :

- le geste s'adresse en fonction d'un contexte ;
- il est fait au moment opportun (*kaïros*) et relève d'une expertise ;
- il a une amplitude, c'est-à-dire qu'il révèle le degré d'engagement dans la situation ;
- il est éthique et tient compte de l'autre.

4. La définition des attributs du concept

Les attributs sont les suivants :

- acte de soin personnalisé ;
- mobilisation de compétences professionnelles ;
- implication professionnelle, engagement ;
- posture professionnelle ;
- respect de l'individu dans une attitude éthique, pleine d'humanité.

5. La construction de cas modèle

Un cas empirique illustrant la notion de geste professionnel

Au domicile d'une femme souffrant d'un ulcère de jambe, l'infirmière libérale prend le mollet de la patiente avec des gestes lents et doux et lui soulève la jambe. Elle caresse la peau d'un revers de main en demandant : « Ça vous fait toujours la petite marque ? » en constatant que la bande a marqué la peau.

L'infirmière utilise ici un geste d'évaluation (en touchant la peau pour évaluer cliniquement l'état cutané et en questionnant la patiente) et un geste de sollicitude (par son geste lent et doux sur la peau de la patiente) (Eyland & Leblanc, 2019 ; Eyland, 2021). L'infirmière mobilise dans cette situation des savoirs empiriques et scientifiques (*mobilisation de compétences professionnelles*), pratiques et relationnels (*acte de soin personnalisé et respect de la personne dans une attitude éthique, pleine d'humanité*) qui s'expriment dans ses gestes (*engagement et posture professionnelle*).

6. La construction de cas contraire et l'identification de concept voisin

Cas contraire

Point de vue du patient. Une infirmière fait des soins sans mobiliser les gestes de métier et les gestes professionnels comme dans cette situation : « L'infirmière est venue me faire les soins. Elle se montre froide et distante, elle ne m'adresse pas la parole et, quand elle me touche, c'est avec des gestes brusques, sans douceur. »

Les attributs et caractéristiques du concept de geste sont ici absents, notamment en termes d'engagement et d'éthique.

Concept voisin

En médecine et dans les soins infirmiers, on parle plutôt d'*acte* de soin. La Commission générale de terminologie et de néologie pour le domaine de la santé définit l'acte médical comme « tout acte dont la réalisation par des moyens verbaux, écrits, physiques ou instrumentaux est effectué par un membre d'une profession médicale, dans le cadre de son exercice et les limites de sa compétence». Le terme d'acte est utilisé de façon très généraliste et ne prend en compte que la dimension visible, manifeste de l'activité.

7. Les antécédents et les conséquences du concept

Antécédents

Le geste « a su migrer au fil des 60 dernières années, du domaine du faire au domaine du penser, en se délestant de l'incarnation de la technique. Le geste, comme un mouvement du corps, caractériserait non plus un acte [...], mais plutôt une forme d'agir. Le geste passerait ainsi du statut d'une mise en forme de la pensée à la visibilité d'une intention » (Perrier, 2011, p. 1).

Conséquences

- Qualité des soins.
- Personnalisation des soins.
- Recherche de consentement.
- Prise en compte des personnes et de leurs besoins.
- Mobilisation des valeurs professionnelles.
- Éthique des soins.

8. Les référents empiriques du concept

- Professionnalisation.
- Expertise.
- Engagement.
- Révélateur d'intention.

Bibliographie

Barrier, G. (2006). *La communication non verbale. Comprendre les gestes, perception et signification.* Issy-Les-Moulineaux : ESF.

Bucheton, D. & Jorro, A. (2012). Une posture de « chercheur en lien avec la formation ». La quête d'un éthos scientifique. In D. Bucheton. *L'agir enseignant. Des gestes professionnels ajustés* (pp. 7-24). Toulouse : Octarès.

Carper, B. (1978). Fundamental patterns of knowing in nursing. *Advances in Nursing Science, 1*(1), 13-23.

CNRTL, https://www.cnrtl.fr/definition/geste.

Collière, M.-F. (2001). *Soigner... le premier art de la vie.* (2e éd.). Paris : Masson.

Eyland, I., & Leblanc, S. (2019). Comprendre l'activité des infirmiers libéraux : légitimation de gestes professionnels liés au care dans une visée formative. *Activités* 16-1 [En ligne], http://journals.openedition.org/activites/3951.

Eyland, I. (2021). Les savoirs infirmiers liés au care exprimés dans les gestes professionnels. *Recherche en Soins Infirmiers, 144*, 105-115.

Jorro, A. (2006). L'agir professionnel de l'enseignant. Séminaire de recherche du Centre de Recherche sur la formation, CNAM. Paris, France. halshs-00195900.

Jorro, A. (2016). Les gestes professionnels des enseignants comme objet d'étude et objet de formation. Journée d'étude, 5 février 2016. Chaire Unesco, « Former les enseignants au XXIe siècle », ENS Lyon.

Lechasseur, K. (2009). *Mobilisation des savoirs par une pensée critique chez des étudiantes infirmières bachelières en situation de soins.* Thèse, université Laval, Québec. https://www.collectionscanada.ca/obj/thesescanada/vol2/QQLA/TC-QQLA-26512.pdf.

Perrier, M. (2011). Pour un geste du préalable, lorsque l'intention se fait forme. *Appareil* [En ligne], http://journals.openedition.org/appareil/1291.

Identité-logement

Frédérique Trévidy

1. L'identification du concept

L'identité-logement (IL) (Trévidy, d'Ivernois, Mourad, Brugidou & Gagnayre, 2015) est un processus identitaire que la personne construit dans son rapport au logement. Ce dernier intègre des connaissances, des émotions et des valeurs.

L'IL repose sur le sentiment de continuité temporelle, c'est-à-dire sur le fait que « le sujet se perçoit le même » dans le temps et se représente les étapes de sa vie comme un continuum (Mucchielli, 2021, p. 69), en suivant une temporalité à la fois cyclique et linéaire (Morin, 1977). Le cycle du présent est fondé sur les perceptions, les usages et habitudes, construits de façon signifiante par la personne dans son logement. La temporalité linéaire est la continuité qui se tisse entre les expériences passées, le cycle du présent et les projections futures.

La dynamique de l'IL se fonde sur des apprentissages permettant de faire évoluer les connaissances et les valeurs. Elle se manifeste par les manières de se projeter dans son logement et de se percevoir à travers l'image que son lieu de vie renvoie de soi. Elle se traduit aussi par des choix et des changements d'habitudes relatives à la façon de se comporter dans son environnement social et spatial.

L'évolution de l'IL peut toutefois être limitée par des mécanismes de défense lorsque l'individu craint que le processus mette en péril son sentiment de continuité temporelle. L'IL participe à la constitution du sentiment d'unité et de cohérence, défini comme l'association des différentes identités bâties lors d'interactions avec d'autres acteurs au sein de l'écosystème. Ce sentiment repose sur la structure cognitive de la personne, « somme de toutes ses expériences affectives, relationnelles et intellectuelles » (Mucchielli, 2021, p. 68). Il est moteur des processus d'apprentissage et de défense, garant du sentiment de continuité temporelle.

Cette IL, bien qu'évolutive, a besoin de trouver une certaine stabilité, traduite par un équilibre dans le cycle du présent, avec l'adoption de routines et de repères spatio-temporels. C'est le sentiment de sécurité ontologique qui est le socle de cet équilibre de l'IL. Ce sentiment est la forme la plus élevée du sentiment de sécurité qui se rapporte à « la confiance de la plupart des êtres humains dans la continuité de leur propre identité et dans la constance des environnements d'action sociaux et matériels » (Giddens, 1994, p. 98).

2. Les buts de l'analyse du concept

Cette analyse vise à :

- clarifier la signification du concept ;
- mieux définir ses attributs et ses limites ;
- mieux définir son champ d'utilisation.

3. Les usages du concept

- S'appuyer sur les connaissances et habitudes de l'habitant : pour proposer des interventions éducatives.
- Réaliser un accompagnement social global tenant compte des capabilités liées à l'IL de chaque habitant (Trévidy et al., 2023).
- Accompagner à la sécurisation psychique liée au logement (sentiment de sécurité ontologique).

- Modifier des représentations et pratiques professionnelles concernant l'adaptation du logement, le déménagement, le passage en maison de retraite (sentiment de continuité temporelle).

4. La définition des attributs du concept

Selon le modèle écologique de Bronfenbrenner (1979), la personne dans son logement se situe au centre d'un écosystème socio-spatial et temporel avec lequel elle interagit. Le concept d'IL s'inspire de la notion de « l'identité du lieu » (Proshansky, 1978) construite à travers la relation individu-environnement constituée d'un ensemble complexe d'idées conscientes ou inconscientes, de croyances, de préférences, de sentiment de valeurs, de buts, etc. (Moser, 2009, p. 80).

Le concept d'IL s'inscrit dans une approche constructiviste selon laquelle l'identité est située, plurielle et construite par la personne (Muchielli, 2021). C'est sur la base de ses connaissances que l'habitant pose un regard sur son monde vécu, y développe des perceptions et des usages.

C'est en s'appuyant sur ses connaissances, et grâce à des apprentissages réalisés en situation, que la personne fait évoluer son IL. Deux stratégies d'apprentissage sont propres à l'IL :

- la stratégie d'intégration est utilisée par la personne lorsque des changements sont envisageables dans son cycle du présent (par exemple besoins déjà identifiés). Il s'agit alors d'acquérir ou de modifier ses connaissances pour améliorer son cycle. Il peut s'agir par exemple d'aménager son logement pour répondre à un risque de chute repéré par la personne ;
- la stratégie d'adaptation est utilisée par la personne lorsqu'un événement vient rompre le cycle du présent actuel (par exemple une chute provoquant une situation de handicap). Certaines habitudes ou façons de percevoir son logement deviennent obsolètes. La stratégie d'adaptation consiste alors à modifier ses connaissances, à la fois pour percevoir cette rupture temporelle faisant basculer une partie du cycle dans le passé et pour reconstruire un nouveau cycle du présent intégrant de nouvelles habitudes, de nouveaux repères.

5. La construction de cas modèle

Ce concept d'IL a été utilisé dans le cadre d'une recherche collaborative orientée par la conception menée au sein d'entreprises sociales pour l'habitat. L'objectif était de s'appuyer sur les *stratégies d'apprentissage* de l'IL, pour modéliser un programme d'éducation destiné aux personnes âgées souhaitant adapter leur logement (Trévidy, Makdessi Peyronnie, Brunie & Toro-Arrocet, 2019). L'intervention d'éducation réalisée au domicile est centrée sur la personne âgée concernée par la chute (*au centre d'un écosystème socio-spatial et temporel avec lequel elle interagit*). Elle est animée par un ergothérapeute, des professionnels de l'habitat et des artisans. La personne effectue des apprentissages, formule des choix éclairés et élabore le projet d'adaptation (*stratégie d'adaptation*) de son domicile (*identité du lieu*) à partir de son IL. Ce modèle d'intervention, validé par la recherche, a ensuite été transféré dans plusieurs entreprises sociales pour l'Habitat (Trévidy et al., 2021).

6. La construction de cas contraire et l'identification de concept voisin

Cas contraires

- Une situation où la personne ne pourrait pas personnaliser son logement (règlement trop strict).
- Une intervention non centrée sur la personne, et qui ne tiendrait pas compte de ses connaissances et de ses usages (par exemple poser une douche pour éviter la chute sans associer la personne).

Concept voisin

Identité appréhendée :

- selon des approches comportementalistes qui ne tiendraient pas compte des connaissances construites par la personne et de ses apprentissages ;
- selon des approches psycho-environnementales qui ne s'appuieraient pas sur un modèle écologique centré sur la personne et son logement (par exemple approches transactionnelles).

7. Les antécédents et les conséquences du concept

Antécédents

- Inadaptation du logement.
- Risques inhérents à l'habitat.

Conséquences

- Formations et modifications de pratiques chez des ergothérapeutes intervenant au domicile; implémentation d'interventions éducatives à l'adaptation du logement chez des bailleurs sociaux.
- Recherches participatives sur l'appropriation d'un logement après un parcours sans domicile, avec les personnes concernées.

8. Les référents empiriques du concept

- Existence d'effets liés au changement dans le logement, sur la personne et réciproquement.
- Personne au centre de la décision, pour préserver son IL et la faire évoluer.

Bibliographie

Bronfenbrenner, U. (1979). *The ecology of human development: experiments by nature and design.* Cambridge: Harvard University Press.

Giddens, A. (1994). *Les conséquences de la modernité.* Paris : L'Harmattan.

Morin, E. (1977). *La méthode.* 1 : *La Nature de la Nature.* Paris : Le Seuil.

Moser, G. (2009). *Psychologie environnementale. Les relations homme-environnement.* Bruxelles : De Boeck, coll. « Ouvertures Psychologiques ».

Mucchielli, A. (2021). *L'identité.* Paris : PUF.

Proshansky, H. M. (1978). The city and self-identity. *Environment and Behavior, 10*(2), 147-169.

Trévidy, F. (2013). *Vieillir en santé à son domicile : Apprendre pour mieux gérer le risque d'isolement social. Une modélisation de l'identité-logement au service de la prévention de la chute.* Thèse de doctorat, Université Paris 13.

Trévidy, F., d'Ivernois, J.-F., Mourad, J.-J., Brugidou, G & Gagnayre, R. (2015). Une modélisation de l'identité-logement pour une éducation de la personne âgée au risque de chute à domicile. *Éducation Thérapeutique du Patient / Therapeutic Patient Education, 7*(1), 10102.

Trévidy, F., Le Guen M., Cuvilliez P., Cocot, J.P., Niati A., Gervais M., ...Gagnayre R. (2023). Pour un accompagnement global en pension de famille : l'apport des capabilités d'Identité-Logement. *Sciences et Actions Sociales, 19,* https://journals.openedition.org/sas/3290.

Trévidy, F., Makdessi Peyronnie, M., Brunie, V. , & Toro-Arrocet, D. (2019). Vieillir et s'adapter : apprendre pour aménager son domicile. *Gérontologie et Société, 41159*(2), 175-197.

Trévidy, F., Torrot-Arrocet, D., Brunie, V., Makdessi Peyronnie, M., Wolfrom, J., Brugidou, G., & Gagnayre, R. (2021). Étude sur la transférabilité d'une intervention d'éducation en santé dans le parc HLM : une méthode de recherche à l'épreuve du transfert pour décrire autrement les fonctions-clés. *Global Health Promotion, 28*(1).

Incertitude

Emmanuelle Cartron

1. L'identification du concept

Selon le *Dictionnaire de l'Académie française*, l'incertitude désigne :

- ce qui n'est pas d'une nature bien arrêtée, ce qui est changeant, imprécis ;
- l'impossibilité dans laquelle est une personne de connaître ou de prévoir un fait, un événement qui la concerne ; sentiment de précarité qui en résulte.

2. Les buts de l'analyse du concept

- Appréhender les caractéristiques favorisant les situations incertaines.
- Repérer les situations pourvoyeuses d'incertitude et explorer leur vécu.
- Guider la mise en œuvre des interventions favorisant l'espoir pour aider les patients à vivre mieux les situations qui sont à l'origine d'incertitude.

3. Les usages du concept

Ce concept qui a pour particularité de concerner de nombreuses situations est étudié dans d'autres contextes que celui de la santé.

En mathématiques, les lois de probabilité visent à réduire l'incertitude.

L'ouvrage *Pensées* rassemble des fragments de textes écrits tout au long de sa vie par Blaise Pascal, penseur et mathématicien du XVIIe siècle (Pascal, Descotes & Escola, 2015). Parmi eux se trouve « La nécessité du Pari », dans lequel l'auteur s'appuie sur le doute de l'existence de Dieu pour illustrer comment les mathématiques – ici la notion d'espérance mathématique – peuvent aider à résoudre des problèmes liés à l'incertitude.

Dans la conception de Pascal, alors que l'existence de Dieu ne peut pas être vérifiée, la probabilité que les hommes bénéficient de sa charité est très mince. Pourtant, pour Pascal, l'espoir est immense car c'est la seule option, celle qui propose de vivre avec l'idée que Dieu existe, qui donne un sens à la vie et apporte du bonheur.

Dans le domaine de la santé, la découverte d'une maladie provoque de l'incertitude (Ceccaldi, 2013). Les réactions aux traitements, la possibilité de guérir sont soumises à plusieurs facteurs pour lesquels nous manquons souvent de données scientifiques. Dans ce contexte d'incertitude, les professionnels de santé apprennent à prendre des décisions en associant le patient qui a besoin d'une information claire sur les options possibles.

Dans ses travaux, Merle Mishel (1990), infirmière et chercheuse américaine, définit l'incertitude comme un état cognitif dans lequel la personne est en incapacité de déterminer la signification des événements liés à la maladie. Elle décrit la possibilité d'appréhender ces situations soit comme un espoir de se maintenir dans un état de santé stabilisé, soit comme une menace. Cette théorie permet aux soignants de mieux comprendre les patients et de concevoir des interventions s'appuyant sur les facteurs influençant le vécu de l'incertitude. Elle prend en compte la capacité d'adaptation au stress lié à l'incertitude, autrement dit le *coping* (Bruchon-Schweitzer, 2001) et invite les infirmiers à soutenir des modes d'adaptation positifs qui visent l'espoir de rester en santé. Fournir une information adaptée aux patients, assurer un soutien par les pairs, s'appuyer sur des expériences antérieures de gestion efficace d'incertitude : ce sont là des exemples d'interventions infirmières favorables à l'espoir.

4. La définition des attributs du concept

Selon Penrod et Morse (1997), les attributs sont les suivants :

- dynamique : les expériences antérieures de maladie génèrent des aspects très différents d'incertitude pouvant concerner le pronostic de la maladie, les traitements, les décisions prises;
- perception fluctuante : les situations d'incertitude peuvent être vécues comme un espoir ou comme une menace qui évolue dans le temps selon les informations disponibles et le soutien extérieur; sensation d'inconfort, de malaise lorsque les mécanismes d'adaptation face à la menace ressentie (le *coping*) n'ont pas été mis en œuvre;
- incapacité de prévoir l'issue de la maladie : des difficultés de compréhension des données statistiques ou un manque d'information engendrent des difficultés à se projeter dans l'avenir avec confiance.

5. La construction de cas modèle

Une conception du soin soutenant les patients en situation d'incertitude

Les données épidémiologiques montrent que la plupart des patients vivant avec un anévrisme intracrânien non rompu vivent sans complication. Cependant, sans pouvoir le prédire, celui-ci risque de se rompre et d'entraîner une hémorragie gravissime (*incapacité de prévoir l'issue de la maladie*). Face à ce risque minime, des patients décrivent un stress important (*sensation d'inconfort*) et l'attente des examens de contrôle. Les risques liés au traitement par chirurgie sont aussi des sources d'incertitude (*dynamique*). D'autres patients racontent s'être organisés pour informer leur entourage, suivre des conseils pour limiter le risque de rupture. Ils réalisent des projets sans se soucier de leur anévrisme (*perception fluctuante*).

6. La construction de cas contraire et l'identification de concepts voisins

Cas contraire

Monsieur Jean est en insuffisance rénale terminale à cause d'une polykystose rénale. Le néphrologue a abordé avec lui le fait de devoir démarrer des séances de dialyse ou de bénéficier d'une greffe familiale (reconnue comme le meilleur traitement dans cette situation). Alors qu'il a bien compris les enjeux de l'envisager, il reste hésitant en pensant au fait de vivre avec l'organe d'un proche.

Les attributs du concept, perception fluctuante, dynamique, manque d'information, sont absents. Monsieur Jean ne vit pas d'incertitude, mais d'autres émotions (la peur de l'opération, la culpabilité), qui se manifestent dans un conflit décisionnel et freinent sa prise de décision. L'incertitude est fréquente chez les patients greffés; cela dit, avant la greffe, ils peuvent ressentir d'autres émotions qu'il faut déceler pour mieux les aider.

Concepts voisins

- Inquiétude.
- Doute.
- Hésitation.
- Désarroi.
- Indécision.
- Conflit décisionnel.

7. Les antécédents et les conséquences du concept

Antécédents

- Bas niveau de littératie en santé qui agit sur les difficultés à comprendre la situation et à accéder aux informations.
- Peu d'expérience de la maladie et de gestion de décisions antérieures prises dans l'incertitude.
- Isolement social.

Conséquences

- La menace : penser au mauvais pronostic d'une maladie, à la rechute, à l'inefficacité d'un traitement.
- Le stress généré par le sentiment de menace.
- Le *coping* ou les stratégies d'adaptation au stress. Plusieurs modalités d'adaptation sont décrites : se centrer sur les émotions ou à l'inverse sur le problème.
- L'espoir est un aperçu des possibles, qui peut se développer en regardant les choses sous un jour nouveau (Parse, 1999).

8. Les référents empiriques du concept

- Évaluer les besoins en information.
- Évaluer l'incertitude par l'échelle *The measurement of uncertainty in illness* (MUIS) (Mishel, 1981).
- Évaluer l'espoir (Penrod & Morse, 1997).

Bibliographie

Bruchon-Schweitzer, M. (2001). Le coping et les stratégies d'ajustement face au stress. *Recherche en Soins Infirmiers, 67*, 68-83.

Ceccaldi, J. (2013). Le concept d'incertitude. In F. Barruel & A. Bioy (dir.). *Du soin à la personne. Clinique de l'incertitude* (pp. 5-24). Paris : Dunod.

Mishel M. H. (1981). The measurement of uncertainty in illness. *Nursing Research, 30*(5), 258-263.

Mishel M. H. (1990). Reconceptualization of the uncertainty in illness theory. *Image - the journal of nursing scholarship, 22*(4), 256-262.

Parse, R. (1999). *Hope: An International Human Becoming Perspective.* Jones and Bartlett.

Pascal, B., Descotes, D., & Escola, M. (2015). *Pensées* (Éd. revue et augmentée). Paris : Flammarion.

Penrod J. (2001). Refinement of the concept of uncertainty. *Journal of Advanced Nursing, 34*(2), 238-245.

Penrod J. & Morse J. M. (1997) Strategies for assessing and fostering hope: The hope assessment guide. *Oncology Nursing Forum, 24*, 1055-1063.

Innovation

Najoua Mohib, Thierry Pelaccia

1. L'identification du concept

À ce jour, l'analyse du concept d'innovation n'a pas été réalisée en sciences infirmières.

L'innovation est définie en tant que processus ou en tant que produit :

- un processus visant un changement à travers l'introduction d'une nouveauté dans un milieu donné (par exemple enseignement, recherche, santé, etc.) et dont les résultats sont incertains ;
- un produit nouveau (par exemple médicament, méthode de soin, etc.) résultant d'une initiative individuelle ou collective et dont l'appropriation n'est pas garantie.

C'est une « destruction créatrice », selon la célèbre formule de l'économiste Joseph A. Schumpeter (1883-1950) car, tout en introduisant la nouveauté, l'innovation fait disparaître l'ancien.

Dimensions du concept

- Dimension polysémique étant donné la multiplicité des désignations (par exemple innovation culturelle, managériale, pédagogique, publique, sociale, technologique, etc.).
- Dimension pluridisciplinaire (par exemple économie, gestion, santé, sciences de l'éducation et de la formation, sociologie, etc.).
- Dimension sociale au *sens sociétal*, dans la mesure où l'innovation peut avoir des retombées sur la société, et au *sens collectif*, car il s'agit d'une activité impliquant le plus souvent plusieurs acteurs (Alter, 2002).
- Dimension économique à travers la question du rapport coût/efficacité, du retour sur investissement ou encore de la rentabilité de l'innovation mise en œuvre.
- Dimension temporelle car l'innovation s'inscrit toujours dans une temporalité (par exemple circulaire, limitée, organisationnelle, etc.).

2. Les buts de l'analyse du concept

- Comprendre le processus d'innovation et son impact sur les organisations, les pratiques soignantes, les professionnels, les usagers.
- Discriminer ce qui est du registre de l'innovation et ce qui n'en est pas.

3. Les usages du concept

Historique et suivi des évolutions dans les disciplines

- Associé, jusqu'au XVIIIe siècle, au domaine politique, le terme renvoie à un changement dangereux et subversif. Sa connotation positive actuelle daterait du début du XIXe siècle (Godin, 2015).
- Introduction du concept d'innovation en sociologie à la fin du XIXe siècle pour expliquer les évolutions des sociétés (Fontan, Klein & Tremblay, 2004).
- Premières théorisations à partir du XXe siècle dans le champ de l'économie avec les travaux de Joseph A. Schumpeter qui considère l'innovation comme un moteur essentiel de la croissance économique. Cette conception est à l'origine des représentations contemporaines de l'innovation.
- Intérêt des sciences de l'éducation et de la formation pour l'innovation à partir des années 1960 aux États-Unis et de la fin des années 1990

dans le monde francophone (Bonami & Garant, 1996; Cros, 1997).
- Objet d'étude récent dans les sciences de la santé (Grenier, Pauget & Hudebine, 2019; Niang, Dupré & Gagnon, 2021).
- Aujourd'hui, sa définition est non stabilisée : plus de 300 définitions ont été repérées voilà déjà plus de 25 ans par Cros (1997).
- Utilisation du terme dans l'ensemble des champs d'activité et de recherche (par exemple éducation, économie, politique, santé, société, etc.).

Ce concept permet de :
- décrire et catégoriser l'implantation d'une nouveauté dans un secteur d'activité selon sa nature, ses enjeux et ses finalités;
- comprendre les conditions d'émergence et de diffusion d'une dynamique de changement;
- prendre du recul par rapport aux discours idéologiques autour de la croissance et du développement.

4. La définition des attributs du concept

- La nouveauté.
- La complexité.
- Le changement.
- Le risque.
- L'imprévisibilité.
- La finalité.
- L'appropriation.
- La diffusion.
- La tension.

5. La construction de cas modèle

La nouveauté apportée par les infirmiers de pratique avancée

«Cela fait des années que je souffre d'un diabète et d'une obésité (*complexité*). Il y a quelques mois, mon médecin m'a demandé d'aller voir en consultation une de ses collègues infirmières pour qu'elle m'aide à améliorer mon régime alimentaire et qu'elle suive mon diabète (*finalité*). J'ai d'abord été surpris (*tension*) et ne savais pas que c'était possible (*imprévisibilité*). Mais je dois dire que cela m'a vraiment été utile (*appropriation*). L'infirmière prend le temps, à chaque consultation, de bien m'expliquer les choses et de faire un suivi personnalisé. Elle peut me faire certaines prescriptions si j'en ai besoin, notamment pour les prises de sang (*nouveauté*), et elle est toujours en étroite relation avec mon médecin traitant, que je ne vois pratiquement plus (*risque*). J'ai beaucoup modifié ma façon de prendre en charge ma maladie et, en particulier, de m'alimenter (*changement*). Je me sens tellement bien accompagné que j'ai conseillé à un de mes amis atteint d'une insuffisance rénale chronique de la consulter (*diffusion*).»

Cette situation témoigne de la nouveauté et du changement, dans la prise en charge des patients présentant des pathologies chroniques, apportés par la création du métier d'infirmier de pratique avancée.

6. La construction de cas contraire et l'identification de concepts voisins

Cas contraire

L'innovation en tension : entre intentions des concepteurs et perceptions des patients

«Pendant la première vague de la Covid-19, j'ai dû, comme beaucoup de patients, me plier aux téléconsultations, parce que l'accès aux soignants était compliqué et que je n'avais pas envie d'être contaminé. Je l'ai très mal vécu. Ça nous a été imposé avec une grande brutalité et, pour moi, une consultation, c'est avant tout une relation humaine de proximité. Je n'ai pas du tout retrouvé ça à travers un écran d'ordinateur. Les soignants que j'ai consultés avaient eux-mêmes l'air déboussolés par ce nouvel outil.»

Ce cas contradictoire met en évidence que ce qui est perçu comme une mesure de facilitation de l'accès aux soins par certains (ici, les concepteurs d'outils technologiques) constitue pour d'autres (ici, les patients) une source de diminution de la qualité des soins et de la relation entre les professionnels de la santé et les patients.

Concepts voisins

- Changement, transformation, rupture.
- Novation, rénovation, réforme.
- Invention, découverte, créativité.

7. Les antécédents et les conséquences du concept

Dans le domaine de la santé et des sciences infirmières.

Antécédents

- Complexité des problèmes posés aux environnements de santé (par exemple inégalités territoriales, accroissement des maladies chroniques, contraintes financières, manque de ressources humaines, etc.).
- Injonctions politiques (par exemple plan stratégique « Innovation santé 2030 » lancé le 29 juin 2021).

Conséquences

- Amélioration des pratiques de soins et de formation.
- Démarches collaboratives et participatives.
- Transformation de la pratique infirmière.
- Culture du risque et de la créativité.
- Résistance au changement (organisationnel, pédagogique, technologique, etc.).
- Tensions entre les différentes logiques des acteurs (par exemple marchande/soins publics, etc.).

8. Les référents empiriques du concept

- But/origine/source.
- Degré de nouveauté/de complexité.
- Utilisation/usage/cycle de vie.
- Acteur/partenariat.
- Impact/bénéfice.
- Ressources allouées/dépenses (R&D, etc.).
- Brevet/dépôt de marque.

Bibliographie

Alter, N. (dir.). (2002). *Les logiques de l'innovation. Approche pluridisciplinaire.* Paris : La Découverte.

Bonami, M. & Garant, M. (dir.). (1996). *Systèmes scolaires et pilotage de l'innovation. Émergence et implantation du changement.* Bruxelles : De Boeck.

Cros, F. (1997). L'innovation en éducation et en formation. *Revue Française de Pédagogie, 118*, 127-156.

Fontan, J., Klein, J. & Tremblay, D. (2004). Innovation et société : pour élargir l'analyse des effets territoriaux de l'innovation. *Géographie, Économie, Société, 6*(2), 115-128.

Gaglio, G. (2011). *Sociologie de l'innovation.* Paris : PUF.

Godin, B. (2015). *Innovation Contested. The Idea of Innovation Over the Centuries.* Routeledge.

Grenier, C., Pauget, B. & Hudebine, H. (2019). Quels renouvellements conceptuels pour soutenir l'innovation dans le champ de la santé ? Un regard par les arrangements organisés, les politiques publiques et les capacités entrepreneuriales. *Innovations, 3*(60), 5-14.

Niang, M. Dupré, S. & Gagnon, M.-P. (2021). L'innovation en santé est-elle perçue comme étant technologique ou sociale ? Une réflexion conceptuelle dans le domaine de la santé publique. *Revue Organisations & Territoires, 30*(1), 1-14.

Interculturalité

Jérôme Mbiatong, Brigitte Tison, Anne Muller

1. L'identification du concept

Partout dans le monde, une nouvelle attention à la diversité est constatée, fondée sur une reconnaissance légale et un besoin croissant de promouvoir l'interculturalité.

Ce concept désigne une situation marquée par des relations positives entre différents groupes culturels, la lutte contre la discrimination, le racisme et l'exclusion, la formation des citoyens conscients de la diversité et capables de travailler ensemble à la construction de démocraties justes et égalitaires. Il suppose l'existence de plusieurs groupes culturels et, surtout, la reconnaissance explicite de la valeur de la diversité, la recherche du dialogue et de la réciprocité entre ces groupes.

Les domaines de la santé et du soin sont traversés par des préoccupations liées à l'interculturalité. Au quotidien, les professionnels sont confrontés à la diversité culturelle de la patientèle, car ces patients sont porteurs de traditions, de coutumes et de croyances différents pouvant parfois constituer un obstacle pour la prise en charge. Les problématiques sont liées à la barrière linguistique, aux différences des « valeurs », aux différences de représentations sociales liées aux maladies, aux soins, au rôle de la famille auprès du patient ou encore à la place laissée aux interdits et obligations religieux (Maccioni, 2016).

Les professionnels ne savent pas toujours comment aborder ces problématiques, quoi faire ou quoi dire. Cela concourt à l'abandon du parcours de soins par le patient, au rejet, à l'énervement, à des tensions et agressions, voire à l'usure professionnelle.

Par ailleurs, les équipes au sein des établissements de santé sont composées de professionnels d'origines ethnique, culturelle, religieuse, sociale, de genre et de catégories professionnelles variées devant pouvoir « travailler ensemble » et s'épanouir dans leur environnement de travail.

2. Les buts de l'analyse du concept

Le concept ouvre à la compréhension du rapport à la diversité culturelle des problématiques apparaissant dans les domaines de la santé et des soins infirmiers pour :

- sensibiliser aux facteurs culturels et aux enjeux interculturels dans les milieux ;
- inviter à une réflexion sur soi pour faire évoluer ses propres représentations et celles du patient, surmonter ses propres stéréotypes ;
- identifier et tenir compte des particularités culturelles des patients et des autres intervenants ;
- comprendre la signification du soin pour la personne et respecter ses valeurs et ses croyances ;
- développer des compétences interculturelles, pour le travail d'équipe, l'autonomie, et l'amélioration de la communication au sein des équipes.

3. Les usages du concept

Le terme apparaît pour la première fois dans les textes officiels en France en 1975 (Abdallah-Pretceille, 1999). Le concept est créé par distinction avec le multiculturalisme canadien qui se contente de reconnaître la pluralité des groupes sans toutefois proposer de reconnaissance mutuelle des groupes. L'interculturalité prône la reconnaissance des différences en l'intégrant dans l'interaction entre les groupes. Elle implique la reconnaissance explicite de la valeur de la diversité tout en agissant pour accroître l'interaction, le mélange et l'hybridation entre les communautés culturelles. Employée pour aborder ouvertement les conflits et les tensions culturelles en impliquant toutes les parties prenantes, elle mène au dialogue, à la réciprocité, à l'interdépendance ainsi qu'à une recherche de normes communes pour vivre ensemble (Hofstede, 2001).

Son développement est si polymorphe que les débats et les recherches se déroulent au croisement de pratiques, de politiques et de disciplines aux présupposés théoriques multiples. La littérature très hétérogène rend presque impossible le retracement de son historique de manière précise et consensuelle. Chacun appréhende la culture de manière particulière. Tous convergent vers l'idée que la culture est une « caractéristique universelle complexe qui inclut les savoirs, les croyances, l'art, les mœurs, le droit, les coutumes, et toute disposition ou usage acquis et transmis par l'homme vivant dans une société donnée » (Guerraoui & Troadec, 2000, p. 88).

4. La définition des attributs du concept

Les attributs peuvent être classés selon trois dimensions :

- macrosociale : conscience de la pluralité des cultures et des civilisations, respect des autres cultures, processus d'individuation, sens de la solidarité humaine, reconnaissance des droits de l'homme, capacité à coexister pacifiquement avec d'autres nations, conscience des problématiques relatives aux appartenances ethniques et religieuses ;
- mésosociale : soutien au développement d'une société civique démocratique culturellement diversifiée, lutte contre les inégalités sociales de santé et accès aux soins résultant des différences ethniques, prévention des conflits interculturels, reconstruction des liens sociaux et du capital social dans un contexte de diversité culturelle ;
- microsociale : développement de la capacité à comprendre et développer un comportement harmonieux dans les espaces pluriculturels, suppression des barrières individuelles entravant le contact, développement des compétences interculturelles, co-construction des réponses et la facilitation des processus d'acculturation.

Bien qu'il y ait différentes manières de comprendre et d'utiliser le concept, toutes font référence à la capacité à faire face à la diversité et à l'altérité d'une manière constructive et respectueuse.

5. La construction de cas modèle

Une adolescente hospitalisée pour anorexie refuse de s'alimenter et rejette tout ce qui contrevient à sa religion. Ses parents souhaitent qu'elle aille mieux, considérant que l'alimentation n'a pas à être limitée (*conscience des problématiques relatives aux appartenances ethniques et religieuses*), que leur fille doit pouvoir accepter tous les aliments en faisant appel à un religieux pour lui expliquer que, lorsque l'on est malade, rien n'est interdit. La patiente, la famille et l'équipe soignante se mettent d'accord (*prévention des conflits interculturels, pluralité des cultures, dialogue, réciprocité, développer un comportement harmonieux*).

L'hôpital est un lieu neutre où toute personne malade a le droit de recevoir des soins, quelle que soit son appartenance à une religion ou non (*lutte contre les inégalités sociales de santé et accès aux soins, facilitation des processus d'acculturation*). Un religieux appartenant à sa religion peut être appelé à sa demande (*co-construction des réponses, suppression des barrières individuelles)*.

Ce cas montre l'importance de prendre en compte un besoin qui s'inscrit dans le spirituel et le culturel (*développement des compétences interculturelles*) comme étant aussi important et au même niveau que d'autres besoins (*conscience des problématiques relatives aux appartenances ethniques et religieuses*).

6. La construction de cas contraire et l'identification de concepts voisins

Cas contraire

Une femme hospitalisée ne veut pas se déshabiller, invoquant le fait que le médecin soit un homme. Dans sa culture, le corps d'une femme ne doit être vu par personne d'autre que son époux. Sa famille la soutient et refuse également que le médecin de service l'examine.

Il y a un conflit entre les deux cultures ; le maintien de la culture d'origine, des coutumes de la personne issue d'une autre culture au sein de la société d'accueil constitue un obstacle pour l'adoption d'attitudes et de comportements compatibles avec la culture médicale. Au-delà du concept d'interculturalité, sont en jeu ici les concepts de choc culturel et d'identité religieuse qui empêchent que la personne en situation de fragilité accepte les soins du service où elle a été conduite (développement d'une société civique démocratique culturellement diversifiée, lutte contre les inégalités sociales de santé et accès aux soins).

Concepts voisins

- Communication, coopération.
- Relation soignant-soigné.
- Alliance thérapeutique.
- Pluriculturalité.
- Transculturalité.

7. Les antécédents et les conséquences du concept

Antécédents	Conséquences
Ethnocentrisme Incompréhension Méconnaissance de la culture de l'autre, non-respect des valeurs et croyances de la personne Distance professionnelle	Respect d'un équilibre entre les cultures en présence Compréhension mutuelle, empathie Vision interdisciplinaire de la situation Approche holistique du patient Co-construction Observance/adhésion au traitement thérapeutique

8. Les référents empiriques du concept

- Décrire les facteurs culturels ne suffit pas ; il s'agit d'aller dans une démarche compréhensive.
- Le modèle Sunrise est une représentation graphique de la théorie de la diversité et de l'universalité du soin culturel (Leininger, 1991).
- L'*ethnonursing*, une méthodologie de recherche qualitative, étudie selon les deux dimensions ethnographie et infirmière, le sens et l'expression de la santé et du soin pour les personnes au sein d'une communauté (Leininger, 1997).
- La méthode de l'incident critique permet de créer les conditions favorables au développement du dialogue interculturel et à la résolution des conflits en contexte professionnel interculturel (Cohen Emerique, 1980).

Bibliographie

Abdallah-Pretceille, M. (1999). *L'éducation interculturelle.* Paris : PUF.

Cohen Emerique, M. (1980). Éléments de base pour une formation à l'approche des migrants et plus généralement à l'approche interculturelle. *Annales de Vaucresson, 17*, 117-139.

Guerraoui, Z., & Troadec, B. (2000). *Psychologie interculturelle.* Paris : Armand Colin.

Hofstede, G. (2001). *Culture's consequences: Comparing values, behaviors, institutions, and organizations across nations* (2nd ed.). Thousand Oaks, CA: Sage.

Leininger, M. (1991). *Culture Care Diversity and Universality. A Theory of Nursing.* New York: National League for Nursing Press.

Leininger, M. (1997). Overview of the theory of culture care with the ethnonursing research method. *Journal of Transcultural Nursing, 8*(2), 32-52.

Maccioni, J. (2016). Enjeux de formation à la démarche interculturelle : exemple du milieu des soins. *Les Politiques Sociales*, 3-4, 65-75.

Tison, B., & Hervé-Désirat, E. (2007). *Soins et cultures : Formation des soignants à l'approche interculturelle.* Issy-les-Moulineaux : Elsevier Masson.

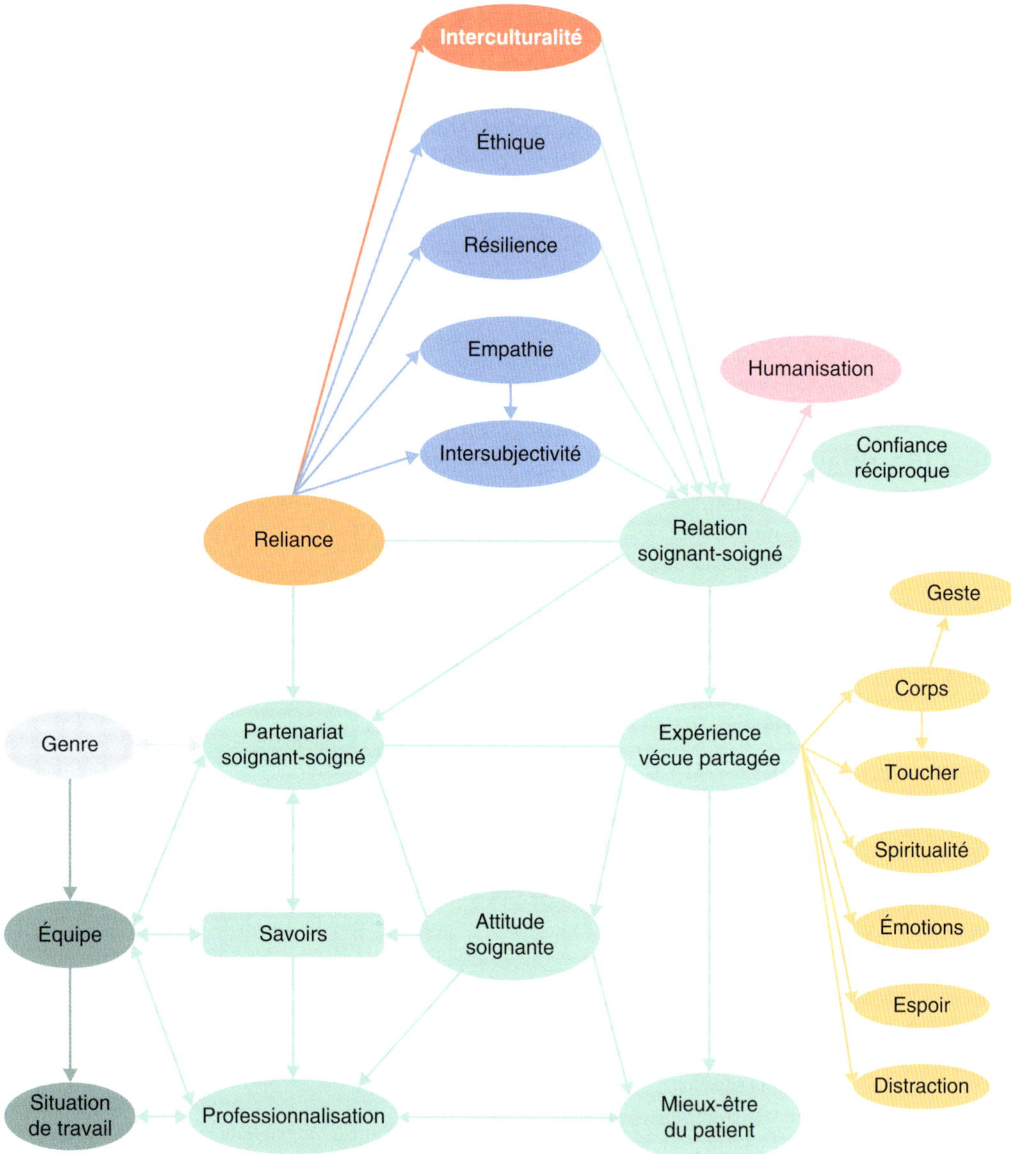

Carte mentale d'interactions entre concepts – Interculturalité.
Anne Muller, 2024.

Intersubjectivité

Jacky Merkling

1. L'identification du concept

La relation de soin tout comme le soin relationnel imposent un engagement mutuel du « soi » des deux protagonistes concernés par le geste relationnel. Cet engagement de soi se nomme intersubjectivité. Sans cet engagement, la relation reste un côtoiement, une civilité, un échange superficiel.

2. Les buts de l'analyse du concept

Il s'agit de définir et de caractériser le concept d'intersubjectivité et de montrer sa place en tant que vecteur principal du soin dans ses aspects relationnels. En effet, si on peut dire que le soin (relationnel) vise un changement fugace ou durable dans l'état du patient dans le sens d'un mieux-être, ce ne peut être alors que la qualité de la relation et plus précisément la qualité du vécu partagé qui permettra ce changement d'état.

3. Les usages du concept

L'intersubjectif est ce qui, dans une interaction concernant deux individus, relève du partage de vécu engagé par chacun des deux protagonistes de l'interaction. Ce partage se caractérise par l'influence mutuelle de l'état psychique de chacun. N'est donc pas intersubjective une simple discussion distanciée avec un collègue ou un patient, ni un échange d'information, ni un débat argumenté autour d'une question philosophique, sauf si, dans chacune de ces occurrences, quelque chose de vécu sur le plan affectif est engagé.

4. La définition des attributs du concept

Le vécu de l'intersubjectivité

D'un point de vue phénoménologique, c'est-à-dire vécu, l'intersubjectivité est une création en temps réel à deux dans laquelle la conscience de chacun recouvre et inclut partiellement celle de l'autre. Dupont (2004) parle d'une relation d'empiétement dans laquelle les subjectivités se recouvrent en se séparant et se séparent en se recouvrant. Selon Stern (2004), malgré des différences, cette expérience fait surgir une « conscience » de partager le même paysage mental. C'est une expérience vécue, une vibration charnelle, corporelle, avant d'être psychique.

Le fonctionnement de l'intersubjectivité

Cette résonance mutuelle qui caractérise l'intersubjectivité est fondée sur une disposition naturelle à ressentir dans notre corps ce que les autres ressentent : c'est l'empathie. Empathie et intersubjectivité sont donc liées, mais il importe de préciser qu'elles ne doivent pas être confondues. L'empathie est un processus et l'intersubjectivité est un état qui résulte, en partie, du processus empathique.

5. La construction de cas modèle

L'intersubjectivité ne se rencontre pas que dans le geste de soin. Une multitude de gestes quotidiens relèvent de ce vécu partagé. Stern (2004) donne l'exemple du baiser entre deux amants : « Les deux têtes se rapprochent pour s'embrasser, même pour un premier baiser passionné, il est rare que cela se solde par des dents cassées. On assiste généralement à un atterrissage en douceur ». Le baiser est un geste éminemment intersubjectif (c'est une évidence), mais il montre bien à quel point l'intersubjectivité est un moment de vécu intégrant l'autre à mon propre vécu. Il est impératif de sentir en soi ce qui se passe en l'autre pour réussir ce geste à deux si important dans une vie.

6. La construction de cas contraire et l'identification de concept voisin

Cas contraire

Lorsqu'il y a un raté dans la rencontre entre deux subjectivités, lorsqu'on n'est « pas sur la même longueur d'onde » comme l'exprime le langage populaire, Stern (2004) nous dit qu'il se produit un ressenti d'absence, de manque, relevant d'un décalage entre ce qui était attendu et ce qui s'est produit. Le recouvrement mutuel de conscience n'a pas lieu alors qu'il était attendu. C'est l'intention mal comprise, l'humour mal perçu, la question qui blesse, etc.

Concept voisin

- Empathie.

7. Les antécédents et les conséquences du concept

Antécédents

Un moment intersubjectif ne devient un moment de soin relationnel qu'à condition qu'il soit *voulu*, *possible*, et encadré par un *savoir* spécifique. Il doit être *voulu*, c'est-à-dire relever d'une intention qui est le mieux-être de l'autre (dimension éthique). Il doit être *possible*, c'est-à-dire s'inscrire dans une triple disponibilité, physique, cognitive et émotionnelle (dimension psychophysique). Enfin, pour être maîtrisé – et dans le champ du soin cette maîtrise est incontournable –, il doit être encadré par des *savoirs* permettant de le professionnaliser (dimension épistémique).

Conséquences

Comme l'exercice quotidien d'un soignant implique de se laisser toucher par de nombreux patients, ces partages intersubjectifs vont générer chez lui à chaque fois des mouvements affectifs auxquels il doit faire face pour rester disponible. Cette gestion de l'engagement intersubjectif passe donc par sa *professionnalisation*. Professionnaliser la relation relève d'un travail d'objectivation qui peut être réalisé à travers l'expérience partagée avec d'autres professionnels (analyse de pratique, supervision, réflexion d'équipe, etc.), mais aussi et surtout à travers un équipement cognitif et théorique permettant de mettre du *sens* sur les expériences traversées. Le fondement de cette professionnalisation, c'est la *réflexivité*.

8. Les référents empiriques du concept

Cette possibilité de pénétration mutuelle qui caractérise l'intersubjectivité est fondée sur une disposition naturelle à ressentir dans notre corps ce que les autres ressentent. Par ailleurs, si l'intersubjectivité est corporellement et intuitivement construite, elle répond aussi à un effort cognitif d'interprétation appuyé sur des capacités d'inférence fondées sur l'observation (intentionnelle ou non) de signes non verbaux produits par l'autre à travers son comportement, sa posture, sa mimique, le timbre de sa voix. Dans le soin, c'est donc l'impact favorable que le moment partagé aura sur l'autre qui signera l'effectivité de l'engagement intersubjectif.

Bibliographie

Dupont, P. (2004). *La réflexion charnelle. La question de la subjectivité chez Merleau-Ponty.* Bruxelles : Éditions Ousia.

Merkling, J. (2018). Le soin relationnel, une intersubjectivité inscrite dans un vouloir, un pouvoir et un savoir. *Santé Mentale, 230.*

Stern, D. (2004). *Le moment présent en psychothérapie. Un monde dans un grain de sable.* Paris : Odile Jacob.

Intuition

Annie Farrayre

1. L'identification du concept

L'intuition est une forme d'éprouvé cognitif et émotionnel résultant du fonctionnement cognitif du système analogique de la pensée qui est lié à l'existence de savoirs tacites se manifestant automatiquement en dehors de la volonté de l'individu (Farrayre, 2019).

2. Les buts de l'analyse du concept

Le but de l'analyse de ce concept, non encore réalisée en sciences infirmières, est :

- de fournir des éléments théoriques pour caractériser l'intuition et comprendre l'origine des manifestations rattachées à ce phénomène cognitivo-émotionnel ;
- d'apporter des points de repère pour caractériser le phénomène de ressenti (*feeling*) vécu par l'infirmier(ière) et les professionnels de santé, pour comprendre ce qui le déclenche et déterminer ses effets sur leur mode de raisonnement et de décision.

3. Les usages du concept

- C'est un concept transdisciplinaire, car il est utilisé dans différentes disciplines dont Ethier (2014) fait l'épistémologie.
- L'intuition apparaît la première fois en psychanalyse pour décrire une des quatre fonctions du système psychique qui est la perception et le traitement de l'information dépendant de la personnalité de l'individu (Jung, 1968).
- L'intuition, en sciences cognitives, est aussi considérée comme un processus non rationnel de traitement de l'information qui est lié à la rationalité limitée de l'individu. Elle est suffisante pour prendre une décision dans la vie courante. L'intuition n'est rien de plus qu'un système de reconnaissance (Simon, 1979, p. 155). C'est un « ensemble d'analyses figées dans l'habitude » (Chase & Simon, 1973, p. 56) ; ou encore la « capacité de l'individu à accéder à une bibliothèque de motifs (*patterns*) mentaux reconnaissables instantanément et inconsciemment. Cette bibliothèque constitue le corpus d'une expertise dans le domaine donné » (Chase & Simon, 1973, p. 76).
- Les théories *dual-process theories of cognition and decision* expliquent le double processus de la pensée humaine et son impact sur le raisonnement humain. L'intuition est un savoir intervenant en dehors de la conscience que l'individu a de ce savoir (Epstein, 2010 ; Hogarth, 2010).
- L'intuition apparaît aussi dans les travaux sur le modèle rationnel de prise de décision de Kahneman (2016), psychologue qui a reçu à cet effet le prix Nobel d'économie en 2002.
- Le concept est utilisé en médecine depuis peu pour comprendre le mode de raisonnement clinique des médecins (Croskerry, 2009 ; Pelaccia, 2011).
- En sciences infirmières, l'intervention de l'intuition dans l'activité clinique de l'infirmière est analysée. Farrayre (2019) en démontre les différents usages selon la posture cognitivo-émotionnelle adoptée par les infirmières face à l'intuition éprouvée.

4. La définition des attributs du concept

- Apparition fulgurante.
- Déclenchement automatique d'une réponse face au problème vécu. Cette réponse peut être, selon le cas, une émotion, une réaction corporelle, une association d'idées, une analogie avec un fait connu.
- Réponse constituée d'informations acquises inconsciemment et de façon non réfléchie de l'expérience vécue (Epstein, 2010).
- Formes d'expression diverses : cognitives, émotionnelles, corporelles.
- *Les attributs cognitifs :*
  - association d'idées, de faits, d'informations accompagnées d'émotion;
  - centration sur un fait, des informations;
  - certitude, non fondée sur des preuves;
  - savoir s'exprimant directement sans raisonner ou inférer;
  - impression de familiarité avec le fait observé;
  - prise en compte de la première impression;
  - raccourci diagnostique entraînant une conclusion hâtive;
  - remplacement automatique de la question qui se pose par une question plus simple à laquelle l'individu sait répondre. Il déplace le problème. Ce procédé facilite la résolution du problème en le simplifiant et en le comparant avec un problème similaire déjà solutionné antérieurement;
  - utilisation d'une échelle d'intensité ou de quantité pour établir une équivalence entre des faits ou des événements différents et non comparables.
- *Les attributs émotionnels :*
  - un ressenti, un instinct, un pressentiment;
  - des émotions exprimées : « je sens que… », « je ne le sens pas », « j'ai la conviction que… », « je ressens la douleur du patient ».
- *Les attributs corporels :* verbalisation d'une tension musculaire, d'une douleur, de frissons face à un fait.

5. La construction de cas modèle

Un homme de 50 ans arrive aux urgences avec une fièvre persistante. L'infirmière constate qu'il penche légèrement sur le côté en marchant. Immédiatement (*fulgurance d'apparition, raccourci diagnostique*), elle se dit : « Il n'a pas l'air bien (*pressentiment*). Il titube un peu (*savoir*). Il revient d'Afrique. Je pense tout de suite à un paludisme (*raccourci diagnostique entraînant une conclusion hâtive*). Il y a quelque chose que je ne sens pas (*émotion exprimée*). Il n'est pas présent, il est confus » (*déplacement du problème*). Elle dit : « Le niveau de gravité est atteint » (*posture cognitivo-émotionnelle : tient compte de son pressentiment, raccourci diagnostique*). Le niveau d'urgence vitale est confirmé par le médecin.

6. La construction de cas contraire et l'identification de concepts voisins

Cas contraire

Une infirmière reçoit une patiente de 23 ans, atteinte de leucémie, suivie pour chimiothérapie. Elle constate un décalage entre le comportement actuel et l'habituel. Elle ressent l'asthénie de la patiente, de la tristesse pour elle (*éprouve une émotion*). Elle dit : « Je la sens très asthénique (*émet une intuition*). Je ne peux pas la faire passer avant les autres patients, ce n'est pas une urgence (*bloque immédiatement son intuition*). Je ne peux pas m'écouter, voilà ! Si cela ne tenait qu'à moi, je la prendrais tout de suite. Après, on est professionnelle (*raisonnement logique pour maîtriser son émotion*). Oui, je suis dans la sympathie avec elle, mais j'arrive à la freiner car il y a d'autres patients plus urgents à faire passer en priorité (*posture de contrôle émotionnel*). Je conduis mon interrogatoire pour ne pas passer à côté de quelque chose d'important (*suit une procédure logique*). Je ne me suis pas écoutée ». À aucun moment l'émotion ressentie par l'infirmière influence son raisonnement, elle est consciente de son émotion et la contrôle.

Concepts voisins

- Expérience.
- Expertise.
- Instinct.
- Habitude d'activité.
- Apprentissage implicite.

7. Les antécédents et les conséquences du concept

Antécédents	Conséquences
Fonctionnement analogique de la pensée Contexte Facteur déclenchant Connaissances antérieures Savoirs tacites antérieurs Posture « cognitivo-émotionnelle » de l'individu face à un événement vécu	Mode décisionnel Associations d'idées non fondées sur des preuves Raccourci diagnostique, usage d'heuristique Analogie avec un cas vécu Causalité non fondée sur des preuves Prise en compte de l'émotion éprouvée Apprentissage implicite

8. Les référents empiriques du concept

- Les manifestations d'intuition indiquent l'existence de savoirs tacites ou, à l'inverse, le manque de connaissances, le besoin de les réactualiser ou d'en acquérir de nouvelles. Elles sont le résultat du fonctionnement intrinsèque de la cognition et de l'existence de deux formes de mémoire. Elles sont aussi le résultat des interactions de l'être humain avec son environnement, de l'expérience et des expériences vécues.
- L'individu engrange dans sa mémoire à long terme, de façon automatique, les fréquences des événements, tout comme les relations de co-variations entre les événements. Ce processus de mémorisation crée ainsi des savoirs tacites. Dans cette modélisation, l'existence de savoirs tacites est à l'origine du déclenchement de l'intuition. L'intuition est une forme d'éprouvé cognitif et émotionnel qui résulte de l'existence de savoirs tacites se manifestant automatiquement en dehors de la volonté de l'individu.
- Le « ressenti » que l'infirmier(ère) dit éprouver lors de l'examen clinique du patient pourrait être rapproché d'une intuition éprouvée dans l'action. Cette intuition a des effets sur son mode de raisonnement et sa décision clinique. Ces effets varient en fonction de la posture cognitivo-émotionnelle adoptée : soit elle écoute son intuition, soit elle cherche des preuves confirmant son intuition, soit elle s'en défend et l'ignore (Farrayre, 2019).

Bibliographie

Chase, W.G. & Simon, H.A (1973). Perception in chess. *Cognitive Psychology, 4,* 55-58.

Croskerry, P. (2009). A universal model of diagnostic reasoning. *Academy of Medecine, 84,* 1022-1028.

Epstein, S. (2010). Demystifing intuition. What it is, what it does and how. *Psychological Inquiry, 21,* 255-278.

Ethier, S. (2014). Épistémologie de l'intuition. En ligne : https://www.academia.edu/9187258/%C3%89pist%C3%A9mologie_de_lintuition.

Farrayre, A. (2019). *L'expérience face à l'intuition et à l'émotion dans la décision clinique de l'infirmière. Rôle de la posture « cognitivo-émotionnelle » de l'infirmier-ière face au « ressenti » éprouvé dans l'activité clinique d'orientation et d'accueil des urgences hospitalières.* Thèse de doctorat en Sciences humaines et humanités nouvelles, spécialité Formation d'adultes, HESAM Université, CNAM, Paris. https://www.theses.fr/241775981.

Hogarth, R.M. (2010). *Educating Intuition.* Chicago: The University of Chicago Press.

Jung, C.G. (1968). *Types psychologiques.* (Trad. fr. Y. Le Lay). Genève : Georg Editeur.

Kahneman, D. (2016). *Système 1. Système 2. Les deux vitesses de la pensée.* Paris : Flammarion.

Pelaccia, T. (2011). Comment les médecins raisonnent-ils pour poser des diagnostics et prendre des décisions thérapeutiques ? Les enjeux en médecine d'urgence. *Annales Françaises de Médecine d'Urgence, 1,* 77-84.

Simon, H. (1979). Rational decision making in business organization. *American Economics Review, 69.*

Littératie en santé

Aurore Margat

1. L'identification du concept

La littératie en santé (LS) recouvre « la connaissance, les compétences, la motivation et la capacité d'un individu à repérer, comprendre, évaluer et utiliser des informations sur la santé lors de la prise de décisions dans les contextes des soins de santé, de la prévention des maladies et de la promotion de la santé pour maintenir ou améliorer la qualité de la vie » (Kickbusch, 2013, p. 5).

En 2015, les résultats de la première enquête européenne sur la LS (HLS-EU) ont montré que près d'un adulte sur deux en Europe n'a pas les capacités requises pour être autonome dans le traitement des informations en santé.

2. Les buts de l'analyse du concept

- Proposer un cadre de lecture et d'analyse systémique de la LS à destination des soins infirmiers.
- Définir la littératie en santé.
- Identifier les rapports conceptuels entre littératie et LS.
- Repérer les situations de vulnérabilité en matière de LS.
- Proposer une approche pro-littératie dans le champ de pratique des soins infirmiers.

3. Les usages du concept

Plusieurs études ont montré le rôle médiateur de la LS dans la relation entre le statut, l'état de santé, la qualité de vie, les résultats en santé, les comportements de santé et l'utilisation des services de prévention (Van der Heide et al., 2013). De faibles compétences en LS sont associées à des taux d'hospitalisations et de ré-hospitalisations plus importants, davantage de morbidités et de décès prématurés, et moins de participation en promotion de la santé. Dans le cas particulier des maladies chroniques, un faible niveau de LS nuit à l'autogestion de la maladie et au suivi des traitements (Nutbeam, 2000).

Dans ce contexte, la Conférence nationale de santé (Conférence nationale de santé & Ministère des Solidarités et de la Santé, 2017) recommande la promotion de la LS par :

- la création d'un environnement favorable au développement de la LS ;
- la mobilisation des ressources et des dispositifs pertinents pour développer la LS des populations vulnérables ;
- Le développement de l'évaluation et de la recherche, et la diffusion de pratiques exemplaires.

4. La définition des attributs du concept

Jusque dans les années 2000, la LS était considérée comme une construction au niveau individuel. Plus récemment, a été introduite la notion de *public health literacy* (Freedman et al., 2009) en référence aux connaissances, aux compétences et à l'engagement qu'ont les groupes d'individus à s'occuper de la santé de leur communauté. Ces deux approches, dites « clinique » et « de santé publique » (Van den Broucke & Renwart, 2014), ont été reprises dans le modèle proposé par le consortium européen en 2012 (Sørensen et al., 2012).

5. La construction de cas modèle

Dans le champ des maladies chroniques, un faible niveau de LS constitue un obstacle majeur pour accéder à l'éducation thérapeutique du patient (ETP), particulièrement chez les patients faiblement alphabétisés. Dans ce contexte, un modèle d'intervention pédagogique visant à adapter l'ETP aux besoins spécifiques des patients chroniques faiblement alphabétisés a été élaboré (Margat, 2018). Ce modèle repose sur la formation des soignants/éducateurs et la reconnaissance de différents formats d'éducation permettant d'adapter l'offre éducative dans ses contenus et ses méthodes. Il apporte une réponse à l'inégalité d'accès à l'ETP des personnes ayant de faibles compétences en littératie, et promeut une vision singulière et globale de la personne concourant à son autonomie en santé dans le cadre d'une médecine de la personne.

6. La construction de cas contraire et l'identification de concept voisin

Cas contraire

Nutbeam (2000) considère que la LS des personnes dépend de leur niveau d'alphabétisation fonctionnelle et du développement cognitif associé.

Les individus ayant des compétences moins développées en lecture et en écriture auront moins d'expérience en matière d'éducation en santé et moins de compétences pour agir sur la base des informations reçues. Pour ces raisons, les stratégies de promotion de la LS resteront inextricablement liées à des stratégies plus générales de promotion de l'alphabétisation (Nutbeam, 2000). Cependant, un niveau élevé d'alphabétisation ne garantit pas des réponses des personnes aux activités d'éducation et de communication en matière de santé.

Concept voisin

Le concept de *health literacy* est parfois traduit en français par le terme de « culture en santé ». Cependant, ce concept ne recouvre pas les idées, les coutumes et les comportements que partage un peuple ou une société donnée.

7. Les antécédents et les conséquences du concept

La LS est née d'une histoire de définitions et de redéfinitions en lien avec le concept d'alphabétisation fonctionnelle (Berkman et al., 2010). Une première définition mettait l'accent sur la capacité d'appliquer des compétences de base en lecture et en mathématiques dans un contexte de soins de santé. Plusieurs définitions ultérieures ont détaillé un ensemble de capacités nécessaires aux individus afin qu'ils développent leur alphabétisation en matière de santé ; celles-ci comprennent (en plus de la littératie et de la numératie) la capacité de communiquer, la capacité d'utiliser la technologie, la motivation, la capacité cognitive ainsi que la mise en réseau et les compétences sociales. En 2009, le *Healthy People* définissait la LS comme étant la mesure par laquelle l'individu a la capacité d'obtenir, de traiter et de comprendre les informations de base en matière de santé ainsi que le fonctionnement des services nécessaires lui permettant de prendre une décision appropriée pour sa santé. Cette définition rejoint celle de l'Organisation mondiale de la santé (Kickbusch, 2013, p. 5).

8. Les référents empiriques du concept

En contexte de soin et en complément des outils de mesure disponibles en langue française, il est essentiel d'identifier les personnes en difficulté avec la LS.

Parmi les groupes à risque de présenter de faibles compétences en LS, il y a : les personnes âgées, les primo-arrivants, les personnes peu scolarisées, les personnes ne maîtrisant pas le français, les personnes en situation de handicap et les personnes à faibles revenus.

Parmi les publics présentant une demande importante de soutien en LS, en rapport avec des besoins de santé plus importants, on retrouve : les parents de jeunes enfants, les adolescents, les personnes atteintes de maladie chronique et leurs aidants.

Bibliographie

Berkman, N. D., Davis, T. C., & McCormack, L. (2010). Health literacy: what is it? *Journal of Health Communication*, *15*(supp2), 9-19.

Conférence nationale de santé, & Ministère des Solidarités et de la Santé. (2021, juillet 6). *Avis du 06.07.17 « La littératie en santé - usagers et professionnels : Tous concernés ! »* Ministère des Solidarités et de la Santé.

Freedman, D. A., Bess, K. D., Tucker, H. A., Boyd, D. L., Tuchman, A. M., & Wallston, K. A. (2009). Public health literacy defined. *American Journal of Preventive Medicine*, *36*(5), 446-451.

Kickbusch, I. (dir.). (2013). *Health literacy: The solid facts.* World Health Organization Regional Office for Europe ; Library of Congress.

Margat, A. (2018). *L'éducation thérapeutique du patient : Une opportunité pour répondre aux besoins en littératie en santé des patients illettrés. Proposition d'un modèle d'intervention pédagogique.* Thèse de doctorat en sciences de l'éducation, Sorbonne Paris Cité.

Nutbeam, D. (2000). Health literacy as a public health goal: A challenge for contemporary health education and communication strategies into the 21st century. *Health Promotion International*, *15*(3), 259-267.

Sørensen, K., Van den Broucke, S., Fullam, J., Doyle, G., Pelikan, J., Slonska, Z., ...Brand, H., & on behalf of the HLS-EU Consortium (2012). Health literacy and public health : A systematic review and integration of definitions and models. *BMC Public Health*, *12*(1), 80.

Sørensen, K., Pelikan, J. M., Röthlin, F., Ganahl, K., Slonska, Z., Doyle, G., ...Brand, H., & on behalf of the HLS-EU Consortium (2015). Health literacy in Europe: Comparative results of the European health literacy survey (HLS-EU). *The European Journal of Public Health*, *25*(6), 1053-1058.

Van den Broucke, S., & Renwart, A. (2014). Health literacy mediates the relationship between education level and health behaviour. *European Journal of Public Health*, *24*(suppl_2).

Van der Heide, I., Wang, J., Droomers, M., Spreeuwenberg, P., Rademakers, J., & Uiters, E. (2013). The relationship between health, education, and health literacy: results from the Dutch adult literacy and life skills survey. *Journal of Health Communication*, *18*(sup1), 172-184.

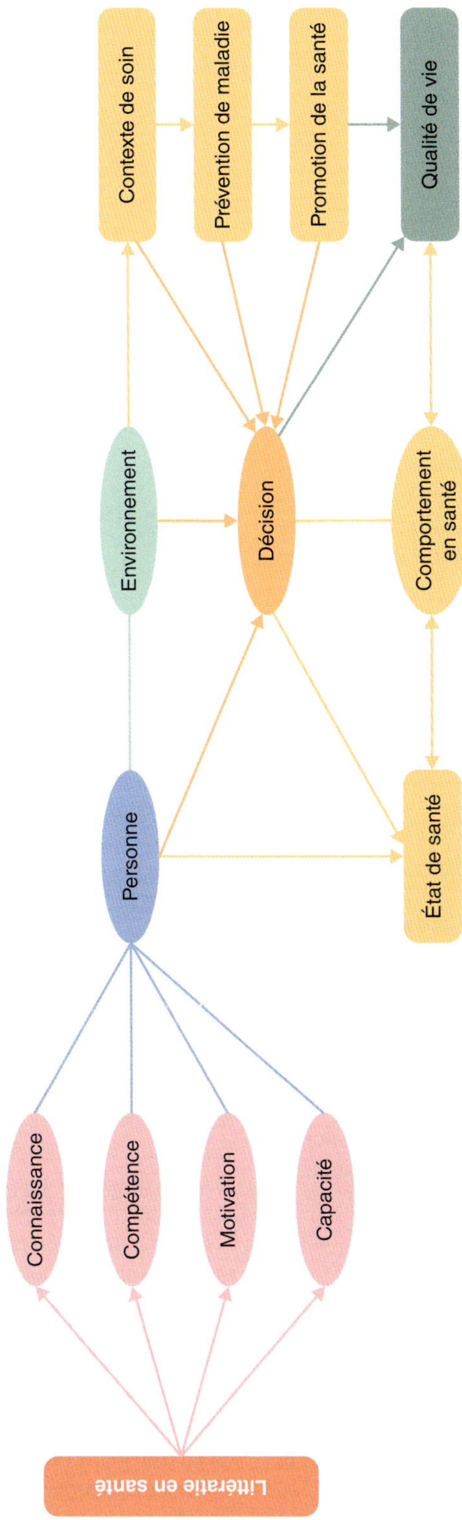

Carte mentale – Littératie en santé.
Anne Muller, 2024.

Maladie

Philippe Svandra

1. L'identification du concept

Les termes « maladie » et « malade » proviennent du latin « *male habitus* » signifiant « qui est en mauvais état ». La maladie correspond, selon les dictionnaires généralistes, à une altération des fonctions ou de la santé d'un organisme vivant. Dans un sens figuré, c'est « tout ce qui trouble l'âme ou l'esprit ».

Selon Canguilhem (2006 p. 156), le pathologique n'est pas simplement une diminution ou un déficit. Constituant un autre équilibre, la maladie peut devenir aussi une expérience d'innovation positive du vivant. D'ailleurs, même si la guérison est obtenue, la maladie laisse une trace dans l'histoire du malade ; elle le modifiera durablement car « aucune guérison n'est retour à l'innocence biologique ».

L'expérience de la maladie constitue ainsi une nouvelle « allure de vie » dans laquelle le champ des possibles se voit plus ou moins réduit. Ainsi, la maladie « est l'instauration de nouvelles normes de vie par une réduction du niveau de leur activité, en rapport avec un milieu nouveau mais *rétréci* » (Canguilhem, 2006 p. 5, p. 121). En conséquence, le concept de maladie est intimement lié à celui de santé, puisqu'on ne peut penser le pathologique qu'à partir du normal (et inversement). Santé et maladie sont deux modalités de la vie, même si la seconde apparaît comme plus « rétrécie ».

2. Les buts de l'analyse du concept

- Discriminer les différentes approches de la maladie.
- Identifier les attributs du concept.
- Définir une posture soignante, une stratégie d'accompagnement du patient.

3. Les usages du concept

La langue anglaise possède plusieurs termes pour évoquer la maladie. Il existe ainsi une différence entre les altérations biologiques, qui portent le nom de *disease*, et le terme *illness*, qui représente le vécu subjectif du malade.

Avec cette distinction, nous sommes face à deux approches :

- *illness :* l'approche se veut rationnelle, scientifique ; c'est donc la maladie du médecin ;
- *disease :* l'approche apparaît comme plus phénoménologique, plus imprégnée d'affects du malade.

Ces discours sont deux vérités qui reposent toutefois sur des types de savoirs qui n'ont que peu de choses en commun. C'est pourquoi le dialogue entre médecins et malades n'est jamais aisé.

Remarquons que la langue anglaise est particulièrement riche en ce domaine, puisqu'il existe un troisième terme pour nommer la maladie, celui de *sickness*, qui, lui, se rapporte au processus de socialisation des épisodes pathologiques.

Hippocrate définissait la maladie comme déséquilibre entre les humeurs. Ainsi : « Il y a santé parfaite quand ces humeurs (sang, flegme, bile noire, bile jaune) sont dans une juste proportion entre elles, tant du point de vue de la qualité que de la quantité, et quand le mélange est parfait. Il y a maladie, en revanche, quand l'une de ces humeurs est en trop petite ou trop grande quantité, et qu'elle s'isole dans le corps au lieu de rester mêlée à toutes les autres ».

Considérée comme un déséquilibre (un manque ou un excès), dans la médecine hippocratique, la maladie, de l'ordre de l'être, est partie intégrante de la nature. On retrouve aujourd'hui cette vision dans les médecines dites douces ou alternatives.

Pour notre médecine moderne, la maladie s'oppose en revanche à la nature. Elle est de l'ordre de l'avoir et est considérée surtout comme un « état anormal », apparaissant comme une rupture, une dysharmonie par rapport à la « bonne santé ». Pourtant, il faut rappeler que la maladie, avant d'être un dysfonctionnement d'ordre physiologique, est pour le malade une épreuve existentielle singulière, comme l'écrit Canguilhem : « La maladie est ébranlement et mise en péril de l'existence » (2006, p. 121). Il rappelait ainsi en peu de mots cette vérité : « On ne peut considérer uniquement le rapport du médecin au malade comme celui d'un technicien compétent à un mécanisme dérangé » (2002, p. 86).

4. La définition des attributs du concept

La maladie peut être caractérisée par sa gravité et son évolution (bénigne/grave), par sa durée (aiguë/chronique). Elle peut être vue comme la conséquence d'agents pathogènes externes (traumatismes, virus, facteurs toxiques) ou de désordres internes (déséquilibre biochimique, cancer). Elle peut également toucher le corps (maladie somatique) ou l'esprit (maladie psychiatrique).

5. La construction de cas modèle

Décalage entre le discours médical sur la maladie (*disease*) et la réalité vécue des patients (*illness*)

À partir de son expérience de la maladie grave, la philosophe Claire Marin (2008a, p. 50) témoigne : « Je ne parle pas de la maladie comme les médecins. Je parle de la maladie réelle, vivante, vulgaire. La maladie des médecins est ordonnée, elle se manifeste par le biais de symptômes spécifiques selon un protocole clairement défini. La maladie vulgaire n'en fait qu'à sa tête, se permet des réactions non répertoriées, transgresse les lois auxquelles elle devrait obéir. Elle n'est pas prise au sérieux bien sûr ».

6. La construction de cas contraire et l'identification de concepts voisins

Cas contraire

On peut noter qu'il peut y avoir une distanciation importante entre ces deux approches de la maladie :

- *disease* (atteinte organique) sans *illness* (vécu de l'individu), ce qui arrive lorsque l'on découvre une pathologie lors d'un examen de routine alors que la personne se sent parfaitement bien ;
- *illness* sans *disease*, ce qui est le cas des maladies que l'on qualifie de psychosomatiques (faute de mieux) qui s'expriment en termes de vécu émotionnel ou de mal de vivre.

Concepts voisins

- Affection.
- Altération.
- Épreuve.

7. Les antécédents et les conséquences du concept

Antécédents	Conséquences
État de mal-être Dysfonctionnement d'ordre physique et/ou mental	Amélioration de l'état de santé, retour à un bien-être Concept de prendre soin : prendre soin de soi, prendre soin d'autrui

8. Les référents empiriques du concept

Si notre médecine technoscientifique a beaucoup progressé face à la maladie comme *disease*, elle semble pourtant ne pas avoir assez tenu compte de l'expérience du malade comme *illness*. Que ces deux discours puissent à un moment donné se rencontrer représente tout l'enjeu de la relation soignante. Le soin retrouve ici sa vocation première : répondre à celui qui se trouve, ponctuellement ou durablement, en situation de vulnérabilité et/ou de souffrance afin qu'il puisse retrouver ses capacités, ou en inventer de nouvelles, et parvienne à maintenir ouvert son champ des possibles.

La tâche du soignant consiste ainsi à « re-possibiliser » l'existence de son patient, à l'aider à donner un horizon nouveau à sa vie.

Canguilhem (2006, p. 156) résume la question ainsi : « C'est donc d'abord parce que les hommes se sentent malades qu'il y a une médecine. Ce n'est que secondairement que les hommes, parce qu'il y a une médecine, savent en quoi ils sont malades ».

Bibliographie

Adam, P. & Herzlich, C. (2007). *Sociologie de la maladie et de la médecine*. Paris : Armand Colin, coll. « 128 ».

Benaroyo, L. Lefeve, C., Mino, J.-C. & Worms, F. (2010). (dir.), *La philosophie du soin. Éthique, médecine et société*. Paris : PUF.

Canguilhem, G. (2010). *Écrits sur la médecine*. Paris : Seuil.

Canguilhem, G. (2006). *Le Normal et le pathologique*. Paris : PUF, coll. « Quadrige ».

Canguilhem, G. (2002). « Une pédagogie de la guérison est-elle possible ? », in *Écrits sur la médecine*. Paris : Seuil.

Herzlich, C. (2005). *Santé et maladie. Analyse d'une représentation sociale*. Paris : Éditions de l'École des Hautes Études en Sciences Sociales.

Marin, C. (2008a). *Hors de moi*. Paris : Allia.

Marin, C. (2008b). *Violences de la maladie, violence de la vie*. Paris : Armand Colin.

Marin, C. (2014). *La maladie, catastrophe intime*. Paris : PUF.

Vigarello, G. (1993). *Histoire des pratiques de santé. Le sain et le malsain depuis le Moyen Âge*. Paris : Seuil.

Parentalité

Rémi Izoulet

1. L'identification du concept

Catherine Sellenet a réalisé l'analyse de ce concept de parentalité dans les sciences infirmières. Cette conceptualisation est le produit de différents travaux issus des disciplines éducative, juridique, sociologique et psychologique (Formarier & Jovic, 2012).

Sellenet (2007) définit la parentalité comme « l'ensemble des droits et des devoirs, des réaménagements psychiques et des affects, des pratiques de soin et d'éducation, mis en œuvre pour un enfant par un parent (de droit ou électif), indifféremment de la configuration familiale choisie ». Cette notion est issue de la psychiatrie, de la psychologie et de la psychanalyse.

La Convention internationale des droits de l'enfant utilise le terme de *fonction parentale*. Le terme de *parentalité* n'est pas utilisé. La fonction parentale est relative aux droits et aux devoirs parentaux ainsi qu'à la responsabilité d'élever son enfant et d'assurer son développement. Des liens directs entre les parents et les enfants sont un prérequis à l'existence de cette fonction parentale (Organisation des Nations Unies, 1989).

Une nouvelle sémantique apparaît en lien avec l'évolution des situations familiales. Cette sémantique se traduit, en fonction de l'organisation familiale, par des termes comme *monoparentalité*, *beau-parentalité* ou *homoparentalité* (Lamboy, 2009).

Du fait d'une conceptualisation récente, d'une complexification permanente et d'une théorisation transdisciplinaire, le concept de parentalité peut être qualifié de concept instable ou immature. Ses contextes d'applications sont actuellement très évolutifs (Mellier & Gratton, 2015). Il est mobilisé dans diverses modalités d'exercices et de complexification des structures familiales (Barbe, 2012).

Dimension du concept

Concept nomade en : sciences infirmières, sociologie, psychologie, sciences de l'éducation, politique sociale et domaine juridique.

La parentalité dans la relation soignant-soigné

- Construction et exercice d'un savoir spécifique, expérientiel et intuitif, du parent relatif à son enfant.
- Exercice dans le système de santé de droits et de devoirs du parent sur son enfant.
- Légitimité juridique à participer aux décisions de soins prises pour son enfant ; les modalités de participation du parent sont induites selon les spécificités du contexte.

Historique et suivi des évolutions dans les disciplines

- Néologisme récent traduisant l'ensemble des processus psychiques conscients et inconscients induits par les expériences de parenté (Gutton, 2006).
- Terme issu de la langue anglaise, développé par Thérèse Benedeck sous le terme *parenthood* (Benedek, 1959).
- Terme polysémique utilisé dans le langage commun. Cette polysémie et son utilisation étendue rendent difficile sa conceptualisation (Lamboy, 2009).

- Apparition dans le monde francophone comme la traduction par Paul-Claude Racamier du terme de *parenthood* (Racamier, Sens & Carretier, 1961).
- Évolution rapide des organisations familiales et des modes d'exercice de parentalité qui rend ce concept instable dans sa définition (Lamboy, 2009).

2. Les buts de l'analyse du concept

- Identifier les attributs du concept de parentalité et le différencier des concepts limites.
- Intégrer ce concept à l'épistémologie des sciences infirmières.

3. Les usages du concept

Ce concept permet de :
- valoriser l'association des parents aux soins de leur enfant;
- respecter les lois relatives à l'exercice de l'autorité parentale;
- considérer et soutenir un exercice aussi essentiel pour les parents que pour leur enfant.

L'utilisation du concept de parentalité induit une logique de soutien des personnes concernées. Ce concept décrit une fonction complexe toujours perfectible et des possibilités de soutien spécifique (Lamboy, 2009).

Une difficulté d'utilisation du concept de parentalité est induite par sa création récente, une évolution constante, une mutation permanente du statut de la famille, sa construction et son utilisation pluridisciplinaires.

4. La définition des attributs du concept

Les trois attributs du concept de parentalité selon le pédopsychiatre Didier Houzel (1999) sont :
- l'ensemble des droits et devoirs inhérents à la fonction parentale et à la filiation;
- la réalisation des soins quotidiens administrés par des parents auprès de leur enfant;
- le vécu subjectif de la transition vers le statut de parent ainsi que de l'exercice des rôles parentaux.

La conceptualisation de cette notion de parentalité implique qu'un parent peut présenter un exercice de sa parentalité hétérogène dans sa qualité (Houzel, 1999).

Il est possible d'ajouter à ces trois attributs les dimensions dynamique et économique de la parentalité comprenant le contexte juridique et social du parent, mais aussi des éléments personnels spécifiques aux individus (Mellier & Gratton, 2015).

5. La construction de cas modèle

Sarah, 9 ans, est atteinte d'une leucémie. Ses parents sont présents auprès d'elle durant son hospitalisation. Ils interviennent auprès de leur fille afin de réaliser ses soins d'hygiène quotidiens (*réalisation des soins quotidiens administrés par des parents auprès de leur enfant*). Ils s'assurent que Sarah s'hydrate et s'alimente bien. Les parents de Sarah sont disponibles pour la rassurer dans les moments de tristesse et de doute. Ils s'assurent qu'elle puisse poursuivre un cursus scolaire malgré ses hospitalisations. Ils sont également attentifs à ce que leur fille puisse avoir des activités culturelles et de loisirs (*ensemble des droits et devoirs inhérents à la fonction parentale et à la filiation*). Les parents sont consultés pour valider les décisions médicales. Ils ont une fonction de médiateur entre les soignants et leur enfant, et sont des acteurs critiques des soins proposés à leur fille (*vécu subjectif de la transition vers le statut de parent ainsi que de l'exercice des rôles parentaux*).

6. La construction de cas contraire et l'identification de concepts voisins

Cas contraire

Benjamin, âgé de 14 ans, est atteint de diabète depuis l'âge de 3 ans. La relation parentale est marquée par de nombreux conflits anciens. Les parents se sont séparés peu de temps après l'annonce du diagnostic. Le père de Benjamin détient le statut de résidence principale. Les soins fondamentaux que sont l'accès à l'alimentation, la vêture, les loisirs, les soins et l'éducation sont assurés exclusivement par le père. La mère de Benjamin ne fait pas valoir ses droits parentaux en termes de résidence et de participation au parcours de soins. Les interactions avec son fils sont rares. Bien que la mère de Benjamin ait un statut juridique de parent, elle n'exerce que très rarement sa parentalité.

Concepts voisins

- Famille.
- Attachement.
- Autorité parentale.
- Fonction parentale.
- Maternalité.
- Paternalité.

7. Les antécédents et les conséquences du concept

Antécédents	Conséquences
Proposition de fonction parentale Évolution vers un terme polysémique utilisé dans le langage commun	Responsabilisation des parents Reconnaissance d'un savoir parental spécifique Valorisation du statut de parent d'enfant malade Amélioration de la qualité du soutien proposé aux parents Complexification de la compréhension des situations cliniques rencontrées Lutte contre une dichotomie entre les degrés de lecture et de savoirs parentaux et soignants

8. Les référents empiriques du concept

La mobilisation du concept de parentalité dans les sciences de la santé nécessite :

- une volonté de rencontrer une altérité à la pensée soignante;
- une reconnaissance de la complémentarité et de la plus-value du savoir parental;
- une remise en question de l'exercice du pouvoir soignant dans le système de soins.

Bibliographie

Barbe, R. (2012). Parentalités. *Psychothérapies*, *32*(1), 1.

Benedek, T. (1959). Parenthood as a developmental phase : a contribution to the libido theory. *Journal of the American Psychoanalytic Association*, *7*(3), 389-417.

Formarier, M., & Jovic, L. (2012). *Les concepts en sciences infirmières*. Lyon : Mallet Conseil.

Gutton, P. (2006). Parentalité. *Adolescence*, *55*(1), 9.

Houzel, D. (1999). *Les enjeux de la parentalité*. Toulouse : Érès.

Lamboy, B. (2009). Soutenir la parentalité : pourquoi et comment? Différentes approches pour un même concept. *Devenir*, *21*(1), 31.

Mellier, D., & Gratton, E. (2015). Éditorial. La parentalité, un état des lieux. *Dialogue*, *207*(1), 7.

Organisation des Nations Unies. (1989). *Convention Internationale des Droits de l'Enfant*.

Racamier, P.-C., Sens, C., & Carretier, L. (2019). La mère et l'enfant dans les psychoses du post-partum. In *Maternités* (pp. 157-173). Paris : PUF.

Sellenet, C. (2007). *La parentalité décryptée. Pertinence et dérives d'un concept*. Paris : L'Harmattan.

Sellenet, C. (2012). Parentalité. In M. Formarier & L. Jovic, (dir.), *Les concepts en sciences infirmières* (pp. 231 233). Lyon : Mallet Conseil.

Partenariat

Anne Muller

1. L'identification du concept

Le concept de partenariat apparaît dans le domaine de la santé au moment où émerge la notion de démocratie sanitaire en 2002, qui permet de passer du statut de patient objet de soin vers sa reconnaissance en tant que sujet, partenaire de soin, co-décideur de son projet de santé.

Il prend de l'importance dans la démocratie en santé avec l'apparition de nombreux termes comme patient ressource, sentinelle, expert et enfin partenaire, les savoirs expérientiels du patient étant aujourd'hui reconnus et pris en compte dans les projets de soins et de vie.

2. Les buts de l'analyse du concept

Identifier le concept de partenariat et ses attributs pour pouvoir le mettre en œuvre dans la pratique soignante.

3. Les usages du concept

Historique et suivi des évolutions dans les disciplines

Le mot «partenariat» est issu d'une expression anglo-saxonne : *partnership*, terme formé à partir de *partner*. Aux États-Unis et au Québec, le partenariat traite d'abord de questions économiques (Tremblay, 2003).

Pour Landry (1994, p. 15) : «Finalement, dans sa forme la plus accomplie et de façon générale [...], le partenariat résulte d'une entente entre des parties qui, de façon volontaire et égalitaire, partagent un objectif commun et le réalisent en utilisant de façon convergente leurs ressources respectives».

Selon Pineau, le concept de partenariat est apparu en 1984 dans le domaine des sciences de l'éducation et de la formation, envisagé tour à tour comme un paradigme, un modèle d'analyse ou d'action (Maroy, 1997).

Dans le domaine de la santé, le partenariat correspond à un processus continu, une pratique à construire, une action conjointe entre logiques soignante et patiente en vue d'un mieux-être pour le patient.

Il revêt :

- une dimension transdisciplinaire du fait de son utilisation dans les domaines de l'éducation et de la formation, de l'économie, du médico-social, de la santé, des sciences infirmières;
- une dimension sociale car il résulte d'une transaction sociale, d'un travail de construction de relation entre professionnel de santé et patient, selon des notions de formalité ou d'informalité;
- une dimension paradoxale de la relation entre des personnes singulières et de statuts différents qui peut être de nature réciproque, symétrique ou dissymétrique (Landry, 1994);
- une dimension négociée ou imposée à l'issue d'un processus de confrontation entre les rôles, les représentations, les compétences de chacun concernant la vision de la santé ou de sa propre santé;
- une dimension plus informelle ou plus structurée selon une échelle allant de l'information mutuelle à la consultation, la coordination, la concertation, la coopération, le partenariat, la cogestion.

Le partenariat est défini comme étant : «l'association d'une personne, de ses proches, des infirmières, qui reconnaissent leurs expertises et leurs ressources réciproques dans la prise de décision par consensus visant la réalisation du projet de vie de la personne. Il s'actualise par l'appropriation de compétences nécessaires menant à l'autodétermination de chacun » selon Lefebvre cité dans Teike Luethi & Gallant (2012, p.234).

Deletroz, Renoud-Grenier, Morin et Bodenmann (2019) montrent qu'un partenariat infirmière-patient augmente les compétences des patients dans la gestion des maladies chroniques.

Le modèle de Partenariat Humaniste en Santé (Lecocq et al., 2017) est un modèle conceptuel de soins infirmiers correspondant à une vision humaniste-*caring* post-moderne. La relation soignant-soigné y est égalitaire. Les interventions infirmières contribuent à renforcer le pouvoir d'être et d'agir du patient, pour que celui-ci atteigne un sentiment de mieux-être, d'intégrité en santé.

Revillot (2021) établit des typologies du partenariat en fonction des finalités du patient : un partenariat de soin (pour soi, pour l'autre – patient – dans l'éducation aux soins) ; un partenariat de coopération (avec les professionnels, avec les institutions sanitaires, universitaires, politiques). Metersky, Orchard, Adams, Hurlock-Chorostecki & Mitchell (2022) interrogent la participation des patients au sein d'équipes interprofessionnelles.

Ce concept permet :

- de réfléchir à la place de chaque acteur, soignant et soigné, dans l'élaboration du projet de soins ;
- de positionner le patient comme acteur, partenaire des soins et de prise des décisions concernant sa santé ;
- d'aider la personne soignée à développer ses capacités et à atteindre une meilleure santé.

4. La définition des attributs du concept

Les huit attributs/caractéristiques du concept de partenariat selon Hook (2006) sont les suivant(e)s :

- la décision partagée ;
- la relation ;
- la compétence professionnelle ;
- le savoir partagé ;
- l'autonomie ;
- la communication ;
- la participation ;
- le partage de pouvoir.

5. La construction de cas modèle

C'est une situation dans laquelle la participation de chacun dans les échanges (*relation*), dans le croisement des savoirs, le consentement au soin, la co-décision, le contrat est effective (*décision partagée, partage de pouvoir, autonomie*). Le patient est reconnu comme sachant, « porteur de connaissances », de savoir expérientiel « de ce qui est satisfaisant et lui convient » selon Bénédicte, une patiente d'un hôpital de jour de psychiatrie. Elle considère que la prise en compte de son expérience, de ses savoirs expérientiels augmente les connaissances du soignant détenteur de savoirs savants, formels (*communication, savoir partagé*) pour élaborer un arbre décisionnel, proposer un traitement (*compétence professionnelle*).

6. La construction de cas contraire et l'identification de concepts voisins

Cas contraire

C'est une situation de soin dans laquelle le choix thérapeutique est imposé, posé de manière unilatérale par le médecin. Le pouvoir de décision du patient selon ses dires se limite alors au choix de prendre ou ne pas prendre le traitement. Cette situation est perçue par le patient comme n'étant pas une situation de partenariat. Les attributs du concept (*participation, partage du pouvoir avec le patient, décision partagée*) sont absents.

Concepts voisins

- Négociation.
- Consentement.
- Confiance.
- Alliance thérapeutique.

7. Les antécédents et les conséquences du concept

Antécédents	Conséquences
Inscrit dans la relation soignant-soigné depuis la déclaration d'Alma-Ata de 1978 Inégalité dans la relation soignant-soigné, avec un patient objet de soin	Approche égalitaire en termes de savoirs (vécu expérientiel du patient reconnu), de pratiques, de recherche Démocratie sociale, démocratie en santé Prise de décision partagée Autonomisation Stratégies de soins individuelle et collective signifiantes pour chaque partenaire Observance, adhésion au traitement, alliance thérapeutique Démarche de recherche collaborative en santé.

8. Les référents empiriques du concept

- Attention, écoute, disponibilité, ouverture d'esprit.
- Échange de savoirs expérientiels et de savoirs savants.
- Liberté de choix, de décision, choix éclairé, co-décision, consensus.
- Degré d'autonomie.

Bibliographie

Deletroz, C., Renoud-Grenier, V., Morin, D., & Bodenmann, P. (2019). Littératie en santé et partenariat infirmière-patient : une étude descriptive corrélationnelle. *Revue Francophone Internationale de Recherche Infirmière, 5*(2), 83-91.

Hook, M. L. (2006). Partnering with patients--a concept ready for action. *Journal of Advanced Nursing, 56*(2), 133-143.

Landry, C. (1994). Émergence et développement du partenariat en Amérique du Nord. In C. Landry & F. Serre (dir.), *École et entreprise. Vers quel partenariat?* (pp. 7-27). Sainte-Foy : Presses de l'Université du Québec.

Lecocq, D., Lefebvre, H., Néron, A. Van Cutsem, C., Bustillo, A., & Laloux, M. (2017). Le modèle de partenariat humaniste en santé. *Soins, 816,* 17-23.

Maroy, C. (1997). Le partenariat : concept ou objet d'analyse? *Éducation Permanente, 131*, 29-36.

Metersky, K., Orchard, C., Adams, C., Hurlock-Chorostecki, C., & Mitchell, E. (2022). Patient roles within interprofessional teams: A scoping review. *Journal of Interprofessional Education & Practice, 28*, 100523.

Revillot, J.-M. (2021). *Manuel d'éducation thérapeutique du patient.* Paris : Dunod.

Teike Luethi, F. & Gallant, S. (2012). Partenariat. In M. Formarier & L. Jovic (dir.). *Les concepts en sciences infirmières* (pp. 234-235). Lyon : Mallet Conseil.

Tremblay, G. (2003). Les partenariats : stratégies pour une économie du savoir. *Distances et savoirs, 1*, 191-208.

Personne âgée

Nicole Croyère

1. L'identification du concept

Nombre de professionnels proposent leurs actions à un public de personnes dites « âgées » pour une compensation de leur dépendance. Les particularités de ce groupe de personnes restent à préciser pour penser l'intelligence de l'action.

Une personne âgée est avant tout un sujet empreint de désirs avec une histoire qui s'est construite sur un grand nombre d'années. Suivant les pertes physiques et cognitives, elle peut devenir une personne âgée dépendante.

Dimensions du concept

Le décompte des années de vie engendre une catégorisation allant de l'enfant au vieillard en passant par l'adulte, même si le brouillage des âges est constant dans la société postmoderne (Boutinet, 1999).

Du point de vue philosophique, la perspective du moindre temps qui reste à venir tend à souligner une caractéristique de la condition humaine : sa finitude.

Dans la société occidentale contemporaine, les vertus de l'action et de la production sont valorisées. L'utilitarisme contribue à stigmatiser celui qui est inactif, parfois frappé par la dépendance.

La locution « personne âgée » recouvre alors tant le senior qui cherche à prouver l'intérêt de son existence par une intense activité que le vieillard qui craint d'être un fardeau pour autrui.

Bien vieillir reviendrait à ne pas faire son âge, déniant alors la condition humaine.

2. Les buts de l'analyse du concept

Explorer le concept de personne âgée implique de comprendre les qualités de la personne à laquelle on s'adresse, du soin à lui dispenser selon sa fragilité et son autonomie.

3. Les usages du concept

Au cours du XXe siècle, l'âge de début de la vieillesse se modifie avec l'accroissement de l'espérance de vie. La fin de la vie professionnelle indiquant un retrait de la vie active était un critère pour qualifier une personne d'âgée.

Le critère d'espérance de vie en bonne santé ajoute un aspect qualitatif, avec une notion de dépendance qui conduit à distinguer le début de la vieillesse, autrement dénommé le troisième âge, de la grande vieillesse ou quatrième âge.

Penser les politiques sociales et les interventions auprès des personnes âgées requiert de prendre en compte les aspects financiers. La vieillesse pèse en termes économiques tant dans l'assurance vieillesse que dans la compensation de la dépendance.

En outre, le concept de personne âgée recouvre une catégorie de personnes atteintes de pertes cognitives nécessitant un soutien spécifique de la part des proches et des professionnels. Toutes ces dépendances interrogent le maintien à domicile et la nécessité de modes d'hébergement.

4. La définition des attributs du concept

Le concept de personne âgée a pour principal attribut son caractère paradoxal.

- L'*attachement* généré par une longue histoire de vie rend la personne âgée susceptible de transmettre les richesses acquises. Par l'expérience des pertes multiples (cessation de la vie active, départ des enfants, décès de proches en plus des pertes liées au vieillissement), il est possible d'espérer que l'âge soit synonyme de sagesse ; en effet, cette succession de séparations contribue au processus psychique de détachement (Simard, 2005). Cependant, le désinvestissement met parfois la personne âgée en contradiction avec les professionnels ou avec les proches qui font valoir la vie à tout prix.

- Les *valeurs* de flamboyance, de vitesse, de force ou d'efficacité font place à la lenteur, à la frugalité et au *carpe diem* qui contribue à exclure la personne âgée d'un univers où elle considère parfois ne plus avoir sa place.
- La *dépendance* est évaluée, stigmatisant ainsi les incapacités tant sur les plans physique, sensoriel que dans le champ de la cohérence ou de la communication. L'autonomie comme capacité de se gouverner soi-même est mise à mal. Il n'en demeure pas moins une volonté de choisir son lieu de vie et ne pas céder aux injonctions sécuritaires des proches, préconisant par exemple un placement en établissement d'hébergement.

5. La construction de cas modèle

Monsieur M. a une maladie neurodégénérative évolutive. Il est maintenu à domicile jusqu'à ce que son épouse tombe malade. Le placement à l'EHPAD, qui semblait provisoire dans un premier temps, devient définitif sans que cela soit expressément annoncé, car la famille refuse que ce soit explicité (*dépendance*). Monsieur M. manifeste de la tristesse ou du plaisir dans quelques situations. La fille de Monsieur M. est très présente (*attachement*) auprès de son père et exigeante dans les moindres détails vestimentaires et alimentaires (*valeur de dignité*). Les proches gardent espoir d'un maintien en vie le plus longtemps possible (*attachement*) et semblent dans le déni de l'aggravation de la situation. Ils évitent les conversations avec les professionnels qui touchent au pronostic vital pour une pose de perfusion ou une hospitalisation éventuelle pour fausse route. Seule la question d'une gastrostomie éventuelle est posée et la fille promet d'en parler avec son père. Monsieur M. semble baisser les bras, mais se soumet aux choix de ses proches.

6. La construction de cas contraire et l'identification de concepts voisins

Cas contraire

Monsieur Y. a l'habitude de se promener dans tout l'EHPAD avec son fauteuil roulant. Il interroge sans cesse les professionnels qu'il croise sur les horaires des activités, demande aux infirmières s'il a bien les bons médicaments dans son pilulier, rentre dans les chambres des résidents alités. Quelquefois, l'un ou l'autre membre du personnel apporte des réponses, mais le plus souvent il se fait rabrouer ou inviter à sortir des chambres où il n'est pas désiré. Lors des aides à la toilette dans l'intimité de sa chambre, il réclame toujours la même aide-soignante, Pauline, à qui il se plaint de son isolement et du manque d'intérêt qu'on lui porte. Aux autres soignants, il n'en finit pas de demander qu'on lui retrouve sa télécommande, qu'on vérifie son linge dans le placard. Son épouse, qui était demandeuse du placement en établissement, affirme qu'il « perd la tête, qu'il a toujours été autoritaire et directif et qu'elle ne peut plus le supporter ». Il semble qu'un cercle vicieux s'installe et augmente le rejet ressenti par Monsieur Y.

Concepts voisins

Transfert et contre-transfert positifs et négatifs.

7. Les antécédents et les conséquences du concept

Antécédents	Conséquences
Transition	Continuité existentielle
Dépendance	Appartenance à la communauté
Perte	Capacité de faire des choix
Vulnérabilité	Accomplissement
	Maintien des attachements

8. Les référents empiriques du concept

Le projet personnalisé est un mode d'intervention professionnelle qui permet de construire un processus pour compenser les pertes, de préserver les liens affectifs et de maintenir le réseau social.

La capabilité (Feil, 2010) à prendre des décisions et à les assumer doit persister quel que soit l'âge de la personne en priorisant la qualité de vie et le sens que le sujet donne à sa vie.

La discrétion dans les soins du corps est primordiale ; la perturbation des besoins dits de base et les pertes physiques imposent une réponse pudique, bien souvent impossible en raison d'un travail en série et par tâches.

Bibliographie

Boutinet, J.-P. (1999). *L'immaturité de la vie adulte*. Paris : PUF.

Croyère, N. (2014). *Accompagner la fin de la vie en institution*. Paris : Seli Arslan.

Feil, N. (2010). *La méthode de Naomi Feil à l'usage des familles*. Paris : Lamarre.

Hennezel, M. de (2008). *La chaleur du cœur empêche nos corps de rouiller. Vieillir sans être vieux*. Paris : Laffont.

Simard, C. (2005). *Vieillesse, identité, affectivité. Préserver la valeur du quotidien*. Montréal : CCDMD.

Précarité

Marc Loriol

1. L'identification du concept

Un travail précaire est un travail qui ne garantit pas la sécurité de l'emploi et des revenus, une protection sociale, la stabilité des relations avec les collègues, la possibilité de faire des projets. Cela concerne, notamment, les contrats courts ou à durée indéterminée, les intérimaires, les travailleurs non déclarés, les travailleurs « ubérisés » ou auto-entrepreneurs dont les revenus dépendent d'une demande irrégulière et qui ont une moindre protection sociale.

La précarité est la conséquence d'un travail durablement précaire qui entraîne des phénomènes cumulatifs : difficulté à protéger ses droits, à se sentir appartenir à un collectif, une entreprise ou un métier, logement inadapté ou insalubre, instabilité familiale (célibat, divorce), déficit de formation ou d'éducation, moindres ressources et disponibilités pour s'occuper de sa santé, etc. Cette précarité peut affecter les enfants et réduire fortement leurs chances de réussite.

La précarité touche, proportionnellement, plus les femmes, les jeunes, ceux qui sont peu ou pas diplômés, les immigrés, les habitants de certains territoires fortement impactés par le chômage. Elle révèle et entretient des inégalités difficilement justifiables dans une société démocratique et méritocratique.

Au niveau des entreprises ou des organisations, le développement de la précarité fragilise les collectifs de travail, le *coping* collectif, l'entretien et la transmission des règles de métier et des savoir-faire.

2. Les buts de l'analyse du concept

- Comprendre les phénomènes d'exclusion, les nouvelles formes de pauvreté, les menaces que cela fait peser sur le vivre ensemble, le lien social, la confiance dans les institutions, l'impact sur la prise en charge de sa santé, et la qualité de vie. Par exemple, la précarité empêche de se projeter vers l'avenir ou de maintenir les liens sociaux qui régulent une société.
- Comprendre les oppositions entre catégories de travailleurs (jeunes et anciens, permanents et précaires, locaux et immigrés, hommes et femmes, etc.) qui ne favorisent pas la coopération, la défense d'intérêts communs, la construction d'un sens positif au travail.

3. Les usages du concept

Historique

Le sociologue Robert Castel (1995) retrace l'histoire de la précarité à travers quatre grandes périodes historiques :

- les sociétés traditionnelles, avant la révolution industrielle, se caractérisaient par des formes de protections et dépendances inégalitaires. L'appartenance à une société d'ordre (noblesse, clergé et tiers-état), l'encastrement de l'individu dans une famille, une communauté, des corporations, garantissaient un minimum de stabilité et de sécurité, à condition de rester à sa place et de reconnaître la légitimité des dominations et des inégalités ;

- à la fin du XVIIe siècle, l'exode rural et l'industrialisation ont provoqué un accroissement de la précarité pour les plus pauvres et la polarisation croissante entre ceux qui vivent de leur richesse (rentes liées à un privilège royal ou un placement, loyers, intérêts) et dont la sécurité est garantie par la loi et ceux qui ne vivent que de leur travail et peuvent tomber dans la plus grande misère s'ils ne peuvent plus travailler en raison de leur âge, de leur état de santé ou du manque d'embauche ;
- entre la fin du XIXe siècle et les années 1960, avec le droit du travail et les assurances sociales, les pays développés réduisent cette disparité en donnant une certaine sécurité à ceux qui vivent de leur travail. Le fait d'avoir travaillé ouvre des droits et procure des protections ;
- la crise économique, la montée du chômage et le retour des idées libérales vont contribuer à rogner ces protections et ainsi à renvoyer une part croissante des salariés vers la précarité. Le développement des formes atypiques d'emploi, de sous-traitance dessine une nouvelle polarisation sociale entre ceux dont le travail est stable et enrichissant et les précaires.

En 1987, le père Joseph Wresinski, président d'ATD Quart-Monde, est à l'origine du revenu minimum d'insertion (RMI, aujourd'hui revenu de solidarité active ou RSA), après avoir publié un rapport décrivant l'enchaînement des précarités et de la pauvreté.

Aujourd'hui, la revendication d'un certain nombre de protections sociales et juridiques permet de limiter la précarité et ses effets délétères : accès aux mêmes droits, minima sociaux, mesures correctrices ou compensatoires (zones d'éducation renforcée, etc.).

La reconnaissance de la vie collective, l'entraide et la coopération des travailleurs donnent plus de sens à leur activité, garantissent la capacité de faire un « beau travail » et de défendre ses droits.

4. La définition des attributs du concept

- Une absence de garanties sur la pérennité de l'emploi et des revenus.
- Une difficulté à faire des projets professionnels (formations, promotions, reconversion, etc.) ou personnels (mariage, enfants, acquisition d'un logement, vacances, etc.).
- La difficulté à se projeter dans l'avenir et un enkystement dans les difficultés du présent. Se soigner, prendre soin de soi et des autres, se former : tout cela passe au second plan face à l'urgence du moment.
- Un cumul des fragilités : économiques, éducatives, culturelles, résidentielles, relationnelles, familiales, sanitaires, etc.
- Une plus grande difficulté à se reconnaître dans les institutions sociales (école, travail, famille, services publics), à mener des actions collectives et à participer à la vie de la cité.
- Une perte de repères partagés, tant sur le plan personnel que professionnel, un sentiment d'exclusion, de relégation sociale, de désaffiliation, d'insécurité.

5. La construction de cas modèle

Les soignants peuvent être affectés par les difficultés des patients dont ils ont la charge. Les malades qui ont connu durablement des situations de précarité présentent des risques plus importants de ne pas suffisamment s'occuper de leur santé (ou de celle de leurs enfants) (*cumul des fragilités, difficulté à faire des projets personnels*), d'avoir des comportements addictifs (*difficulté à se projeter dans l'avenir et enkystement dans les difficultés du présent*), de présenter leurs symptômes et d'exprimer leur détresse ou leur douleur d'une façon déconcertante pour les soignants (*perte de repères partagés*). Ils peuvent ne pas être observants tant sur les traitements que sur les conseils des soignants, et donc avoir un risque accru de rechute ou encore ne pas s'adapter aux règles du service (*difficulté à se reconnaître dans les institutions sociales*).

La conjugaison des risques rend plus compliquée la recherche de la « bonne distance » dans la relation soignante.

6. La construction de cas contraire et l'identification de concepts voisins

Cas contraire

Manon est une jeune infirmière qui, après une première année d'exercice à l'hôpital, décide de voir autre chose. Elle part 6 mois pour une mission humanitaire dans un pays africain où les conditions de travail et de vie sont difficiles. Puis elle choisit de faire de l'intérim et des contrats courts pour multiplier les expériences et pouvoir trouver le type d'emploi qui lui conviendrait le mieux.

Malgré des situations professionnelles instables et parfois précaires, il ne s'agit pas de précarité à proprement parler : son diplôme et son expérience lui garantissent une certaine sécurité de l'emploi, l'instabilité est temporaire et inscrite dans un projet bien défini. Toutefois, si cette situation devait se prolonger durablement, elle pourrait affecter sa vie privée (mise en couple, enfants, logement) ou professionnelle (absence de spécialisation, d'expérience valorisable) et rendrait son instabilité plus pénible à supporter et plus difficile à quitter.

Concepts voisins

- La *pauvreté* se définit par un niveau de ressources économiques sensiblement inférieur au niveau moyen du pays. Une situation de pauvreté qui s'accompagne d'un ancrage local, familial, communautaire et/ou professionnel fort ne débouche pas forcément (grâce à l'entraide, aux soutiens de toutes sortes, aux valeurs partagées) sur de la précarité.
- L'*exclusion*, la *désaffiliation* ou la *relégation sociale* caractérisent les conséquences sociales les plus graves de situations durables de précarité.

7. Les antécédents et les conséquences du concept

Antécédents	Conséquences
Des difficultés scolaires et une sortie anticipée du système éducatif Une instabilité familiale et affective Des difficultés d'insertion professionnelle	Difficulté d'acquisition de compétence(s) Non-insertion dans un réseau, désocialisation d'un milieu professionnel particulier Absence d'intérêt au travail, de valorisation du travail

8. Les référents empiriques du concept

- Le score EPICES (Évaluation de la précarité et des inégalités de santé dans les Centres d'examens de santé), fondé sur 11 items, évalue le niveau de précarité individuelle.
- Une évaluation plus qualitative des environnements collectifs favorisant ou entretenant la précarité, comme l'instabilité matérielle et/ou affective, le turn-over, etc.

Bibliographie

Castel, R. (1995). *Les métamorphoses de la question sociale. Une chronique du salariat.* Paris : Fayard.

Cingolani, P. (2006). *La précarité.* Paris : PUF, coll. « Que sais-je ? ».

Linhart, D. (2012). L'émergence d'une « précarité subjective » chez les salariés stables. In S. Fortino, B. Tejerina, B. Cavia & J. Calderón (dir.), *Crise sociale et précarité* (pp. 127-144). Nîmes : Champ Social.

Wresinski, J. (1987). *Grande pauvreté et précarité économique et sociale.* Rapport présenté au Conseil économique et social.

Professionnalisation

Richard Wittorski

1. L'identification du concept

Dans le domaine du soin :

- un ensemble de discours institutionnels portent à la fois sur la définition et l'évolution des métiers du soin et l'organisation du fonctionnement du système de santé, etc. ;
- des dispositifs de travail (par exemple la volonté de développer l'interprofessionnalité) et de formation (développement professionnel continu [DPC], etc.) sont proposés à destination des soignants ;
- on retrouve le vécu par les individus de leur trajectoire, le projet qu'ils portent à propos de leur propre développement professionnel ;
- il existe aussi l'organisation collective des professionnels pour obtenir des statuts, faire reconnaître leur activité et obtenir une autonomie dans l'exercice de leur profession.

Boissart (2013, p. 10) indique : « Le processus de professionnalisation ne se limite pas au développement professionnel. Il englobe également le développement des compétences et surtout un engagement professionnel. Il s'agit bien d'une transformation, d'une évolution de l'acteur ; la dynamique d'évolution s'inscrit inévitablement dans une perspective de changement des organisations et des activités ».

2. Les buts de l'analyse du concept

- Comprendre que l'intention institutionnelle de professionnalisation est étroitement articulée à une certaine conception du soin et de son efficacité/efficience.
- Développer une capacité d'analyse des professionnels sur les enjeux et formes que prend la professionnalisation dans leur contexte de travail et au-delà leur donner les moyens d'être des interlocuteurs de leurs institutions.
- Comprendre les formes que prend la professionnalisation dans le champ du travail (nouvelles normes proposées, par exemple la qualité), de la formation (évolution des formes de la formation, rapprochement des situations de travail, développement de l'action de formation en situation de travail [AFEST], etc.).
- Saisir que la professionnalisation est l'articulation entre des logiques individuelles, collectives et institutionnelles, entre des projets individuels, collectifs et institutionnels s'opposant souvent.

3. Les usages du concept

Ce concept est répandu dans différents domaines disciplinaires et secteurs d'activités :

- les domaines disciplinaires d'apparition et de définition de ce concept sont : la sociologie, l'économie, les sciences de gestion, les sciences de l'éducation ;
- les secteurs d'activités sont tous concernés par son usage depuis une trentaine d'années.

Il est documenté et relativement stabilisé, même s'il donne lieu à des définitions différentes selon les champs disciplinaires qui l'étudient :

- note de synthèse faisant une recension des travaux étrangers et français (Wittorski, 2008) ;
- ouvrage présentant les mots de la professionnalisation (Jorro, 2013).

Historique

Le concept a été proposé d'abord par la sociologie des professions américaine (Parsons, 1967 puis Hugues, 1996) pour comprendre et accompagner la construction des professions dans des contextes anglo-saxons. Il a ensuite été repris, d'une part, par la sociologie des groupes professionnels et du travail européenne et francophone (Champy, 2011; Dubar, 2015; Demazière & Gadea, 2009) pour signifier des processus instables de définition et de reconnaissance des activités professionnelles dans le contexte de l'apparition de nouvelles exigences au travail (l'injonction au professionnalisme de Boussard, Demazière & Milburn, 2010); et, d'autre part, par les sciences de l'éducation (Barbier, 2015; Wittorski, 2008) pour traduire des formes de formation plus articulées aux situations de travail.

Muller (2016) a montré que les infirmières qui s'autoforment en réalisant des apprentissages informels tout au long de la vie dans la pratique quotidienne du travail se professionnalisent. La transformation des compétences des infirmiers de pratique avancée en raison de leur champ d'activités élargi participe à leur professionnalisation. Les savoirs issus de la recherche en sciences infirmières qui sont mobilisés par les professionnels dans la pratique, enseignés en formation initiale, participent à la professionnalisation des savoirs, des activités, des professionnels, de la formation de la filière infirmière.

4. La définition des attributs du concept

Les attributs sont différents selon la façon dont les auteurs l'étudient.

- Les travaux classiques en sociologie des professions américaine avancent les principaux attributs suivants à un processus de professionnalisation conduisant à la construction d'une profession : l'obtention d'une licence (autorisation d'exercer donnée à la profession par une instance légale), la délivrance d'un mandat (la possibilité pour les professionnels de tenir un discours sur leur activité); la conquête d'une autonomie professionnelle (création d'un syndicat professionnel, d'une filière de formation gérée par les professionnels en tout ou partie, mise en place d'un système d'entrées et sorties, etc.).
- Les travaux francophones en sociologie du travail et des groupes professionnels proposent les principaux attributs suivants : la proposition de nouvelles normes définissant le travail (qualité, productivité, etc.) en lien avec l'apparition d'un lexique et d'une sémantique nouvelle (compétence, *empowerment*, efficacité, etc.); le développement de nouvelles façons d'évaluer le travail (combinaison entre auto-, co-, hétéroévaluation); l'impact de ces nouvelles normes au travail sur les groupes professionnels et la redéfinition des contours des professions; la production de rhétoriques professionnelles (la façon dont les professionnels tiennent un discours sur ce qu'ils sont et ce qu'ils font).
- Les travaux en sciences de l'éducation, particulièrement en formation des adultes, proposent les principaux attributs suivants pour caractériser la professionnalisation : l'existence d'un projet de formation à visée professionnelle (au sens de la préparation à un métier ou à une profession); la diversification des modalités d'apprentissage (formation formelle, formation en situation de travail, analyse du travail ou de l'activité, etc.); l'utilisation des situations de travail à des fins d'apprentissage; la référence à la compétence en formation et non seulement aux notions de savoirs et de connaissances.

5. La construction de cas modèle

Un patient réagit à l'intervention de l'infirmière au moment de la pose d'une perfusion en lui expliquant à quel moment il ressent une douleur et pourquoi. Grâce à cette réaction du patient, l'infirmière prend conscience que le geste type de pose d'une perfusion doit être ajusté selon les patients et probablement devancé d'une explication au patient. Cet exemple montre que les patients contribuent directement à la professionnalisation des infirmières au travers des réactions et interactions patients-soignants qui permettent aux soignants de contextualiser, d'incarner leurs apprentissages en prenant en compte la singularité des situations professionnelles.

6. La construction de cas contraire et l'identification de concepts voisins

Cas contraire

Une réforme en santé peut conduire à réduire l'autonomie professionnelle des soignants (l'autonomie professionnelle, à l'image de celle des médecins, est un attribut fort de la professionnalisation), par exemple en définissant une nouvelle prescription du travail qui tend à « enfermer » les professionnels dans la mise en œuvre de procédures prédéfinies (par exemple procédures de qualité). On parlera alors de déprofessionnalisation.

Concepts voisins

- Métier.
- Reconnaissance.
- Formation.
- Apprentissage.
- Développement.

7. Les antécédents et les conséquences du concept

Antécédents	Conséquences
Volonté de mettre en place de nouveaux métiers spécialisés dans le domaine du soin (ostéopathe, etc.) Réformes hospitalières introduisant de nouvelles normes au travail (la collaboration interprofessionnelle, etc.) Introduction du DPC (développement professionnel continu) et réingénieries successives des formations initiales professionnelles aux métiers de la santé et du soin	Quête d'une autonomie et reconnaissance professionnelle de ces nouveaux professionnels Efficacité de réponses nouvelles apportées en matière de soin Travail réalisé dans les services moins parcellisé, plus coordonné et discuté entre les professionnels (médecins, cadres de santé, infirmières, aides-soignantes, etc.) conduisant parfois à déléguer des activités, faire évoluer les métiers Acquisition de compétences professionnelles au plus près du terrain et dans un aller-retour entre exercice de la pratique professionnelle et formation formelle

8. Les référents empiriques du concept

- L'évolution des textes officiels qui régissent la profession infirmière.
- L'élargissement des champs d'expertise professionnelle.
- L'expression par les infirmiers, depuis 2009, d'une volonté de reconnaissance d'un corps de savoirs propres relevant d'une science infirmière permettant de consolider la reconnaissance et l'autonomie de la profession (par rapport au médecin).
- La création d'une section CNU92 « sciences infirmières » reconnaît leur expertise professionnelle spécifique et différente des médecins et autres soignants.

Bibliographie

Barbier, J.-M. & Wittorski, R. (2015). La formation des adultes : lieu de recomposition. *Revue Française de Pédagogie, 190*, 5-14.

Boissart, M. (2013). *Le référentiel de formation infirmière : un levier de la professionnalisation*. Paris : Lamarre.

Boussard, V., Demazière, D. & Milburn, P. (2010). *L'injonction au professionnalisme*. Rennes : Presses Universitaires de Rennes.

Champy, F. (2011). *Nouvelle théorie sociologique des professions*. Paris : PUF.

Demazière, D. & Gadea, C. (2009). *Sociologie des groupes professionnels*. Paris : La Découverte.

Dubar, C. (2015). *La socialisation*. Paris : Armand Colin.

Hugues, E. C. (1996). *Le regard sociologique*. Paris : EHESS.

Jorro, A. (2013). *Dictionnaire des concepts de la professionnalisation*. Bruxelles : De Boeck.

Muller, A. (2016). *Les savoirs professionnels infirmiers*. Paris : Seli Arslan.

Parsons, T. (1967). *Sociological theory and modern society*. New York: Free Press.

Wittorski, R. (2008). La professionnalisation. *Savoirs, 17*, 9-36.

Projet

Jean-Pierre Boutinet

1. L'identification du concept

En ces temps de crises à répétition, le concept de projet qui les accompagne depuis maintenant près d'un demi-siècle est devenu de grande actualité : projet d'établissement, de pôle ou de service, projet de vie, projet de soin, projet d'éducation thérapeutique du patient, projet de formation ou projet d'orientation, projet de recherche; d'où la nécessité de faire le point sur le sens à donner à l'utilisation d'un tel concept devenu aujourd'hui incontournable.

Le concept de projet, devenu une préoccupation lancinante chez nos contemporains, est apparu subrepticement avec l'avènement de la modernité.

- Son origine va de pair avec la première modernité de la Renaissance italienne soucieuse de repenser l'art de bâtir en donnant naissance au projet architectural, ordonné à la création d'un édifice par la maîtrise du passage du *dessein* au *dessin*.
- Une seconde modernité française, celle des Lumières, émerge courant XVIIIe siècle en faisant appel au projet, le bras armé du progrès, pour envisager l'avenir, notamment dans le domaine politique, tel le projet de l'abbé de Saint-Pierre en 1717.
- La troisième modernité est industrielle, initiée par les États-Unis d'Amérique au milieu du XXe siècle dans le contexte de la Seconde guerre mondiale avec le lancement dans les organisations des premières formes de la gestion par projet.

Mais c'est avec les années 1970–1980 et l'avènement d'une nouvelle ère historique, celle dénommée postmodernité, que le recours au projet, jusqu'ici réservé dans ses usages à une certaine élite, va se démocratiser en se généralisant aux différents groupes sociaux pour penser toute forme d'avenir désiré : du projet d'orientation du jeune au projet pédagogique de l'enseignant en passant par le projet d'établissement ou encore la gestion par projet, etc.

2. Les buts de l'analyse du concept

S'engager et participer individuellement et collectivement à différents types de projets (institutionnel, soin, formation, gestion, etc.) dans une perspective soignante.

3. Les usages du concept

À la fin du XXe siècle, le projet a fait son entrée dans les institutions sanitaires, en même temps qu'il bousculait le travail social, et ce à travers les différentes formes de projets d'établissement, de service, de soin et d'accompagnement. C'est ainsi qu'entre autres le projet de service a voulu se substituer voici quelques décennies à un fonctionnement bureaucratique de service fondé sur un certain nombre de règles plus ou moins intangibles considérées comme incontournables pour gérer une structure sanitaire. Ce projet de service d'essence collective entend susciter une implication participative et dynamique d'un collectif professionnel, des différents acteurs mobilisés autour du chef de service pour finaliser leurs modalités de fonctionnement autour de priorités liées aux besoins sanitaires diagnostiqués.

Le dernier venu des projets dans le monde sanitaire, le projet d'éducation thérapeutique du patient, concerne les patients atteints de maladies chroniques disposant de suffisamment d'autonomie existentielle pour s'approprier leur maladie et participer à la mise en place de la thérapie proposée par les soignants. Ce type de projet valorise le couple soignant-patient, auquel peuvent s'adjoindre d'autres soignants ou des personnes de confiance proches du patient, notamment la famille.

Ces deux figures de projet caractéristiques actuellement du champ sanitaire gagnent à être intégrées dans un espace plus large, celui de la diversité des projets que l'on est susceptible de rencontrer dans nos vies quotidiennes (projets individuels liés aux âges de la vie, projets collectifs d'établissement, projets d'action, projets évènementiels).

4. La définition des attributs du concept

- Un projet implique un initiateur, *auteur-autrice*, individuel ou collectif, en interaction avec des acteurs parties prenantes, choisis ou imposés et une *situation* qui interroge.
- Tout projet est structuré autour d'une interactivité à aménager entre un temps de *conception*, celui du *pro*, et un temps de *réalisation*, celui du *jet*; ces deux temps interactifs constituent le cycle du projet, que ce soit celui d'un projet à terminer (projet d'ouvrage, de construction), ou celui d'un projet interminable, à reprendre (projet d'aménagement ou de développement).
- La démarche de projet implique la prise en compte de la *complexité et de l'incertitude* attachées à la situation de départ et à la mise en œuvre du cycle *conception-réalisation* : *incertitude et complexité* sont liées à ce que recèle la situation présente et à la façon de concrétiser l'avenir envisagé.
- La démarche de projet pour gérer cette *complexité* et cette *incertitude* doit apprendre à gérer les *contraintes de situation* tout en s'appuyant sur les *opportunités* à identifier.
- Tout projet cherche à s'éloigner de la répétition en valorisant une production *singulière* à travers une triple *singularité* à mettre en œuvre dans toute démarche de projet :
  - *singularité* de la situation initiatrice du projet à travers un historique de la situation;
  - *singularité* de l'auteur du projet qui mobilise son histoire personnelle et ses compétences;
  - *singularité* de la production envisagée à réaliser.

5. La construction de cas modèle

Mme L., infirmière (*autrice*), est une nouvelle arrivée dans un service de réanimation cardiaque (*situation*). Bien qu'ayant de l'expérience (*singularité*), elle souhaite informer le patient qui la sollicite (*singularité*) avant l'intervention de remplacement d'une valve mitrale et répondre à son questionnement (*situation*). Le projet de soin visé pour le patient demande d'acquérir et de développer des connaissances et des compétences spécifiques (*complexité et incertitude*). C'est pourquoi l'infirmière souhaite s'engager dans un projet de formation pour être plus opérationnelle (*présence de deux temps interactifs conception-réalisation*). Pour cela, elle saisit l'occasion d'aller au bloc opératoire où se déroule une intervention (*opportunité*) : elle se forme en situation de travail et attend l'organisation d'un stage *ad hoc* (*contraintes*) pour faire valider sa formation en situation de travail.

6. La construction de cas contraire et l'identification de concepts voisins

Cas contraire

À la suite d'une évaluation annuelle avec son responsable hiérarchique pendant laquelle lui est reprochée une difficulté de communication lors d'échanges avec des soignants et des patients, une infirmière est inscrite d'emblée, sans qu'elle en fasse la demande, dans un stage de formation à la communication. Elle n'ira pas au stage imposé et ne développera pas cette modalité de compétence relationnelle.

Les attributs auteur individuel, singularité, deux temps interactifs sont absents.

Concepts voisins

- Injonction paradoxale.
- Pouvoir.
- Hiérarchie.

7. Les antécédents et les conséquences du concept

Antécédents	Conséquences
Intention, possible envisageable Besoin, méconnaissance	Avenir désiré, opérationnalité, atteinte d'un but souhaité Professionnalisation Espoir

8. Les référents empiriques du concept

Le projet est une figure très actuelle que l'on peut définir comme une anticipation opératoire de type flou initiée par un auteur visant un avenir désiré. Cette anticipation floue s'oppose aux anticipations opératoires de type déterministe que sont l'objectif, le but et le plan.

Cette anticipation floue opératoire est à la merci de dérives pathogènes fréquentes, telles que le déni de projet, l'injonction paradoxale ou encore l'activisme hypomaniaque, la planification obsessionnelle et, non des moindres, le contrôle bureaucratique.

Bibliographie

Barbier, J.-M. (1991). *Élaboration de projets d'action et planification.* Paris : PUF.

Boutinet, J.-P. (2010). *Grammaires des conduites à projet.* Paris : PUF.

Boutinet, J.-P. (2011). *Psychologie des conduites à projet* (5e éd.). Paris : PUF.

Castoriadis, C. (1990). *Le monde morcelé.* Paris : Le Seuil.

Courtot, H. (1998). *La gestion des risques dans le projet.* Paris : Economica.

Desroche, H. (1976). *Le projet coopératif.* Paris : Les Éditions Ouvrières.

Hazebroucq, J.-M. & Badot O. (1996). *Le management du projet.* Paris : PUF.

Morin, E. (1990). *Introduction à la pensée complexe.* Paris : ESF.

Obin, J.-P. & Cros F. (1991). *Le projet d'établissement.* Paris : Hachette.

Vercauteren, R., Vercauteren, M.-C. & Chapeleau, J. (1993). *Construire le projet de vie en maison de retraite.* Toulouse : Érès.

Qualité *versus* qualité des soins

Franck Cluzel, Bastien Mayras

1. L'identification du concept

Selon le *Dictionnaire de l'Académie française*, quatre sens caractérisent le concept de qualité :

- la supériorité de quelque chose ; un produit, un service, etc. ;
- la bonne ou la mauvaise manière d'être de quelque chose ou de quelqu'un ;
- le talent, une aptitude particulière ; en ce sens, est synonyme de capacité ;
- la condition sociale ; en ce sens, est synonyme de niveau.

L'international Organisation for Standardisation (ISO) définit la qualité comme : « l'aptitude d'un ensemble de caractéristiques intrinsèques à satisfaire des exigences » (ISO, 2000, p. 37), l'exigence étant définie comme : « besoins ou attentes formulées, habituellement implicites, ou imposés ».

Au-delà des aptitudes d'un produit ou d'un service, la qualité est à rapprocher des qualités en acte : bonté, générosité.

Selon l'Organisation mondiale de la santé (Roemer & Montoya-Aguilar, 1988, p. 82) : « La qualité des soins doit permettre de garantir à chaque patient, un ensemble d'actes diagnostiques et thérapeutiques qui lui assurera le meilleur résultat en termes de santé, conformément à l'état actuel de la science médicale, au meilleur coût, au moindre risque iatrogène, et pour sa plus grande satisfaction en termes de procédure, de résultat et de contacts humains à l'intérieur du système de soins ».

La définition, largement employée, vient de l'Institute of Medicine des États-Unis qui précise que la qualité est « la capacité des services de santé destinés aux individus et aux populations d'augmenter la probabilité d'atteindre les résultats de santé souhaités, en conformité avec les connaissances professionnelles du moment » (Institute of Medicine, 2001, p. 8).

2. Les buts de l'analyse du concept

- Identifier le processus qualité comme étant indispensable à la pratique infirmière.
- Comprendre que dispenser des soins de qualité nécessite de mobiliser des connaissances actualisées, en tenant compte des préférences et des valeurs des patients.

3. Les usages du concept

- L'histoire de la qualité débute il y a plus de 40 siècles. Le terme latin *qualitas* désigne la manière d'être d'une chose.
- Dans le domaine de la santé, la qualité a été introduite au sein du système de santé français par l'ordonnance n° 96-346 du 24 avril 1996, et revêt une approche organisationnelle permettant une amélioration continue.
- La certification des établissements de santé vise à l'évaluation de la qualité des soins qui y sont dispensés ; des audits qualité sont effectués régulièrement au regard de critères et d'indicateurs définis.
- Se concentrer sur la qualité des résultats exige des professionnels de fournir des soins pertinents en s'appuyant sur des connaissances actualisées, en tenant compte des préférences et des valeurs des patients.

4. La définition des attributs du concept

- Efficacité : elle correspond à la capacité de réaliser des résultats (des soins) souhaitables.
- Sécurité : la sécurité des soins est fondée sur le principe de ne pas nuire aux malades.
- Réactivité : la réactivité, ou la sensibilité du système à la demande du patient (*responsiveness*), renvoie à des notions telles que le respect des patients, la dignité, la confidentialité, la participation aux choix. Un autre terme est souvent employé : « *patient-centeredness* » ; il s'agit de mettre le patient au centre des soins en intégrant différents éléments comme l'écoute, l'empathie, etc.
- Accès : l'accès est la facilité d'avoir de bons services de santé dans le juste temps, une distribution des soins quelles que soient les situations géographique, économique et sociale des populations.
- Efficience : se réfère à l'utilisation optimale des ressources disponibles : meilleurs bénéfices ou résultats à moindre coût.
- Satisfaction : « La satisfaction est un état psychologique mesurable et consécutif à une expérience de consommation » (Evrard, 1993, p. 56) ; elle repose sur trois principales notions (Gauthier, 2003, p. 12) : comparaison, attentes, perceptions.
- Norme : du latin *norma* signifiant règle, désigne un état habituellement répandu, considéré le plus souvent comme une règle à suivre, des repères.

5. La construction de cas modèle

Mme Dupont, âgée de 45 ans est admise en ambulatoire pour une chirurgie de l'otospongiose, diagnostic posé quelques semaines auparavant par son ORL, pour perte progressive de l'audition. L'intervention étant réalisée sans complication, la sortie est prononcée par l'anesthésiste pour 18 heures (*efficience*). Un pansement auriculaire et des mèches laissées dans le conduit auditif seront gardés 7 jours. Les consignes de surveillance postopératoire (*réactivité*), d'hygiène de vie, les risques immédiats et secondaires lui ont été présentés (*sécurité*) et un support d'informations lui a été remis. Mme Dupont a reçu les réponses à ses questions (*accès, satisfaction*). Une ordonnance d'antalgiques lui est remise et expliquée, ainsi que le rendez-vous à J7 avec le chirurgien pour l'ablation du pansement et des mèches (*norme, efficacité*). Enfin, il lui est précisé qu'un appel téléphonique de suivi sera effectué le lendemain de sa sortie par un professionnel et qu'un questionnaire (*satisfaction*) lui sera adressé dans un délai de 7 jours.

6. La construction de cas contraire et l'identification de concept voisin

Cas contraire

Monsieur Alain, âgé de 33 ans, se présente aux urgences à 14 heures pour une douleur intense, similaire à un « coup de poignard ». La douleur se situe au niveau de la fosse lombaire droite, irradie vers l'aine et les organes génitaux. Aucune position ne le soulage. À 15 heures, un interne du service l'ausculte, pose le diagnostic de colique néphrétique, et prescrit du Perfalgan® (paracétamol), 10 mg en perfusion. L'injection est faite à 15 heures 20. À 16 heures 20, le patient n'est toujours pas soulagé (*absence d'efficacité*). L'interne prescrit de la morphine (chlorhydrate), 10 mg/ml en intraveineuse. À 16 heures 30, le patient est soulagé et quitte les urgences à 17 heures avec une ordonnance, sans que celle-ci lui ait été expliquée (*absence d'accès à l'information*). L'interne l'invite à consulter son médecin généraliste pour le suivi.

Dans ce modèle, les caractéristiques sécurité, accès, qualité, normes, efficience et satisfaction ne sont pas prises en compte. Autrement dit, les valeurs du soin ne sont pas respectées.

Concept voisin

Valeur.

7. Les antécédents et les conséquences du concept

Antécédents	Conséquences
Besoins	Bonnes pratiques
Attentes	Sécurité
Compétences	Bien-être
Ressources	Prévention
Moyens	Dignité
Pertinence	Image de l'établissement
Écoute	Maîtrise des coûts
Empathie	Performance

8. Les référents empiriques du concept

Le dispositif national de mesure en continu de la satisfaction et de l'expérience des patients e-Satis, mis en œuvre par la Haute autorité de santé (HAS), auprès de tous les établissements de santé, permet de mesurer en direct la qualité des soins perçue. Depuis 2021, elle réalise l'analyse nationale descriptive et qualitative des commentaires des patients recueillis.

L'analyse des données des premiers résultats met en évidence que la satisfaction des patients est moyenne concernant l'accueil dans les établissements. Les patients se disent insuffisamment satisfaits de l'organisation de leur sortie de l'établissement ainsi que des repas.

Par ailleurs, l'aspect suscitant le plus de satisfaction est la prise en charge par les équipes, au premier rang desquelles les infirmiers et aides-soignants (note de satisfaction nationale : 81 sur 100). Près de 9 patients sur 10 se disent satisfaits ou très satisfaits de l'écoute attentive des équipes paramédicales et 8 sur 10 de leur soutien.

Bibliographie

Caby, F. & Jambart, C. (2002). *La qualité dans les services.* Paris : Economica.

Donabedian, A. (1966). Evaluating the quality of medical care. *Milbank Memorial Fund Quarterly, 44*(3), 166-203.

Donabedian, A. (1980). *The definition of quality and approaches to the management.* 1: *Explorations in quality assessment and monitoring.* Ann Arbor, MI: Health Administration Press.

Evrard, Y. (1993). *Le management des entreprises artistiques et culturelles.* Paris : Economica.

Gauthier, B. & Réseau Circum Inc. (2003), Satisfaction de la clientèle : mesure et utilisation. Québec, Rencontre de l'APRM-Québec, 4e fiche; https://circum.com/textes/satisfaction_aprm_20030415.pdf.

Institute of Medicine (2001). *Crossing the quality chasm: A new health system for 21st century.* Washington DC: National Academy Press.

ISO (2000). Édition 2000 de la norme internationale ISO 9000 « Systèmes de management de la qualité – Principes essentiels et vocabulaire ».

National Patient Safety Foundation (2000). *Agenda for research and development in patient safety.* Chicago IL: National Patient Safety Foundation.

Roemer M. I., & Montoya-Aguilar, C. (1988). *Quality assessment and assurance in primary health care.* Genève, WHO Offset Publication, n° 105.

Raisonnement clinique infirmier

Loïc Martin

1. L'identification du concept

Dans la formation infirmière en France, l'apparition de ce concept s'est faite textuellement lors de la réingénierie de la formation le 31 juillet 2009 avec l'unité d'enseignement « Raisonnement et démarche clinique infirmière ». Le référentiel de 1992 faisait plutôt référence aux concepts et théories de soins infirmiers, de démarche de soin, en insistant sur la méthodologie de résolution de problème.

Le raisonnement clinique est défini comme « le processus de pensée et de prise de décision qui permet au clinicien de prendre des actions appropriées dans un contexte de résolution de problèmes » (Nendaz, Charlin, Leblanc & Bordage, 2005, p. 236).

Au niveau infirmier, c'est « une démarche systématique qui intègre et met en lien, à partir d'un examen physique et d'une écoute active, les signes et les symptômes recueillis, permet l'élaboration d'hypothèses de problèmes de santé réels ou potentiels et d'hypothèses de réactions humaines physiques et comportementales réelles ou potentielles, cette démarche se terminant par la validation de l'hypothèse la plus probable » (Psiuk, 2012, p. 16).

Pour Martin (2019), il correspond à un processus intellectuel méthodologique permettant une analyse des données cliniques issues d'une situation de soins. Il permet d'identifier les problématiques potentielles ou réelles de santé d'un patient et/ou de poser un diagnostic dans le domaine infirmier pour favoriser une prise en charge de qualité par des actions adaptées. Il s'appuie sur l'examen clinique, dont l'observation fait partie, la qualité de données cliniques recueillies et catégorisées, grâce à un relationnel adapté, et la mobilisation des connaissances théoriques.

2. Les buts de l'analyse du concept

- Proposer un éclairage synthétique du raisonnement clinique considéré comme un processus de pensée très complexe. Faisant partie intégrante de la pratique infirmière, il guide les décisions et les actions des professionnels (Côté & St-Cyr Tribble, 2012).
- Différencier d'autres termes fréquemment confondus avec le raisonnement clinique, comme prise de décision, démarche de soin, démarche clinique, jugement clinique.

3. Les usages du concept

Le concept s'utilise en clinique, c'est-à-dire au lit du patient, autant en situation intra- qu'extra-hospitalière. Pour Psiuk (2010), c'est un concept « conjonctif », puisque l'ensemble de ses caractéristiques sont présentes dans toutes les analyses de situation de soin, quel que soit le lieu où exerce l'infirmier(ère).

Parmi les quatre types de raisonnement proposés par Pottier et Planchon (2011), nous retiendrons :

- le raisonnement inductif ou empirico-inductif : il commence à la plainte du patient et va jusqu'à la solution du problème (Pottier & Blanchon, 2011, p. 383). Aucune hypothèse n'est posée a priori. Ce raisonnement inclut trois éléments : la représentation de la plainte du patient, le recueil des données et la construction du problème (la problématisation) ;
- le raisonnement déductif ou hypothético-déductif : il utilise une méthodologie opposée aux autres raisonnements en partant des hypothèses pour aller vers les solutions.

4. La définition des attributs du concept

Les attributs sont différents selon les auteurs.

Côté et St-Cyr Tribble (2012, p. 16) identifient « l'utilisation de la cognition, l'utilisation de stratégies cognitives [...], une démarche systématique d'analyse et d'interprétation des données, la génération d'hypothèses, la génération d'alternatives ».

Psiuk (2012) propose quatre attributs :

- la pertinence des connaissances en sciences médicales, en sciences humaines, en sciences cognitives et en sciences de l'éducation ;
- l'utilisation d'une méthode hypothético-déductive identifiable lors de l'explicitation sur le processus utile pour poser un jugement clinique ;
- la maîtrise des niveaux de jugement clinique dans le modèle clinique trifocal comprenant les signes et symptômes de la pathologie, les risques liés à la pathologie et aux effets secondaires de traitement, et enfin les réactions humaines physiques et psychologiques ;
- la qualité d'une relation d'aide de type *counseling*.

Martin (2019) propose six piliers fondamentaux du raisonnement clinique infirmier pouvant compléter ces attributs :

- la maîtrise et la mobilisation des connaissances théoriques et des modèles conceptuels-théories de soins ;
- les capacités d'observation ;
- la maîtrise de l'examen clinique (entretien clinique et examen physique) ;
- l'écoute et la qualité relationnelle ;
- la capacité de recueillir efficacement les données cliniques ;
- la maîtrise pour trier et catégoriser les données cliniques afin de poser un jugement clinique et d'agir en conséquence.

5. La construction de cas modèle

Julie, infirmière de 27 ans, exerce depuis 3 ans dans un service de chirurgie. Elle prend en charge Monsieur Y., 28 ans, opéré pour une fracture du fémur droit il y a 6 heures. En entrant dans la chambre, elle observe le patient et remarque, au-delà d'une difficulté à se mouvoir liée à sa fracture (*maîtrise des modèles conceptuels-théories de soins*), que le redon est rempli, alors qu'il était vide il y a une heure (*capacités d'observation*). Ses connaissances l'amènent à investiguer d'autres données cliniques (*maîtrise et mobilisation des connaissances théoriques*) afin de pouvoir faire une analyse plus approfondie de la situation de soins et de pouvoir prendre une décision. L'examen physique souligne un pansement taché, une pression artérielle systolique inférieure à 75 mmHg et une tachycardie à 125 battements par minute (*maîtrise de l'examen clinique*). Lors de l'entretien clinique où Julie est à l'écoute (*écoute et qualité relationnelle*), Monsieur Y. exprime se sentir moins bien depuis 30 minutes et dit « être angoissé et avoir des difficultés à respirer » (*capacité de recueillir efficacement les données cliniques*). Après avoir trié, catégorisé et analysé les données cliniques à sa disposition, Julie pose son jugement clinique qui l'amène à solliciter immédiatement l'interne de garde compte tenu de signes en faveur d'une hémorragie post-chirurgicale (*maîtrise pour trier, catégoriser les données cliniques, poser un jugement clinique et agir en conséquence*).

6. La construction de cas contraire et l'identification de concepts voisins

Cas contraire

Analyse d'une situation organisationnelle

Léa, infirmière de 22 ans, exerce depuis un mois dans un service de chirurgie orthopédique. Lundi, elle effectue les premiers pansements des patients hospitalisés dans son secteur. La charge de travail étant très lourde, avec de nombreux retours de blocs annoncés, Julie ne prend pas le temps de consulter Denis, aide-soignant depuis 25 ans, pour hiérarchiser collectivement les soins. À son arrivée dans une chambre, Denis, qui réalise son 5e matin de suite, s'énerve de la situation en interpellant vivement Julie : « C'est n'importe quoi cette jeunesse ! On pourrait peut-être se coordonner pour faire les soins, non ? ».

Il s'agit d'un problème de communication intergénérationnel accentué par une charge mentale importante liée à une suractivité.

Concepts voisins

Côté et St-Cyr Tribble (2012) ont réalisé un tableau de synthèse avec six concepts connexes : raisonnement diagnostique, prise de décision, résolution de problème, heuristique, jugement clinique et pensée critique.

Deux concepts voisins sont à retenir : analyse de situation ou analyse des pratiques professionnelles.

7. Les antécédents et les conséquences du concept

Antécédents	Conséquences
L'expérience professionnelle La qualité et l'exhaustivité des connaissances théoriques acquises La mémorisation La perception de signaux fondée sur la qualité d'observation et d'attention L'utilisation de techniques de communication et de relation d'aide pour recueillir plus de données cliniques et enrichir la connaissance du patient La qualité à collecter des données cliniques fondées sur un ou plusieurs modèles/théories de soins	Le jugement clinique La prise de décision en fonction des alternatives possibles Le passage ou non à l'action La confirmation ou non du risque identifié ou la résolution ou non du problème reconnu

8. Les référents empiriques du concept

Certains indicateurs de mesure de l'efficacité du raisonnement clinique sont identifiés par Côté et St-Cyr Tribble (2012) :

- la richesse et l'exhaustivité des données cliniques recueillies ;
- la rapidité pour poser un jugement clinique pertinent ;
- la fiabilité et l'exactitude du résultat du diagnostic ;
- l'amélioration (ou non) de l'état clinique du patient ;
- la qualité à formaliser synthétiquement des transmissions écrites ou orales ciblées.

Bibliographie

Charlin, B., Bordage, G., & Van Der Vleuten, C. (2003). L'évaluation du raisonnement clinique. *Pédagogie Médicale, 4*(1), 42-52.

Côté, S. & St-Cyr Tribble, D. (2012). Le raisonnement clinique des infirmières, analyse de concept. *Recherche en Soins Infirmiers, 4*(111), 13-21.

Higgs, J. & Jones, M. (2000). Clinical reasonong in the health professions. In J. Higgs & M. Jones. (dir.), *Clinical reasonong in the health professions* (2e éd.). Butterworth-Heineman.

Kérouac, S., Pépin, J. & Ducharme, F. (1994). *La pensée infirmière. Conceptions et stratégies.* Paris : Maloine.

Martin, L. (2019). *Raisonnement clinique infirmier. Guide méthodologique.* Paris : Elsevier Masson

Nendaz, M., Charlin, B., Leblanc, V. & Bordage, G. (2005). Le raisonnement clinique : données issues de la recherche et implications pour l'enseignement. *Pédagogie Médicale, 6*(4), 235-254.

Phaneuf, M. (1998). *Guide d'apprentissage de la démarche de soins.* Paris : Masson.

Pottier, P., & Planchon, B. (2011). Les activités mentales au cours du raisonnement médical diagnostique. *La Revue de Médecine Interne, 32*(6), 383-390.

Psiuk, T. (2012). *L'apprentissage du raisonnement clinique.* Bruxelles : De Boeck.

Psiuk, T. (2010). Le concept de raisonnement clinique. *Soins, 742.*

Rizzo Parse, R. (2003). *L'humain en devenir. Nouvelle approche du soin et de la qualité de vie.* Bruxelles : De Boeck.

Roy, C. (1984). *Introduction aux soins infirmiers. Un modèle de l'adaptation.* Montréal : Gaëtan Morin.

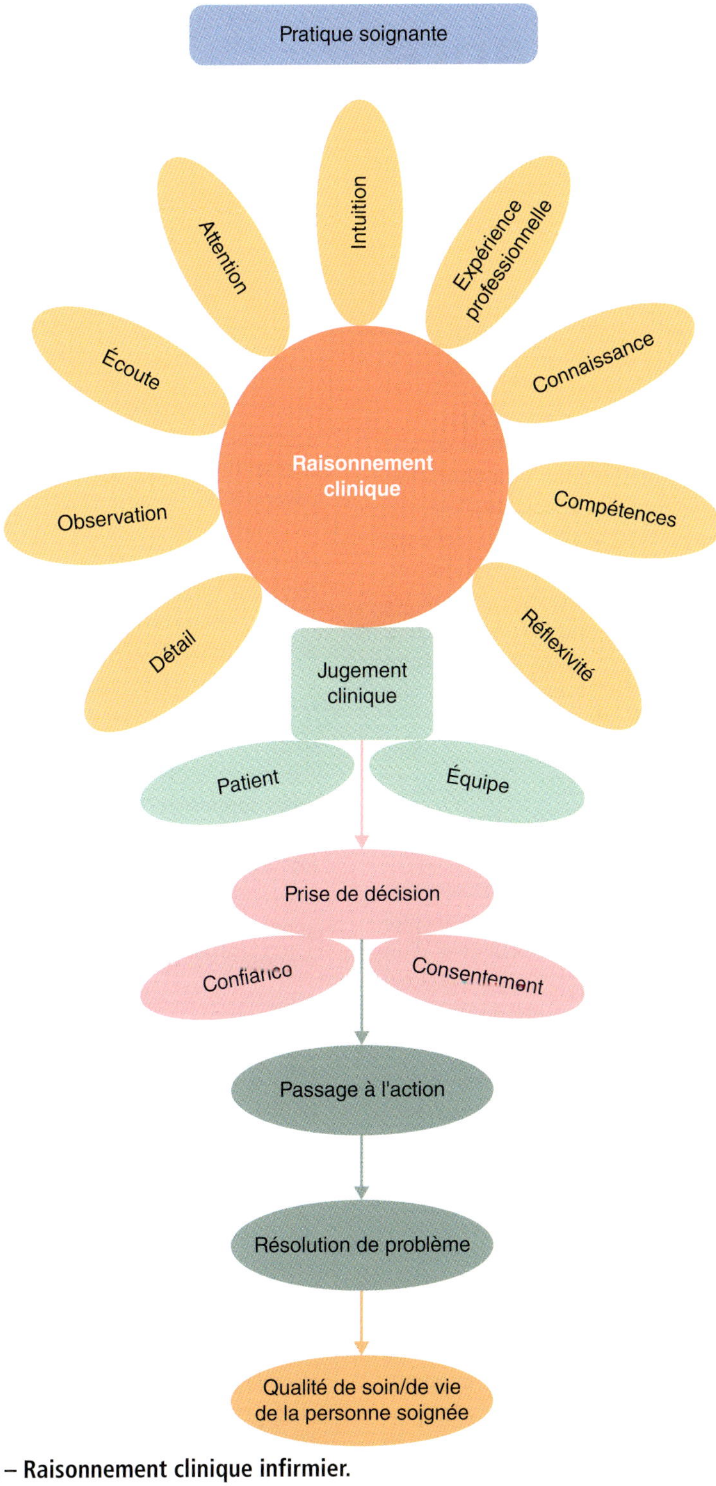

Carte mentale – Raisonnement clinique infirmier.

Anne Muller, 2024.

Reconnaissance au travail

Marc Loriol

1. L'identification du concept

Selon l'Agence nationale pour l'amélioration des conditions de travail (Anact, 2017, p. 2), « la reconnaissance au travail est un échange qui se joue à plusieurs, une interaction qui recouvre la manière dont l'individu perçoit les marques de considération qui lui sont portées par son manageur, ses collègues ou son client ainsi que les attentions qu'il porte lui-même aux autres... ».

2. Les buts de l'analyse du concept

- Identifier le concept pour comprendre pourquoi de plus en plus de salariés se plaignent d'un manque de reconnaissance.
- Enrichir la compréhension de la motivation et du bien-être au travail, même si le problème de la reconnaissance ne doit pas être limité à une question de motivation ou d'engagement.

3. Les usages du concept

Une demande de reconnaissance peut porter sur :

- les rémunérations (salaires, primes, tarifs des actes, etc.). On observe une relation inverse entre l'utilité sociale des métiers et leur rémunération (Graeber, 2018). Les salariés les plus directement utiles (soignants, travailleurs du *care*, enseignants, éboueurs, etc.) sont moins rémunérés que des professionnels à l'utilité sociale plus discutable (traders, avocats d'affaires, lobbyistes, publicitaires, etc.), comme si le sentiment de faire un travail utile devait se payer par un moindre salaire ;
- les moyens disponibles (temps, personnels, matériels, équipements, etc.) pour faire un travail de qualité. Ne pas avoir la possibilité de faire un « bon travail » entraîne un sentiment de dévalorisation de soi et l'impression que son travail n'est pas pris au sérieux ;
- les savoir-faire, les compétences : les fonctions soignantes et de *care* ont longtemps été pensées comme la mise en œuvre de qualités naturelles supposées, notamment chez les femmes. L'expérience et la technicité, y compris dans les dimensions relationnelles de l'activité, nécessaires pour une prise en charge soignante dépassent pourtant les simples savoirs domestiques.

Historique

- L'école des relations humaines (Elton Mayo) a montré, que les salariés ne travaillaient pas que pour la rémunération, mais aussi pour d'autres besoins : appartenir à un groupe, recevoir l'estime des collègues, pouvoir se montrer utile.
- Un déséquilibre entre efforts au travail (rythme, charge, interruption, heures supplémentaires, efforts physiques) et retours (respect et soutien des collègues et des supérieurs, justice, perspective de carrière, sécurité de l'emploi, salaire, etc.) peut être néfaste pour la santé (Siegrist, 1996).
- Pour Honneth (2002), la société moderne est individualisée et égalitaire. En même temps,

une plus grande division du travail place les travailleurs en situation de subordination. Cela entraîne des revendications pour une prise en compte de l'apport de chacun, une lutte pour la reconnaissance.
- Dejours (2003) distingue les jugements de beauté (conformité du travail accompli avec les règles de l'art, les règles de métier et l'originalité de chacun) et les jugements d'utilité (contribution de l'individu à l'entreprise et à la société). Les premiers, prononcés par ceux qui connaissent le travail, sont plus précis et plus précieux.

4. La définition des attributs du concept

Se sentir reconnu, c'est :
- avoir le sentiment que les efforts, l'ingéniosité et la rigueur sont valorisés, symboliquement et matériellement ;
- voir l'utilité de son travail ou de sa fonction prise au sérieux dans l'organisation du travail ;
- pouvoir faire un « beau travail », dont on peut être fier ;
- voir ses suggestions, remarques ou ses connaissances prises en compte ;
- se sentir respecté comme personne et comme professionnel.

5. La construction de cas modèle

Une aide-soignante chaleureuse sait nouer des contacts avec les patients, notamment ceux de milieu modeste. Plus en confiance avec elle, ils lui confient facilement leurs angoisses et leurs problèmes. Comme elle est expérimentée, elle comprend l'intérêt de ces informations pour le bon suivi du traitement et la guérison des patients (*beau travail*). L'équipe médicale pense utile de l'associer aux décisions (*se sentir respectée comme personne et comme professionnelle, sentiment que les efforts, l'ingéniosité et la rigueur sont valorisés, symboliquement et matériellement*). Son expérience et son savoir-faire sont reconnus, ses informations concernant le patient reconnues comme étant pertinentes (*voir ses suggestions, remarques ou ses connaissances prises en compte, voir l'utilité de son travail ou de sa fonction prise au sérieux dans l'organisation du travail*).

6. La construction de cas contraire et l'identification de concepts voisins

Cas contraire

Une jeune cadre vient d'être nommée dans un service de chirurgie orthopédique où les arrêts maladie sont nombreux. Obligée de régler les problèmes dans l'urgence, elle s'en prend souvent aux soignantes. Elle reproche à une professionnelle d'être « indolente » et de passer trop de temps à parler avec les malades ; à propos d'une autre qui revient d'un arrêt maladie, elle glisse des sous-entendus sur sa paresse et son manque de solidarité avec l'équipe. À une jeune infirmière qui vient d'arriver dans le service et que personne n'aide par manque de temps, elle déclare qu'elle est incapable.

De tels agissements relèvent plus du harcèlement moral que d'un déni de reconnaissance professionnelle.

Concepts voisins

- Qualifications et compétences :
  - les *qualifications* correspondent à une certaine complexité du poste à occuper, elles sont validées par la négociation collective et des grilles de classification ;
  - l'évaluation des *compétences* est plus individualisée et, pour une part, plus subjective (notamment en ce qui concerne le savoir-être).
- Le *mépris*, qui consiste à considérer une personne ou un groupe comme indigne d'estime ou d'attention, aussi condamnable qu'il puisse être, ne correspond pas toujours à un déni de reconnaissance. En revanche, quand il s'agit d'un mépris fondé sur la catégorie et la pratique professionnelles, il s'agit bien d'une question de reconnaissance. Par exemple, un jeune interne refuse d'entendre les conseils médicaux d'infirmières expérimentées car elles ne sont pas médecins et qu'elles n'utilisent pas la terminologie appropriée.

7. Les antécédents et les conséquences du concept

Antécédents

Le manque de reconnaissance pose problème quand :

- s'accroît l'écart entre le travail prescrit (indiqué dans la fiche de poste) et le travail réel (ce que font effectivement les salariés). Les efforts sont alors ignorés ;
- différents métiers doivent se coordonner sans que chacun connaisse les contraintes et critères de qualité des autres. Chacun peut avoir le sentiment d'en faire plus que les autres et de penser que son travail n'est pas apprécié ;
- les équipes sont instables et le *turn-over* réduit les échanges sur le travail, son intérêt et ses contraintes ;
- les salariés sont mis en concurrence, ce qui crée artificiellement des « mauvais » (tout le monde ne peut pas être le meilleur) et fragilise la coopération, le soutien social, le partage des valeurs ;
- on demande de toujours en faire plus sans tenir compte des moyens disponibles pour y parvenir. Les salariés sont accusés de faire de la « surqualité », ce qui nie leur attachement au travail bien fait, l'utilité de leurs efforts.

Sans que le concept de reconnaissance soit nécessairement mobilisé, les organisations ont mis en place des dispositifs visant à mieux valoriser les savoir-faire et connaissances des salariés : les indicateurs d'activité ou de résultats, qui sont censés reconnaître, notamment par des primes, les efforts des salariés pour être plus performants.

Conséquences

Une politique de reconnaissance devrait plutôt :

- s'appuyer sur les collectifs de travail qui sont les mieux à même de valoriser le beau travail, les savoir-faire de métier ;
- favoriser les échanges, voire les conflits autour de la définition du travail réel (ainsi que des moyens à mettre en œuvre pour y parvenir) et de ce qui peut empêcher un travail de qualité.

8. Les référents empiriques du concept

- Le questionnaire de Siegrist (1996) sur le déséquilibre entre efforts et retours est une première approche pour évaluer la reconnaissance perçue au travail.
- Les équipes où les difficultés et problèmes quotidiens du travail peuvent être abordés sans crainte, où les agents échangent des conseils, des « ficelles » du métier, où il est possible de trouver du soutien et une réassurance auprès des collègues, où les équipes et les cadres partagent les mêmes critères d'évaluation du travail bien fait sont des équipes où la reconnaissance par les pairs sera la plus importante.

Bibliographie

Anact (2017). *10 questions sur la reconnaissance au travail.* Série « Guides Anact ».

Dejours, C. (2003). *L'évaluation du travail à l'épreuve du réel.* Versailles : Éditions Quæ.

Graeber, D. (2018). *Bullshit jobs.* Paris : Les Liens Qui Libèrent.

Honneth, A. (2002). *La lutte pour la reconnaissance.* Paris : Cerf, coll. « Passages ».

Siegrist, J. (1996). Adverse health effects of high-effort/low-reward conditions. *Journal of Occupational Health Psychology, 1*(1), 27-41.

Réflexivité

Jacky Merkling

1. L'identification du concept

Le soin requiert de la compétence et la compétence requiert de la pratique; cependant, la pratique n'est pas suffisante pour fonder la compétence. Accumuler des années de pratique ne fonde pas nécessairement la compétence si cette pratique est seulement fondée sur la répétition. Les situations évoluent et, avec elles, les besoins, les méthodes, les savoirs, les outils; elles nécessitent donc une adaptation permanente des pratiques que la simple répétition ne permet pas. C'est à ce niveau qu'intervient la réflexivité à travers le regard que celle-ci amène à poser sur les pratiques, regard permettant leur adaptation en temps réel, fondement de la compétence.

2. Les buts de l'analyse du concept

Il s'agit ici de définir et de circonscrire le concept de réflexivité et de montrer sa double composante liée au reflet et à la réflexion.

3. Les usages du concept

Le concept de réflexivité renvoie à la fois à l'action de *refléter* et à celle de *réfléchir*, au reflet et à la réflexion.

Mais la réflexivité relève aussi de deux mouvements différents : un mouvement contemporain à l'action et un mouvement postérieur à celle-ci. C'est ainsi que Donald Schön (in Perrenoud, 2004) distingue « réflexion dans l'action » et « réflexion sur l'action ». La première est réalisée sans distance, dans l'immédiat; elle consiste à agir et se regarder agir pendant l'action. La seconde, la réflexion sur l'action, est réalisée dans l'après-coup, une fois l'action terminée.

4. La définition des attributs du concept

Réflexivité dans l'action

- La *réflexivité-reflet – se voir agir* : agir nécessite de saisir une multitude d'informations (images, sons, odeurs, tensions musculaires, affects, souvenirs, efforts d'interprétation implicites de la situation, etc.) et d'en faire une synthèse progressive. Les informations envahissent alors l'espace conscient et accompagnent le vécu du sujet sans recul, sans qu'il se re-présente son action, sans s'apercevoir qu'il la vit. Il est immergé dans l'action. La réflexivité dans l'action, contemporaine de l'agir, implique de s'en décaler pour se regarder agir, pour se re-présenter consciemment son action. C'est un retour de la conscience sur elle-même, en situation. C'est agir et se voir agir. Ce décalage réflexif permet à l'acteur de contrôler son action, de la guider, de l'ajuster aux spécificités de la situation.
- La *réflexivité-réflexion – penser l'action* : le second sens attaché au terme réflexivité est celui de réflexion. Il ne s'agit plus ici de réfléchir au sens de refléter, mais de réfléchir au sens de penser.

La réflexivité-réflexion complète la réflexion-reflet par un commentaire sur l'action. Le premier décalage dans l'action (reflet) est accompagné d'un second décalage, celui du sens. Pour Mayen (2014, p. 15) « à un moment, en cours d'action, celle-ci [l'expérience] s'est trouvée comme suspendue»; «à ce moment une parenthèse intellective s'est ouverte». Dans cette parenthèse, «les raisonnements, le jeu des hypothèses et leur examen, la mise en relation des significations avec d'autres significations» sont mobilisés dans une conversation avec soi-même dans l'action.

Ce pas de côté accompagné d'une mise en résonance de savoirs de référence à propos de l'action en cours permet à l'acteur d'évaluer ses gestes, d'en mesurer la pertinence, de les adapter si besoin.

Réflexivité sur l'action

Si la réflexion *dans* l'action est contemporaine de l'action, la réflexion *sur* l'action relève de l'après-coup. Elle est réalisée une fois l'action terminée, à distance. La première permet d'ajuster en temps réel l'action en train de se dérouler, mais elle se situe dans l'urgence. La seconde ne permet plus d'agir sur l'action, puisqu'elle intervient après, mais elle peut être plus tranquille, plus irriguée de savoirs. C'est la réflexion qui caractérise l'analyse de pratique. Il s'agit alors de se remémorer une situation d'action et de l'évaluer à partir de références de bonnes pratiques afin de mieux se préparer à des situations analogues futures.

5. La construction de cas modèle

Denis est cadre de santé. Il a constaté que Rachel, infirmière, est régulièrement en retard depuis quelque temps. Aujourd'hui, il est bien décidé à la reprendre sur ce point. Lorsqu'il la voit dans le service, il va à sa rencontre et lui demande avec directivité de le suivre dans son bureau. Il est surpris par le visage fatigué de la soignante (*effet de surprise ouvrant la voie à la réflexivité-reflet*). En marchant à côté d'elle dans le service, il se demande s'il agit de la bonne manière (*réflexivité-réflexion*). Rachel a toujours été une infirmière dynamique. Il ne lui a jamais vu un tel visage. Arrivé dans le bureau, il se voit (*réflexivité-reflet*) avec son attitude directive en face d'une personne à l'air épuisé et désemparé. Il sent que son attitude ne colle pas avec ce que propose d'elle cette infirmière (*réflexivité-réflexion*). Il adopte une attitude plus ouverte. Il a raison. Rachel lui apprend que sa petite fille de 3 ans est hospitalisée pour une leucémie myéloblastique.

Denis a adapté son attitude en fonction de l'évolution de la situation. Il pensait aborder une infirmière qui se laissait aller. Il a rencontré une femme épuisée. Il a senti, dans un geste réflexif, que son attitude initiale était mal ajustée. Il en a changé en cours d'échange.

6. La construction de cas contraire et l'identification de concepts voisins

Cas contraire

Jean est infirmier en service de psychiatrie depuis 30 ans. Il a été parmi les derniers à bénéficier de la formation d'infirmier spécialisé en psychiatrie (dernière promotion en 1992). Sûr de son savoir, il se pose en «sachant» dans le service, mettant en avant sa formation et ses décennies d'expérience. Les jeunes diplômés qu'il côtoie le respectent du fait de sa longue pratique, mais ils doutent de plus en plus de la fiabilité de ses compétences. Il refuse d'évaluer sa pratique. Il considère que l'écoute et la disponibilité sont suffisantes et qu'elles n'ont pas à être mesurées quant à leur efficacité. Il refuse tout autant de participer aux séances d'analyse de pratique proposées dans le service parce qu'il n'a pas à montrer aux autres ce qui se passe entre lui et les patients qu'il prend en soin. Jean refuse de poser ce regard sur soi qui caractérise la réflexivité.

Concepts voisins

- Directivité.
- Inattention.

7. Les antécédents et les conséquences du concept

Antécédents

La réflexivité est fondée sur un prérequis : l'acceptation de la possibilité de progresser. C'est donc une manière d'agir, mais c'est aussi un rapport à la pratique qui nécessite de considérer que ce que l'on fait est toujours à améliorer.

Conséquences

C'est le retour réflexif régulier sur sa pratique qui permet de transformer les expériences en compétence. Pour Pastré (2013, p. 93, p. 95), l'expérience est ce que le sujet parvient à faire avec le vécu lié à une situation : « Il y a de l'expérience parce qu'il y a un travail à faire avec ce vécu ». Il ajoute : « Il est clair qu'il ne suffit pas d'avoir vécu tel ou tel événement pour en tirer de l'expérience ».

La réflexivité permet de repérer les points de difficulté et les facteurs de réussite, et d'en faire des *ressources mobilisables en situation* (c'est une partie de la définition de la compétence).

8. Les référents empiriques du concept

Plus un geste de soin est technique, plus sa référence peut être modélisée dans une procédure. La réflexivité consistera alors à faire référence à la procédure en cours d'action ou en post-action. La procédure peut être mémorisée ou écrite. C'est alors le résultat repérable (évaluable) qui signera la qualité du geste et donc l'effectivité de la réflexivité.

Pour un geste relationnel, c'est l'état psychologique du patient qui signera la bonne adéquation de la relation au besoin de ce dernier et, donc, la capacité du soignant de s'ajuster en temps réel à ses besoins. Seule la réflexivité permet cet ajustement.

Bibliographie

Mayen, P. (2014). John Dewey, l'éducation et la reconstruction continue de l'expérience. *Éducation Permanente, 198,* 9-22.

Pastré P. (2013). Le travail de l'expérience. In L. Albarello, J.-M. Barbier, E. Bourgeois & M. Durand (dir.). *Expérience, activité, apprentissage.* Paris : PUF.

Perrenoud, P. (2004). Adosser la pratique réflexive aux sciences sociales, condition de la professionnalisation. *Éducation Permanente, 160,* 35-60.

Relation de soin

Jacky Merkling

1. L'identification du concept

Le concept de relation de soin est un concept transversal à l'activité de soin. Cette dernière concerne toute intervention à destination d'un tiers visant à l'aider à prendre en compte sa santé, son autonomie ou son développement.

2. Les buts de l'analyse du concept

Le concept de relation de soin est très souvent confondu ou considéré comme synonyme de soin relationnel, de prendre soin, de soutien ou encore de *care* ou même de relation d'aide. Il s'agit donc de le différencier de ces différents concepts et d'en préciser les contours et le contenu.

3. Les usages du concept

- Le soin relationnel désigne la rencontre avec une personne en souffrance dans laquelle la relation est le principe actif du soin. Il ne s'agit donc pas de *soigner dans la relation* (comme avec la relation de soin), mais de *soigner par la relation*.
- Le *care*, pour Formarier et Jovic (2012), correspond à une attitude de sollicitude caractérisant la relation de soin.
- La relation d'aide ou de soutien psychologique. Pour Rogers (1970), la relation d'aide est une relation structurée qui vise l'expression, la compréhension et l'acceptation de ce qui fait souffrance chez le patient. Elle s'appuie sur plusieurs dispositions précises : empathie, considération positive inconditionnelle, congruence (authenticité). Elle s'actualise dans des techniques d'écoute active (écoute centrée sur la personne).
- La relation thérapeutique est utilisée en psychiatrie auprès de patients souffrant de pathologies mentales ou de conduites addictives. Elle a pour but de soigner le patient et s'inscrit dans un projet de soins.

4. La définition des attributs du concept

La relation est l'espace interpersonnel dans lequel s'inscrit le soin. C'est un *contenant*. Bien sûr, il s'agit d'un contenant dynamique qui produit un effet sur ce qu'il contient, c'est-à-dire sur le soin. Cet effet a pour finalité d'offrir au soigné la possibilité de mieux supporter son état de malade, sa souffrance, sa dépendance, son isolement, c'est-à-dire les répercussions subjectives de son problème de santé sur son existence. Sa nature est *intersubjective*.

Pour Stern (2003), l'intersubjectivité se caractérise par une expérience dans laquelle la conscience de chacun recouvre et inclut partiellement celle de l'autre. Dupont (2004) la décrit comme une relation d'empiétement dans laquelle les subjectivités se recouvrent en se séparant et se séparent en se recouvrant. Une relation intersubjective s'inscrit donc dans une rencontre qui se caractérise par un partage subjectif mutuel dans lequel le vécu de l'un est influencé par le vécu de l'autre. Dans la relation de soin, cela implique que le soignant soit durablement concerné par la détresse du patient et plus généralement par les répercussions de son problème de santé sur sa vie.

Ainsi, par son caractère intersubjectif, la relation de soin agit à destination du soigné :

- en le sortant de l'enfermement dans le présent douloureux de sa maladie et de sa souffrance (Marin, 2008) ;
- en l'aidant à « regarder autrement ce qui l'afflige, de telle sorte que la désolation du présent ne sature pas le champ des possibles » (Fœssel, 2015) ;
- en l'aidant à retrouver la possibilité de s'inscrire dans une dimension temporelle de projet (Zielinski, 2011) ;
- en lui offrant, en la personne du soignant, un tuteur de résilience. Cyrulnik (2003) signale qu'un minuscule petit signe, s'il dit l'intérêt ou l'attention portée, peut devenir un facteur de réconfort et, au-delà, un marchepied pour accepter ce qui n'était vécu jusque-là que comme injustice ou abandon (la maladie).

La relation de soin n'a donc pas pour simple fonction d'accompagner le geste de soin mais, bien au-delà, d'être un vecteur de réconfort pour le patient, un facteur de mieux-être. Elle permet de modifier son rapport à ce qui fait souffrance chez lui, de mieux supporter son état de malade, d'augmenter ses possibilités d'existence en l'aidant à contenir l'impact de la maladie sur son être.

5. La construction de cas modèle

Erwan, 16 ans, est hospitalisé en service de pédiatrie pour un diabète insulinodépendant totalement désorganisé qui fait suite à la volonté du jeune homme de ne plus se prendre en charge. La seule explication qu'il donne dans le service, c'est qu'il en a assez d'être malade et qu'il veut vivre comme les autres.

Dans le cadre de sa prise en charge, la relation de soin, au-delà d'une dimension d'éducation à la santé, devra aborder ce qui fait difficulté chez un jeune de 16 ans de porter ce qu'il juge comme le « stigmate » d'une maladie. À la place d'un discours moralisateur ou informationnel, le besoin d'Erwan est d'être écouté sans a priori et de pouvoir dire ce qui lui fait mal dans sa situation.

C'est, selon les principes de Rogers (1970), l'acceptation par l'autre qui permet chez le sujet l'expression, la compréhension et l'acceptation par lui-même de sa situation et un changement de comportement.

6. La construction de cas contraire et l'identification de concepts voisins

Cas contraire

Marie entre dans la chambre de Mme L. qui a subi une amputation de la jambe droite suite à une maladie artérielle occlusive. Elle doit faire les soins de son moignon. D'emblée, elle trouve Mme L. ralentie et abattue. Elle s'en étonne et explique pour la troisième fois à la patiente qu'elle allait être équipée d'une prothèse moderne très fonctionnelle. « Après la rééducation, vous pourrez marcher comme si vous aviez vos deux jambes. » Mais son explication génère une crise de larmes chez Mme L. Marie ne sait plus quoi dire et sort de la chambre mal à l'aise.

Dans la relation de soin, ce à quoi le soignant doit être attentif, ce n'est pas ce qu'il conçoit comme étant prioritaire dans la maladie ou le problème du soigné, mais ce que lui, le soigné, considère comme prioritaire. Pour Mme L., le caractère fonctionnel de sa prothèse est certainement secondaire par rapport à la transformation corporelle liée à son amputation et à ses conséquences relationnelles.

Concepts voisins

- Soin relationnel.
- Prendre soin.
- Soutien.
- *Care.*
- Relation d'aide.

7. Les antécédents et les conséquences du concept

Antécédent – l'engagement de soi

Le prérequis incontournable de la relation soignante consiste à accepter de laisser l'autre nous atteindre, nous renverser, nous rendre autre (Vion-Dury, 2012). Cet impact concerne le sujet à part entière, c'est-à-dire l'humain qui vit sous le professionnel.

Conséquence – la maîtrise de l'engagement de soi

L'exercice quotidien d'un soignant va l'amener à se laisser toucher par de nombreux patients au fil des jours et ces partages intersubjectifs vont générer chez lui à chaque fois des mouvements affectifs. Il devra alors les gérer et les digérer progressivement pour rester disponible. Ce qui va lui permettre cette gestion, c'est l'appui informel sur le collectif (l'équipe) et/ou un travail d'objectivation réalisé à travers des séances d'analyse de pratique.

8. Les référents empiriques du concept

- Du côté du patient :
  - adhésion aux soins ou degré d'autonomie retrouvé ;
  - mesure de l'anxiété et de la dépression à l'aide d'échelles : l'échelle d'évaluation de l'anxiété de Hamilton (70 items) ou sa forme simplifiée (14 items) ; le questionnaire d'anxiété d'état de Spielberger (20 items). Elles peuvent nécessiter des aménagements pour être adaptées aux situations concernées.
- Du côté du soignant : séances d'analyse de pratique.

Bibliographie

Cyrulnik, B. (2003). *Le murmure des fantômes*. Paris : Odile Jacob.

Dupont, P. (2004). *La réflexion charnelle. La question de la subjectivité chez Merleau-Ponty*. Bruxelles : Éditions Ousia.

Fœssel, M. (2015). *Le temps de la consolation*. Paris : Seuil.

Formarier, M. & Jovic, L. (2012). *Les Concepts en Sciences Infirmières*. Lyon : Mallet Conseil.

Marin, C. (2008). *Hors de moi*. Paris : Allia.

Rogers, C. (1970). *La relation d'aide et la psychothérapie*. Paris : ESF.

Stern, D. (2003). *Le moment présent en psychothérapie. Un monde dans un grain de sable*. Paris : Odile Jacob.

Vion-Dury, J. (2012). La thérapeutique au cœur de la relation de soin. Pour une phénoménologie du soin. *La Revue de Gériatrie, 37*.

Zielinski, A. (2011). La vulnérabilité dans la relation de soin. Fond commun d'humanité. *Cahiers Philosophiques, 2*(125).

Reliance

Géraldine Hostein

L'analyse de ce concept n'a pas encore été réalisée en sciences infirmières.

1. L'identification du concept

C'est la démarche active et consciente, de la part d'un soignant, de se relier à un patient, c'est-à-dire de créer ou recréer des liens avec ce dernier à l'aide des systèmes de signes (la langue) ou de représentations collectives (les croyances, la culture, etc.).

C'est la création et recréation permanente d'un lien d'humain à humain qui se fait à travers un acte d'auto-éthique (Morin, 2004), lequel passe par :

- un travail réflexif d'auto-observation et d'autocritique;
- une suspension de jugement du patient;
- le rappel que soignants et patients partagent une identité commune de sujet humain;
- le respect des différences;
- la mise à distance de ses savoirs pour faire avec ce qui se présente.

L'acte de reliance a pour conséquence la compréhension objective du patient (des informations le concernant) et la compréhension subjective « qui permet, par mimesis (projection-identification), de comprendre ce que vit autrui, ses sentiments, ses motivations intérieures, ses souffrances et ses malheurs » (Morin, 2004, p. 139–140).

Historique et suivi des évolutions dans les disciplines

La reliance est un concept charnière à l'intersection de la sociologie, de la psychologie et de la philosophie. Le concept a été défini en sociologie par Bolle De Bal dès 1978, puis développé les décennies suivantes (Bolle De Bal, 1996, 2003, 2009). Il s'est ensuite déployé en philosophie, notamment avec Morin (2004) et Maffesoli (2007). En sciences de l'éducation, la reliance a notamment été associée au facteur d'éducation existentielle (Barbier, 2019) et de professionnalisation. Dans le domaine de la santé, elle apparaît surtout comme un facteur d'éthique dans le soin (Langlois, Dupuis, Truchon, Marcoux & Fillion, 2009) et de résilience chez des patients (Roisin, 2012).

2. Les buts de l'analyse du concept

Analyser la posture soignante dans le domaine des sciences infirmières.

3. Les usages du concept

Ce concept permet :

- d'analyser et de travailler sa posture de soignant vis-à-vis du patient;
- de concevoir la relation comme un « travail du lien » perpétuel, un acte dynamique;
- d'étayer la notion de « juste distance » dans le soin;
- de réfléchir à la relation d'humain à humain dans la relation soignant-soigné;
- de prendre conscience que « la seule chose sur laquelle le soignant peut jouer est lui-même » (Bioy, 2014).

4. La définition des attributs du concept

- Auto-observation critique.
- Suspension des jugements et mise à distance des savoirs (création d'une « page blanche »).
- Représentation du patient comme sujet humain, dans son entièreté.
- Sentiment d'identité commune.
- Acceptation des différences.
- Recherche de compréhension objective et subjective.
- Création/re-création permanente du lien.

5. La construction de cas modèle

Point de vue du soignant

Un patient met en permanence deux pantalons et Pauline lui demande régulièrement de s'habiller correctement. Un jour, elle amorce ce dialogue intérieur : « Qu'est-ce que tu es en train de lui demander ? Un truc complètement à côté, un truc qui n'est pas de son histoire à lui, qui est de moi, de mon désir et de mes priorités, qui fait que lui ne s'en saisit pas » (*auto-observation critique, acceptation des différences*). Pauline sait que le patient aime le piano et lui propose d'en jouer. Lorsque le patient se confie sur sa vie, Pauline se projette à sa place et comprend sa souffrance. Elle lui demande également de lui décrire ce qu'il vit à l'hôpital (*recherche de compréhension objective et subjective*). Des gens menaçants le suivent dans les couloirs et il doit tout faire pour se mettre en sécurité. Elle découvre des symptômes jusqu'alors passés inaperçus. À aucun moment elle ne dit au patient : « C'est délirant, ce n'est pas vrai » (*suspension des jugements et mise à distance des savoirs, représentation du patient comme sujet humain, dans son entièreté*). Pauline décide qu'à chaque fois qu'elle le pourra, elle créera ce type de moment avec le patient (*sentiment d'identité commune, création/re-création permanente du lien*).

Après un travail d'auto-éthique visible à travers son dialogue intérieur, Pauline utilise le goût du patient pour le piano afin d'amorcer un travail de compréhension à la fois empathique et subjectif. Elle a vécu un moment de reliance qu'elle essaiera de recréer.

6. La construction de cas contraire et l'identification de concepts voisins

Cas contraire

Point de vue du patient

« Si vous entrez dans le monde de la psychiatrie en tant que patient, vous risquez d'être réduit à la maladie mentale dont vous êtes porteur. On ne verra et n'entendra que ce qui est important pour l'examen diagnostique. En d'autres termes, les patients sont examinés sans qu'on les voie vraiment, et écoutés sans qu'on les entende vraiment. Personne ne m'a jamais demandé ce qui m'était arrivé, et ce qui m'avait autant mis en colère. On m'a observé, diagnostiqué et traité comme une personne perturbée, sans que personne ne pense à établir une relation entre mon état actuel et mon vécu. »

Dans cette situation, le patient ne se sent pas considéré comme un sujet humain, mais réduit à sa maladie. Il ne perçoit aucune recherche de compréhension.

Concepts voisins

- *Alliance thérapeutique :* négociation, influence du soignant, engagement mutuel, adhésion, observance.
- *Relation d'aide :* cadre, visée thérapeutique, acceptation inconditionnelle, compréhension empathique, authenticité.

7. Les antécédents et les conséquences du concept

Antécédents

La déliance, qui est une « rupture de liens à contenu humain entre les acteurs sociaux » (Bolle De Bal, 2003), apparaît lorsque le soignant perd de vue le sentiment d'identité commune avec le patient.

Conséquences

- Une humanisation de la relation de soin.
- Une transformation du soignant.
- Une meilleure prise en compte du patient (ses souhaits etc.).
- Une meilleure connaissance et une meilleure compréhension du patient.
- Un mieux-être du patient et du soignant.
- Le développement de la créativité du soignant.
- Une relation de confiance réciproque.

8. Les référents empiriques du concept

- Dialogue intérieur d'auto-observation et d'auto-évaluation.
- Identification et prise en compte des capacités et savoirs du patient.
- Questionnement du patient sur son vécu.
- Mettre le patient « en perspective ».
- Effort de projection à la place du patient.

Bibliographie

Barbier, R. (2019). Écoute sensible. In C. Delory-Momberger (dir.). *Vocabulaire des histoires de vie et de la recherche biographique* (pp. 329-332). Toulouse : Érès.

Bioy, A. (2014). Carl Rogers « Les caractéristiques des relations d'aide » (1966), in *Le développement de la personne*, InterEditions, 2005, 27-43. In J.-Y. Chagnon (dir.), *40 commentaires de textes en psychologie clinique* (pp. 145-153). Paris : Dunod.

Bolle De Bal, M. (1978). *Les aspirations de reliance sociale. Reliance sociale, recherche sociale, action sociale*. Bruxelles : Programmation de la Politique scientifique.

Bolle De Bal, M. (dir.) (1996). *Voyages au cœur des sciences humaines*. 1 : *Reliance et théories*. Paris : L'Harmattan.

Bolle De Bal, M. (2003). Reliance, déliance, liance : émergence de trois notions sociologiques. *Sociétés, 2*(2), 99-131.

Bolle De Bal, M. (2009). Éthique de reliance, éthique de la reliance : une vision duelle illustrée par Edgar Morin et Michel Maffesoli. *Nouvelle Revue de Psychosociologie, 2*(2), 187-198.

Langlois L., Dupuis, R., Truchon, M., Marcoux, H. & Fillion, L. (2009). Les dilemmes éthiques vécus par les infirmières aux soins intensifs. *Éthique Publique, 11*(2), 20-30.

Maffesoli, M. (2007). *Le réenchantement du monde*. Paris : Éditions de La Table Ronde.

Mateo, M. (2012). Alliance thérapeutique. In M. Formarier & L. Jovic (2012). *Les Concepts en Sciences Infirmières* (pp. 64-66). Lyon : Mallet Conseil.

Morin, E. (2004). *La méthode*. 6 : *Éthique*. Paris : Seuil.

Roisin, J. (2012). La reliance à l'humanité : le travail de résilience dans les groupes de parole. In R. Coutanceau (dir.), *Trauma et résilience. Victimes et auteurs* (pp. 217-231). Paris : Dunod.

Résilience

Olivier Morenon

1. L'identification du concept

Le concept de résilience désigne la capacité de reprendre forme après un choc. « La résilience appliquée au domaine de la psychologie est un processus dynamique, à la fois mental, biologique, social et culturel, qui se met en place après des événements délétères de la vie. Ces derniers peuvent être traumatiques ou résultant de l'accumulation de facteurs de vulnérabilisation. L'individu acquiert des capacités de résilience au moyen de facteurs de protection familiaux ou extrafamiliaux et de mécanismes de défense. Il devient plus solide en ayant surmonté l'expérience traumatogène » (Morenon, Anaut & Michallet, 2017, p. 79.)

Dans le contexte des soins relationnels et de l'éducation, l'étude du concept de résilience permet :

- d'apporter une vision positive aux épreuves de la vie et d'aider à ne pas se focaliser uniquement sur l'aspect pathologique;
- d'aider la personne à se concentrer sur ses forces, ses ressources internes et environnementales;
- de reprendre un développement psychologique lorsque la personne a été fortement vulnérabilisée ou traumatisée.

2. Les buts de l'analyse du concept

- Accompagner la personne pour qu'elle identifie :
  - ses capacités d'affronter les épreuves;
  - ses facteurs de protection internes, familiaux et extra-familiaux, et les mécanismes de défense de la personne;
  - ses compétences pour affronter de nouveaux contextes fragilisants.
- Aider le patient à repérer ses forces pour qu'il renforce l'estime de soi.
- Accompagner le processus de mentalisation du ou des événements/contextes délétères.

3. Les usages du concept

À l'origine, le concept de résilience est utilisé dans le champ de la physique. Il désigne la capacité d'un métal de reprendre forme après avoir subi un choc par sa résistance et son élasticité.

Il est aujourd'hui utilisé par exemple :

- en psychologie : lors des soins ou dans le cadre de l'apprentissage;
- en management : la résilience organisationnelle concerne les réorganisations d'entreprises après une crise;
- en environnement : elle concerne la réaction et les adaptations de la nature face aux bouleversements climatiques par exemple.

4. La définition des attributs du concept

- Facteurs de risque de vulnérabilisation (personnels ou environnementaux) et/ou traumatisme.
- Facteurs de protection : personnels, familiaux et extrafamiliaux.
- Mécanismes de défense : qui protègent dans un premier temps, puis qui aident à prendre de la distance émotionnelle et à comprendre.
- Tuteurs de résilience : choisis inconsciemment par la personne en souffrance.

- Accompagnateur de résilience : terme qui concerne les professionnels qui mettent en place des actions spécifiques fondées sur les principes de l'accompagnement de la résilience.

5. La construction de cas modèle

Jordan, 15 ans, consulte un psychologue, car il a du mal à gérer l'autorité de son maître d'apprentissage au point d'en être malade (*vulnérabilisation*). Parlant de son enfance, Jordan expose des carences affectives importantes, des violences de la part de son père et un harcèlement de camarades au collège (*accumulations de facteurs de vulnérabilité*). Malgré tout, il progresse bien durant son apprentissage et semble très mature pour son âge : il utilise beaucoup la rationalisation et l'intellectualisation (*mécanismes de défense*). Ses bonnes capacités intellectuelles favorisent son processus de résilience (*facteurs personnels de protection*). Son thérapeute (*facteur extra-familial de protection; tuteur de résilience*) le valorise, l'aide à comprendre ses émotions, et lui permet d'activer son *processus de mentalisation* par des explications théoriques. Mois après mois, Jordan vit avec son passé difficile et parvient à poursuivre sa formation.

6. La construction de cas contraire et l'identification de concepts voisins

Cas contraire

Syndrome de stress post-traumatique

Marie, 35 ans, a été agressée par un homme qui lui a volé son sac (*traumatisme*). Depuis ce jour, elle a développé un syndrome de stress post-traumatique : cauchemars, reviviscences diurnes, phobies, humeur dépressive avec perte d'espoir, etc. (*symptômes psychopathologiques*). Elle sort de chez elle, mais ne s'éloigne pas à plus de 300 mètres de son pâté de maisons. Elle a quitté son travail en entreprise et fait des traductions à domicile (*mécanisme de défense : isolement*). Elle ne veut pas voir de psychologues (*mécanisme de défense : évitement*). Bien qu'ayant réorganisé toute sa vie pour sortir le moins possible, elle refuse toujours de reparler de l'événement et de penser à ses symptômes pathologiques en les reliant à son événement traumatisant (*absence de processus de mentalisation*). De plus, elle s'est complètement isolée de ses proches et collègues. Elle se sent toujours vulnérable pour sortir dans la rue ou prendre les transports en commun.

Cas voisin

Coping

Sarah, 16 ans, se sent sous pression à l'école (*facteurs de stress*). Elle a beaucoup maigri et dort très mal (*conséquences psychopathologiques du stress*). Inquiète, l'infirmière scolaire incite Sarah à parler avec ses parents et ses professeurs pour l'aider à comprendre ce stress (*coping centré sur l'origine du problème*) et à gérer la pression (*processus conscient*). Elle lui apprend des techniques de pleine conscience et d'organisation (*coping vigilant et coping centré sur l'émotion*). Sarah est contente, car en cas de stress important, elle procrastinait en repoussant ses révisions à plus tard par exemple (*coping évitant*). Cette stratégie était inefficace sur son stress et ses performances scolaires. Dans le cas de Sarah, les stratégies de *coping* lui permettent de gérer son stress, efficacement ou non.

Concepts voisins

- Le *coping* (stratégies d'adaptation) : efforts cognitifs et comportementaux pour faire face aux difficultés, stress et défis de la vie, en se concentrant sur la résolution du problème ou la régulation des émotions.
- L'adaptabilité : capacité à s'ajuster face aux changements, aux défis et aux situations stressantes en modifiant ses pensées, émotions et comportements.
- La résistance au stress : capacité à maintenir son bien-être psychologique et son fonctionnement optimal face aux situations stressantes, sans être submergé.
- Le développement post-traumatique : changements positifs après une expérience traumatisante, qui permettent une meilleure résilience et une nouvelle perspective de vie.
- La flexibilité psychologique : capacité à s'adapter aux circonstances changeantes de la vie en fonction de ses valeurs personnelles, en vivant l'instant présent, en s'engageant dans des actions significatives et en ajustant ses comportements.

7. Les antécédents et les conséquences du concept

Antécédents

- La vulnérabilisation.
- Le traumatisme psychique.
- Le *burn-out.*

Conséquences

Le résultat résilient : la personne ne manifeste plus de symptômes pathologiques et a développé des capacités pour surmonter les contextes délétères. Attention, résilient ne veut pas dire invulnérable pour toute la vie.

8. Les référents empiriques du concept

- Pour le *burn-out :* le test du *Maslach Burn-out Inventory* (MBI).
- Pour le traumatisme psychique : l'échelle de l'état de stress post-traumatique (EPST).
- Pour la résilience : l'échelle de résilience de Connor et Davidson (CD-RISK).

Bibliographie

Aburn, G., Gott, M., & Hoare, K. (2016). What is resilience? An integrative review of the empirical literature. *Journal of Advanced Nursing, 72*(5), 980-1000.

Anaut, M. (2015). *Psychologie de la résilience.* Paris : Armand Colin.

Connor, K. M., & Davidson, J. R. T. (2003). Development of a new resilience scale: The Connor-Davidson Resilience Scale (CD-RISC). *Depression and Anxiety, 18*(2), 76-82.

Guihard, G., Deumier, L., Alliot-Licht, B., Bouton-Kelly, L., Michaut, C., & Quilliot, F. (2018). Psychometric validation of the French version of the Connor-Davidson Resilience Scale. *L'Encéphale, 44*(1), 40-45.

Ionescu, S. (2011). *Traité de résilience assistée.* Paris : PUF.

Morenon, O., Anaut, M., & Michallet, B. (2017). Les caractéristiques des tuteurs de résilience des étudiants en soins infirmiers vulnérabilisés. *Recherche en Soins Infirmiers, 130*(3), 77-94.

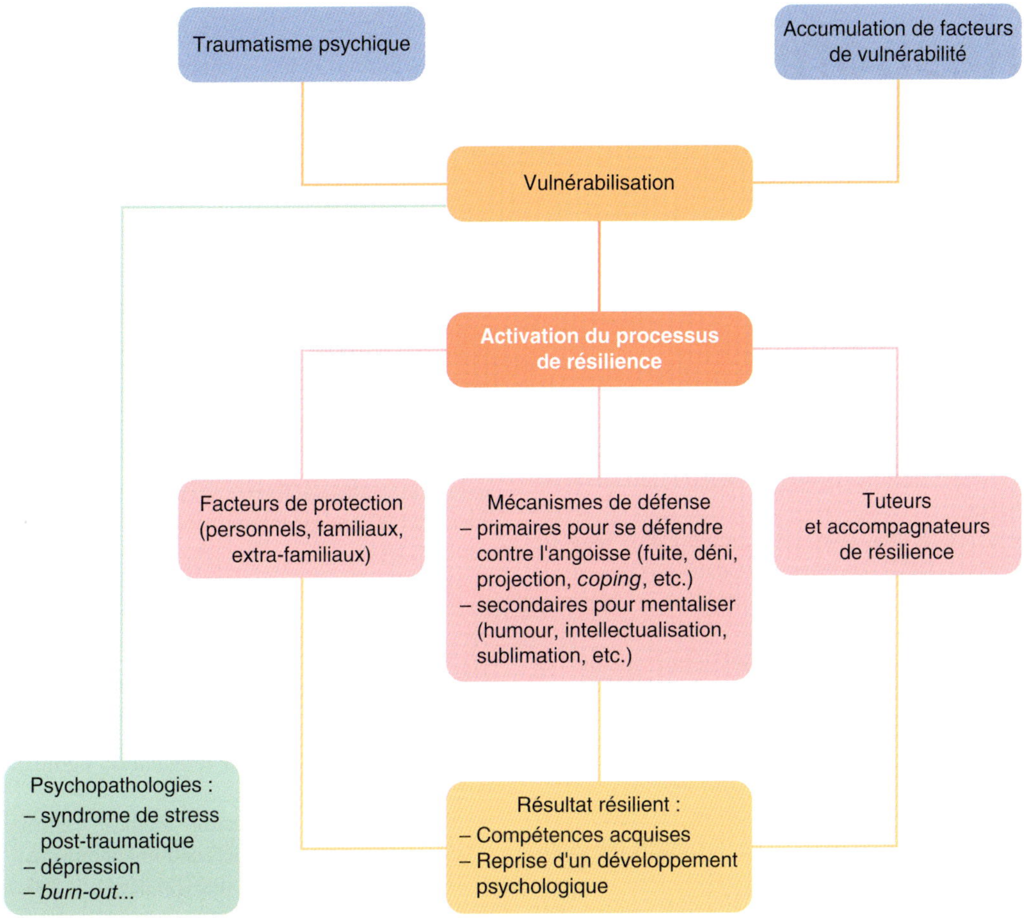

Carte mentale – Résilience.

Responsabilité

Isabelle Eyland

1. L'identification du concept

La responsabilité dans la profession infirmière est le fait :

- d'être responsable, c'est-à-dire d'être tenu de répondre de ses actes voire dans certains cas de ceux d'autrui (responsabilité dans la coordination et l'encadrement) ;
- de prendre des décisions pour assurer la qualité des soins, faire des choix librement (rôle propre et autonome) et en assumer les conséquences.

Il existe plusieurs types de responsabilité :

- la responsabilité morale renvoie aux valeurs personnelles, à la conscience individuelle qui guide la ligne de conduite ;
- la responsabilité déontologique porte sur les conditions dans lesquelles un professionnel exerce sa profession, soit le code de déontologie des infirmiers du 25 novembre 2016 (un non-respect des textes entraîne des sanctions) ;
- la responsabilité juridique inclut la responsabilité pénale (violation du Code pénal : violation du secret professionnel, mise en danger de la vie d'autrui, etc.), la responsabilité administrative (faute, préjudice, lien de causalité pour le secteur public) et la responsabilité civile (faute, préjudice, lien de causalité pour le secteur privé) ;
- la responsabilité disciplinaire renvoie au règlement intérieur de l'établissement employeur (un non-respect entraîne des sanctions).

2. Les buts de l'analyse du concept

Identifier le concept et ses attributs pour le mobiliser dans les sciences infirmières.

3. Les usages du concept

Historique et suivi des évolutions

- L'étymologie est le latin *respondere*, signifiant répondre de.
- Au XIXe siècle, le pouvoir médical s'affirme comme auxiliaire de justice, entraînant une médicalisation de la responsabilité (Bouley et al., 2002).
- Articles figurant dans le code de déontologie des infirmiers (décret n° 2016-1605 du 25 novembre 2016) :
  - art. R. 4312-32 : « L'infirmier est personnellement responsable de ses décisions ainsi que des actes professionnels qu'il est habilité à effectuer [...] » ;
  - art. R. 4312-33 : « Dans le cadre de son rôle propre et dans les limites fixées par la loi, l'infirmier est libre du choix de ses actes professionnels et de ses prescriptions qu'il estime les plus appropriées [...] » ;
  - art. R. 4312-36 : « L'infirmier chargé de toute fonction de coordination ou d'encadrement veille à la bonne exécution des actes accomplis par les personnes dont il coordonne ou encadre l'activité, qu'il s'agisse d'infirmiers,

d'aides-soignants, d'auxiliaires de puériculture, d'aides médico-psychologiques, d'étudiants en soins infirmiers ou de toute autre personne placée sous sa responsabilité. Il est responsable des actes qu'il assure avec la collaboration des professionnels qu'il encadre [...] ».

Dimensions du concept

Ce concept a plusieurs dimensions :
- dimension transdisciplinaire;
- dimension de formalité par le respect des lois, du code de déontologie et des règlements intérieurs des établissements;
- dimension d'informalité par sa notion morale et la conscience individuelle qui définit la ligne de conduite de chacun.

Ce concept permet de :
- réduire les risques liés aux activités de soins dans la prise de décisions (principe de précaution);
- garantir la qualité et la sécurité des soins par l'application de textes encadrant l'exercice professionnel et par l'expertise;
- donner du sens à la pratique professionnelle à travers les différentes dimensions de la responsabilité morale, juridique et sociale par le respect de valeurs humanistes.

Compte tenu de la formation initiale et de l'expérience, l'infirmière doit porter attention à tout acte de soin dont elle a la responsabilité; « cet engagement de l'infirmier est son premier devoir » (Devers, 2004, p. 27). Elle répond de toute atteinte involontaire à l'intégrité d'une personne lors de soins effectués, encourt une peine relevant du tribunal pénal[6] (emprisonnement avec ou sans sursis, amende) et/ou disciplinaire, qui peut se cumuler à une responsabilité civile ou administrative entraînant le paiement de dommages et intérêts à l'égard de la personne soignée ou de ses ayants droit s'il y a eu décès de la personne.

4. La définition des attributs du concept

- L'autonomie de l'infirmier, la liberté de choix.
- L'engagement.
- Le sens du devoir.
- La protection des individus.
- Le respect de l'être humain.
- La morale, l'éthique et le droit.
- Les compétences professionnelles.

5. La construction de cas modèle

Point de vue d'une patiente

Une résidente âgée s'est plainte auprès de sa fille que l'infirmière de nuit était méchante avec elle, qu'elle la bousculait et se montrait violente en la tirant brutalement par les bras ou les cheveux. La fille a porté plainte contre l'infirmière en constatant des marques laissées sur les bras de sa maman (*autonomie, respect de l'être humain, morale, éthique et droit, compétences professionnelles*).

Dans cette situation, la responsabilité de l'infirmière est engagée pour cause de maltraitance (*engagement, protection des individus).* La Cour de cassation a reconnu l'existence d'une faute grave entraînant un licenciement immédiat et des dommages et intérêts à verser.

6. La construction de cas contraire et l'identification de concepts voisins

Cas contraire

Le médecin demande à l'infirmière de pratiquer un acte qui ne fait pas partie de son décret de compétences et celle-ci refuse. Le médecin la menace de sanctions. « Je ne ferai pas l'acte demandé. Dans ce cas, je ne risque rien car je respecte mon décret de compétences et le code de déontologie qui ne m'autorisent pas à effectuer ce qu'il me demande. Si je le faisais, c'est là que j'engagerais ma responsabilité. »

Concepts voisins

- Devoir, obligation.
- Imputabilité, incrimination.
- Implication.

6. Art. 222-19 du Code pénal : deux ans d'emprisonnement et 30 000 euros d'amende pour avoir causé tort à autrui par maladresse, imprudence, inattention, négligence ou manquement à une obligation de sécurité ou de prudence.

7. Les antécédents et les conséquences du concept

Antécédents	Conséquences
Inscription dans les différents textes de lois pénales, administratives et disciplinaires Loi du 4 mars 2002 relative au droit des malades et à la qualité du système de santé, dite « loi Kouchner » Loi Jardé du 17 novembre 2016 relative aux recherches impliquant la personne humaine	Sécurité et qualité des soins Analyse des situations Concertation interdisciplinaire Recherche de consentement Prise en compte des personnes et de leurs besoins Personnalisation des soins Mobilisation des valeurs professionnelles

8. Les référents empiriques du concept

- Liberté de choix, autonomie décisionnelle.
- Recherche de consensus, de consentement.
- Respect de la personne.
- Respect des décrets professionnels et de la déontologie professionnelle.
- Professionnalisation et formation.

Bibliographie

Bouley, D., Massoubre, C., Serre, C., Lang, F., Chazot, L. & Pellet, J. (2002). Les fondements historiques de la responsabilité pénale. *Annales Médico-Psychologiques, 160*(5-6), 396-405.

Devers, G. (2004). *Droit, responsabilité et pratique du soin.* Paris : Lamarre.

Eyland, I. (2020). La notion de responsabilité. *Revue de la Pratique Avancée*, 1 (1).

Gilioli, C. (2018). *Droits des patients. Comprendre les textes pour bien les appliquer.* Paris : Elsevier Masson.

Rétablissement

Aude Sibert

1. L'identification du concept

« Se rétablir c'est simplement donner sa juste dimension à la maladie dans sa vie et dans son identité » (Martin, 2017, p.14).

Le processus de rétablissement, fondement reconnu des soins et des projets de réhabilitation psychosociale, émerge comme une préoccupation centrale des professionnels du soin et de l'accompagnement.

Dans la littérature, deux conceptions paraissent s'opposer : le rétablissement clinique ou fonctionnel et le rétablissement personnel ou psychologique. Selon Turcotte et Dallaire (2018), le rétablissement clinique est l'atténuation, la rémission des symptômes et la restauration du fonctionnement (état observable, objectif, généralisable, défini par le clinicien, modèle médical). Le rétablissement personnel serait un processus personnel, non linéaire de changement d'attitude, de valeurs, d'objectifs, de compétences et de rôle où s'allient, dans une perspective écologique, les caractéristiques de l'expérience du patient, le processus de rétablissement (relations sociales, espoir, identité, sens de la vie, *empowerment*) et ses étapes (Deegan, 1988 ; Leamy, Bird, Le Boutillier, Williams & Slade, 2011). Une définition intégrative est maintenant privilégiée.

Andresen (in Franck, 2018) propose un modèle de cinq étapes identifiables du rétablissement : le moratoire (confusion, sentiment d'impuissance), la conscience (premiers signes d'espoir, distinction identité et diagnostic), la préparation (construction d'un projet tenant compte des forces et faiblesses de la personne), la reconstruction (engagement dans le travail psychothérapeutique, efforts d'insertion) et la croissance (résilience, gestion de la maladie, attitude positive).

Le rétablissement psychique est un concept nomade, invitant à la symétrie dans la relation de soin et au changement paradigmatique.

Historique et suivi des évolutions dans les disciplines

Le concept de rétablissement prend ses racines dans le champ de la philosophie empirique de David Hume et des pratiques de Jean-Baptiste Pussin à l'hôpital Bicêtre. Le terme *recovery* apparaît dans l'espace nord-américain dans un contexte politique de désinstitutionalisation, d'un fort mouvement des usagers et d'une tradition cognitivo- comportementaliste soulignant les capacités d'apprentissage et d'autogestion de la maladie. En France, le mouvement de l'antipsychiatrie permet l'émergence de critiques du système asilaire (Foucault, 1972 ; Goffman, 1968). Une transformation globale de l'autorité institutionnelle s'initie ensuite lors de l'épidémie de sida, avec le début de la prise de parole des usagers.

Dans le domaine de la santé mentale, on observe une rupture paradigmatique dans les politiques à partir des années 2000 avec l'implication de personnes concernées dans la réflexion sur les lois et le financement de programmes expérimentaux, les professionnalisant.

Ce concept se développe en sciences médicales (psychiatrie), en psychologie, dans le domaine du travail social ou des politiques de santé et la philosophie. Il est également porté comme étendard avec celui d'*empowerment* par les associations d'usagers. Selon les disciplines, le concept de rétablissement est employé soit par l'abord des résultats, soit par celui du processus, soit par la cohabitation des deux.

2. Les buts de l'analyse du concept

- Proposer l'analyse du concept de rétablissement et son application aux adultes usagers de soins au long cours de réhabilitation psychosociale en sciences infirmières.
- Proposer une définition holistique et opérationnelle du concept de rétablissement pour les personnes vivant avec un trouble psychique hospitalisées au long cours.

3. Les usages du concept

L'utilisation du concept diffère selon le contexte de son usage :

- décrire des indicateurs d'amélioration du trouble de santé mentale ou du succès d'une intervention (atteinte de critères cliniques de rétablissement, adhésion des usagers aux soins proposés) ;
- faciliter la communication et la compréhension de différents intervenants dans leurs propositions d'intervention et l'accompagnement de la personne afin qu'elle atteigne ses objectifs ;
- dispenser de certains coûts et augmenter l'efficacité de service en fixant la durée de soins.

4. La définition des attributs du concept

Le développement et les comportements d'un individu sont le résultat d'interactions réciproques continues des systèmes dans lesquels il évolue. Le modèle écosystémique de Bronfenbrenner (1979) permet de mettre en valeur les interactions des différents attributs du concept de rétablissement dans une perspective disciplinaire en soins infirmiers. Pour les personnes hospitalisées au long cours, un des systèmes de vie est celui des soins hospitaliers. Il est donc primordial d'amorcer ce changement paradigmatique vers une organisation des soins orientée rétablissement et la formation des professionnels les dispensant (voir les encadrés dans la carte mentale présente en fin de chapitre).

5. La construction de cas modèle

Mme D., 38 ans, vivant avec un trouble de la personnalité *borderline*, a une histoire infantile traumatique et un long parcours institutionnel depuis l'enfance avec de nombreuses hospitalisations sans son consentement suite à des tentatives de suicide et des ruptures de soins. Une rencontre dans sa vie amoureuse à la trentaine l'amène à une prise de conscience de ses difficultés liées au trouble et à une envie de stabilité. Soutenue par des interventions conjointes des travailleurs sociaux et d'une équipe mobile de psychiatrie, s'appuyant sur des outils variés, Mme D. a enclenché un processus de rétablissement : raccourcissement des périodes de rechute et de crise, engagement dans les soins psychiatriques, allongement des périodes de logement, détermination d'objectifs en termes d'insertion sociale (le sport) et professionnelle (bilan de compétences, accompagnement à l'emploi). Aujourd'hui, elle vit en maison relais, a un entourage amical bienveillant et des activités de bénévolat dont elle retire un sentiment d'utilité et de satisfaction.

6. La construction de cas contraire et l'identification de concepts voisins

Cas contraire

Situation de soin dans laquelle l'usager des soins n'accepte pas le diagnostic, ne considère pas les soignants comme des partenaires étayants, pense ne pas pouvoir agir sur sa situation et n'a pas d'espoir.

Concepts voisins

- Partenariat.
- Transition en santé.
- *Empowerment*.

7. Les antécédents et les conséquences du concept

Antécédents

Les caractéristiques nécessaires au développement du concept de rétablissement sont la présence d'un trouble de la santé mentale, la connaissance du diagnostic par le patient, une période marquée par des pertes, des crises et du stress (choix de la stabilisation), l'acceptation du diagnostic (faire avec) et la possibilité de proposer des approches variées et complémentaires de soins.

Conséquences

Les caractéristiques qui surviennent à la suite de l'apparition du concept de rétablissement sont l'atteinte d'un bien-être émotionnel, l'amélioration du bien-être psychologique et social et l'utilisation de stratégies personnelles adaptées de gestion de symptômes.

8. Les référents empiriques du concept

Du point de vue des soignants, plusieurs indicateurs peuvent être évalués, comme la posture professionnelle : travail d'équipe (connaissances spécialisées, coordination du parcours de soins) et partage de connaissances (avec les acteurs du parcours, mais aussi avec le patient : diminution du clivage patient/soignant et relation de confiance), leur « connexion » avec la personne concernée (perspective holistique, préoccupation, pas de supposition) et le temps accordé à la discussion non centrée sur les soins médicaux, mais sur l'ensemble des domaines de la vie de l'usager (reconnaissance en tant qu'humain).

Du point de vue des patients, il existe plusieurs outils standardisés (échelles) de mesure des conséquences du concept (bien-être, fonctionnement, symptômes – perspective résultats) et des attributs du concept (développement des forces, sens donné à l'expérience, *empowerment*, changement vers une identité positive, espoir, réseau de soutien de qualité – perspective processus).

Bibliographie

Bronfenbrenner, U. (1979). *The ecology of human development: experiments by nature and design.* Cambridge: Harvard University Press.

Deegan, P. E. (1988). Recovery: Thelived experience of rehabilitation. *Psychosocial Rehabilitation Journal, 11*(4), 11-19.

Foucault, M. (1972). *Histoire de la folie à l'âge classique.* Paris : Gallimard.

Franck, N. (2018). *Traité de réhabilitation psychosociale.* Issy-les-Moulineaux : Elsevier Masson.

Goffman, E. (1968). *Asiles. Études sur la condition sociale des malades mentaux.* Paris : Minuit.

Leamy, M., Bird, V., Le Boutillier, C., Williams, J. & Slade, M. (2011). Conceptual framework for personal recovery in mental health: Systematic review and narrative synthesis. *The British Journal of Psychiatry, 199*(6), 445-452.

Leavey J. E. (2005). Youth experiences of living with mental health problems: emergence, loss, adaptation and recovery (ELAR). *Canadian Journal of Community Mental Health, 24*(2), 109-126

Martin, A. (2017). Travailler pour s'en sortir ? *Rhizome, 65-66*, 12-13.

Turcotte, K. & Dallaire, B. (2018). Croire, s'impliquer, s'attacher : perspectives d'intervenants d'unités de longue durée en psychiatrie sur l'expérience d'accompagnement vers le rétablissement. *Santé Mentale au Québec, 43*(1), 39-53.

Williams, C. C. & Tufford, L. (2012). Professional competencies for promoting recovery in mental illness. *Psychiatry, 75*(2), 190-192.

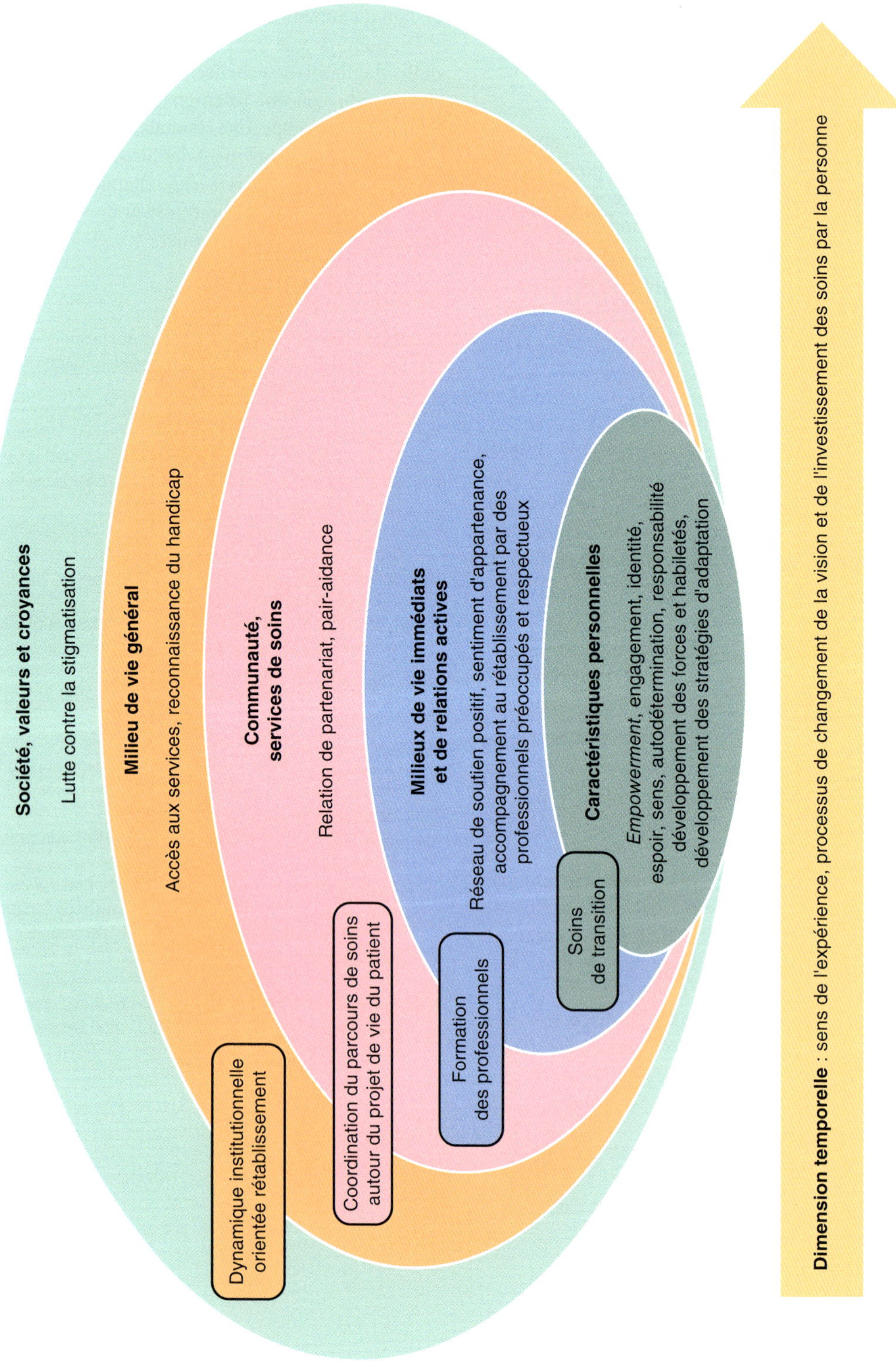

Carte mentale – Rétablissement.
Adaptation du modèle écosystémique de Bronfenbrenner (1979) pour les attributs du concept de rétablissement

Risque *versus* sécurité des soins

Franck Cluzel, Bastien Mayras

1. L'identification du concept

Le risque fait partie intégrante de la vie et se trouve présent dans toutes les activités humaines. Il n'y a pas une organisation, une institution, une entreprise sans prise de risque.

Le mot « risque » vient du mot italien « *risco* ». Les théories les plus communément admises font dériver ce terme italien du latin médiéval *resecare* qui signifie « couper » ou de l'arabe *rizq*, « don de la providence divine » (CNRTL). Selon le Littré, dès le XVIIe siècle, ce mot désigne un « péril dans lequel entre l'idée de hasard », et associe la notion de danger et de probabilité qui fonde la conception moderne du risque.

Les risques constituent une menace pour les êtres humains et ce à quoi ils sont attachés, et peuvent être liés à une personne, une population, à des biens, à l'environnement, ou à une pratique. Associé à la notion d'événement, le risque se définit comme une entité à deux dimensions : probabilité et conséquences. Il s'agit de l'estimation d'un danger associant une mesure de l'occurrence d'un événement indésirable et une mesure de ses effets ou de ses conséquences.

Selon le référentiel ISO Guide 73 (ISO, 2010), sa définition allie le risque aux objectifs de l'organisation : « Le risque est l'effet de l'incertitude sur l'atteinte des objectifs ». Le risque peut aussi être défini comme : « La combinaison de probabilité d'événement et de sa conséquence » (ISO/CEI, 2002).

Le risque est donc la coexistence d'un aléa et d'un enjeu (bénéfice/risque). Lorsqu'une personne prend un risque, elle entreprend une action avec un espoir de gain et/ou une possibilité de perte :

- *aléa* : les conséquences de l'action entreprise ne sont pas totalement prévisibles (effet iatrogénique) ;
- *enjeu* : il y a espoir de gain (le gain espéré peut être de l'argent, des biens matériels ou immatériels, une reconnaissance, la satisfaction, la santé, le mieux-être, la qualité des soins, etc.).

Toute situation peut produire un événement profitable ou dommageable. Le risque peut alors se définir par la probabilité de survenue de cet événement et par l'étendue de ses conséquences.

2. Les buts de l'analyse du concept

- Singulariser le concept risque dans le domaine des soins.
- Identifier la gestion des risques comme démarche d'amélioration de la sécurité des soins.
- Comprendre le rôle de la pression assurantielle dans le développement de la place accordée à la sécurité.

3. Les usages du concept

- Les enjeux, pour le système de santé, afin de répondre à une demande sociale et financière concernent l'amélioration continue de la sécurité des soins, la rationalisation et l'efficience des soins : produire des soins de meilleure qualité, efficaces, sûrs et d'un coût acceptable.
- Le défi de la sécurité des soins se situe à tous les niveaux, macro-, méso- et microsociologiques, des systèmes de soins. La culture du risque se déploie dans tous les lieux professionnels, notamment ceux du soin. « La culture de sécurité est un ensemble de manières de faire et d'agir partagées au sein d'une organisation et qui permet de maîtriser les risques les plus

importants de l'activité. Elle ne se décrète pas, mais se construit et s'éprouve au quotidien dans les discours et les actes » (ICSI, 2022).

- Un vocabulaire spécifique émerge. Les notions de sécurité réglée et sécurité gérée sont usuelles dans la gestion des risques et dans les activités soignantes :
  - la sécurité réglée a pour but « d'éviter toutes les défaillances prévisibles par des formalismes, règles, automatismes, mesures et équipements de protection, formations aux "comportements sûrs" » (Daniellou, Simard & Boissières, 2010, p. 26) ;
  - la sécurité gérée repose sur l'aptitude des professionnels à s'adapter aux failles et oublis de la conception – capacité d'anticiper, de percevoir et de répondre aux défaillances imprévues par l'organisation, le fonctionnement des collectifs et sur un management attentif à la réalité des situations ;
- La Haute autorité en santé (HAS, 2022) présente les déterminants transversaux de la qualité et de la sécurité des soins en quatre familles : ressources matérielles, humaines, organisation et coopération des équipes de soins.
- L'acculturation à la gestion des risques des futurs professionnels, dès leur entrée en formation, est visée dans les instituts de formation par différentes approches : analyse des pratiques, comité de retour d'expérience, analyse de causes, etc.
- Les antécédents d'un risque se réfèrent aux événements passés ou aux facteurs qui peuvent influencer la probabilité qu'un risque se produise à l'avenir. Ils peuvent inclure des incidents similaires survenus dans le passé, des erreurs ou des échecs précédents, des tendances ou des modèles observés, ainsi que des facteurs environnementaux, économiques, politiques, sociaux ou technologiques. L'analyse des antécédents d'un risque est souvent utilisée pour évaluer sa gravité et sa probabilité, afin de prendre des mesures préventives ou d'atténuation appropriées.

4. La définition des attributs

- Probabilité : c'est la mesure de la chance qu'un événement indésirable se produise. Elle peut être exprimée en termes de pourcentage, de fréquence ou de probabilité subjective.
- Gravité : c'est l'ampleur des conséquences potentielles d'un événement indésirable. Elle peut être évaluée en termes de pertes financières, de dommages matériels, de blessures physiques, de perte de réputation, etc.
- Exposition : c'est la mesure de la vulnérabilité ou de l'exposition d'un actif ou d'une personne face à un risque spécifique. Elle peut être influencée par des facteurs tels que la localisation géographique, les mesures de sécurité en place, etc.
- Mitigation : il s'agit des mesures prises pour réduire la probabilité ou l'impact d'un risque. Cela peut inclure des actions préventives, des contrôles de sécurité, des plans d'urgence, etc.
- Acceptabilité : c'est le degré de tolérance ou d'acceptation d'un risque par une personne ou une organisation. Certains risques peuvent être considérés comme acceptables, tandis que d'autres peuvent nécessiter une action immédiate pour les atténuer.
- Évaluation : c'est le processus d'analyse et d'évaluation des risques, en prenant en compte les attributs mentionnés ci-dessus, pour déterminer la priorité des mesures à prendre.

5. La construction de cas modèle

Risques organisationnels au bloc opératoire

S'il est vrai que les risques d'accidents au bloc opératoire sont rares (*probabilité*), ils peuvent être graves (*gravité*) résultant de défaillances humaines, techniques ou organisationnelles (*exposition*). Le chirurgien en informe Monsieur D. qui prend la décision de se faire opérer, en comprenant la notion de calcul bénéfice/risque évoquée par le professionnel (*acceptabilité*) et en étant assuré des contrôles de sécurité régulièrement effectués (*mitigation, évaluation*).

6. La construction de cas contraire et l'identification de concept voisin

Cas contraire

Monsieur Durand, âgé de 78 ans, polypathologique, doit être opéré d'une prothèse totale de hanche non invalidante. Lors du *staff* chirurgical, le score ASA, indicateur de la *probabilité* de mortalité péri-opératoire globale, n'a pas été réalisé et le calcul bénéfice/risque (*acceptabilité*) non discuté. Le jour de l'intervention, les temps opératoires se sont déroulés sans problème. À l'issue de l'intervention, le chirurgien se rend compte que l'antibioprophylaxie peropératoire n'a pas été prescrite (*mitigation*). Douze heures après l'intervention, Monsieur Durand présente une fébricule à 38 °C (*évaluation*).

Concept voisin

En langage courant, les termes de risque et de danger sont assimilés. Toutefois, un risque n'est pas synonyme de danger; il associe une idée d'incertitude au danger.

7. Les antécédents et les conséquences du concept

Antécédents	Conséquences
Danger	Accident
Menace	Enjeu de responsabilité
Situation	Réparation
Événement	État de santé de l'usager
Exposition	Prévention augmentée
Méconnaissance	Sécurité gérée
	Culture de sécurité
	Culture apprenante
	Retour d'expérience

8. Les référents empiriques du concept

Trois enquêtes nationales réalisées en 2004, 2009 et 2019 mesurent la fréquence des événements indésirables graves associés aux soins (EIGS) dans les établissements de santé, estiment la part évitable de ces événements, et en décrivent les causes immédiates et les facteurs contributifs à leur survenue. La densité d'incidence des EIGS survenus pendant l'hospitalisation s'élevait à 4,4 EIGS pour 1000 jours d'hospitalisation. Parmi ces EIGS, 34 % ont été jugés évitables.

Bibliographie

Condillac, E. de (1991). Traité des systèmes. Paris : Fayard.

CNRTL. Risque. https://www.cnrtl.fr/definition/risque.

Daniellou, F., Simard, M. & Boissières, I. (2010). *Les facteurs humains et organisationnels de la sécurité industrielle : un état de l'art*. Les Cahiers de la Sécurité Industrielle.

HAS (2022). Les déterminants de la qualité et de la sécurité des soins en établissement de santé. https://www.has-sante.fr/upload/docs/application/pdf/2022-12/spa216_rapport_determinants_qualite_et_securite_des_soins_en_es_vd.pdf.

ICSI (2022). La culture de sécurité. https://www.icsi-eu.org/culture-securite.

ISO/CEI Guide 73 (septembre 2002) (X50-251) : Management du risque – Vocabulaire.

ISO (2009). Référence officielle ISO Guide 73 : 2009 - Management du risque – Vocabulaire.

Salutogenèse

Olivia Gross

1. L'identification du concept

Malgré des épisodes difficiles, certaines personnes ont un parcours salutogénique caractérisé par le fait qu'elles arrivent à faire face au stress, dépasser ces situations et se sentir en contrôle de leur vie. Cela invite à repérer, développer les facteurs y ayant contribué.

Cette approche est centrée sur les facteurs favorisant la santé et le bien-être, plutôt que sur les déficiences, les causes des maladies, etc.

La salutogenèse est à la « pointe de diverses écoles de pensée qui souhaitent insister sur les forces des êtres humains, et pas seulement sur leurs faiblesses, sur leurs capacités plutôt que sur leurs limites, sur le bien-être et non pas uniquement la maladie » (Mittelmark et al., 2008).

Dimensions du concept

Le « sentiment de cohérence » en est le concept clé. Il représente le cumul de tout ce qui permet à la personne de résister émotionnellement, en dépit des événements auxquels elle fait face.

Le développement du sentiment de cohérence est d'autant plus grand que la personne :

- se sent en contrôle de sa vie, est en capacité de gérer ses tâches quotidiennes ;
- comprend son histoire de vie ; cette compréhension des faits passés est essentielle pour faire face aux défis de la vie ;
- octroie du sens à sa vie. Intrinsèque du désir de vivre, c'est la plus importante des ressources salutogènes. En effet, c'est le sens qui donne à la vie une impulsion, la volonté de résister à l'entropie de la maladie et à l'inévitabilité de la mort (Mittelmark & Bauer, 2008).

Historique

Ce concept a été développé dans le livre *Health, Stress and Coping* en 1979 par le sociologue Aaron Antonovsky (1923-1994).

Après avoir identifié que le niveau de stress n'est pas corrélé aux niveaux d'exposition des facteurs de stress, il a pu montrer que « l'impact d'une situation extérieure donnée sur une personne est médiatisé par les ressources psychologiques, sociales et culturelles dont elle dispose » (Antonovsky & Kats, 1967).

Ce changement de perspective a inspiré le développement des approches positives en santé, telles que la résilience, l'autonomisation et l'auto-efficacité (Roy, 2012).

Mais la salutogenèse est un concept plus complet qui offre une tout autre perspective sur les résultats en matière de santé, les déterminants de la santé et les processus de développement de la santé (Mittelmark & Bauer, 2008) ; ne serait-ce que parce qu'il intègre une vision systémique des facteurs de résistance, soit des facteurs qui servent le processus salutogénique.

2. Les buts de l'analyse du concept

- Identifier l'importance du concept de salutogenèse dans les soins et l'éducation aux soins.
- Considérer les patients et leurs proches avec leurs ressources et leurs capacités dans une vision positive de la santé.

3. Les usages du concept

- Ce concept invite à se centrer sur l'identification et le développement des ressources des individus qui leur permettent de résister aux facteurs anxiogènes (savoirs, soutien social, participation sociale, culture familiale et sociale vis-à-vis du stress, religion, ressources économiques, etc.).
- On s'intéressera dès lors aux caractéristiques de la personne, du groupe ou de l'environnement qui peuvent faciliter la gestion efficace de sa « résistance ».

4. La définition des attributs du concept

- Une orientation globale qui exprime la mesure d'un sentiment omniprésent, durable mais dynamique de confiance dans le fait qu'il y a une forte probabilité que les choses se passent aussi bien qu'on peut raisonnablement l'espérer (Antonovsky, 1979).
- Une vision de la vie orientée par le sentiment de sa cohérence.

5. La construction de cas modèles

Cas modèle 1

L'objectif principal des interventions sous-tendues par la théorie de la salutogenèse est de faire prendre conscience aux participants de leur potentiel, de leurs ressources internes et externes, et de leur capacité de les utiliser et ainsi d'augmenter leur sens de cohérence, leur capacité d'adaptation ainsi que leur niveau de santé mentale (Langeland, Wahl, Kristoferssen & Hanestad, 2007).

Ainsi, dans un groupe de paroles rassemblant des personnes avec un trouble psychique, ont été recueillis les récits de vie des expériences de vie, de manière à souligner : les forces, leur capacité de s'être ajustées, ce qui a pu fonctionner, les ressources mobilisées, les défis relevés, etc.

Cas modèle 2

La salutogenèse est centrée sur l'idée que la santé résulte d'interactions continues dans la vie quotidienne entre l'individu et les inévitables facteurs de stress sociaux, économiques, culturels, physiques, mentaux et biochimiques. Son objectif est de comprendre les ressources qui permettent de faire face à ces facteurs de stress de manière à promouvoir la santé. La salutogenèse reconnaît que les gens sont toujours connectés et que la connaissance du monde est construite collectivement (Polhuis, Vaandrager, Soedamah-Muthu & Koelen, 2021).

Ainsi, afin d'améliorer la nutrition de personnes confrontées à un diabète de type 2, des groupes de patients ont été organisés pour motiver les personnes à mieux se nourrir dans une ambiance de non-jugement et d'encouragement. Des sessions ont été organisées dans le but de : créer un environnement sécurisant, fixer des objectifs individuels, développer la littératie nutritionnelle, développer l'identité d'un mangeur sain, gérer le stress et les émotions, évaluer les progrès, créer les conditions d'un soutien entre participants une fois la phase d'intervention passée. Les auteurs précisent que, parmi ces sessions, les plus pertinentes en termes de salutogenèse étaient celles consacrées à la création des conditions de soutien entre participants et à l'élaboration d'une identité personnelle de « mangeur sain ».

6. La construction de cas contraires et l'identification de concepts voisins

Cas contraires

- Se focaliser sur les besoins d'une personne.
- Se focaliser sur ses déficits, sur ce qu'elle ne peut pas faire.
- Se servir des échelles de mesure du sentiment de cohérence pour catégoriser les personnes (sachant que ce sentiment peut évoluer dans le temps).

Concepts voisins

- Promotion de la santé.
- Résilience.

- *Coping.*
- Ressources individuelles, collectives et environnementales.
- Éducation thérapeutique du patient.
- *Empowerment.*

7. Les antécédents et les conséquences du concept

Antécédents	Conséquences
Approches pathogéniques Stress Vulnérabilité	Vision positive sur les possibilités des personnes Posture

8. Les référents empiriques du concept

- Prendre en compte les ressources des personnes, leurs savoirs expérientiels, leurs stratégies de résolution des difficultés.
- Faciliter le développement des compétences des patients pour qu'ils puissent gérer leur quotidien et avoir du contrôle sur leur vie et leurs soins.
- Faire en sorte que les organisations, les soins soient compréhensibles.
- Veiller à la sécurité physique et émotionnelle des patients.
- Considérer les proches comme des ressources.
- Aborder les enjeux existentiels.

Bibliographie

Antonovsky, A. (1979). *Health, stress and coping.* San Francisco : Jossey-Bass.

Antonovsky, A., & Kats, R. (1967). The life crisis history of a tool in epidemiological research. *Journal of Health and Social Behavior, 8*(1), 15-21.

Glöckler, M. (2006). *Salutogenèse. Où trouver les sources de la santé physique, psychique et spirituelle ?* https://www.apma.fr/.

Langeland, E., Wahl, A. K., Kristoferssen, K. & Hanestad, B. R.(2007). Promoting coping: salutogenesis among people with mental health problems. *Issues in Mental Health Nursing, 28*, 275-295.

Lindström, B. & Ericksson, M. (2012). *La salutogenèse. Petit guide pour promouvoir la santé.* Adaptation française par M. Roy et M. O'Neill. Québec : Presses de l'Université Laval (PUL).

Mittelmark, M., Bauer, G. (2008). The meanings of salutogenesis. In *The handbook of Salutogenesis* (pp. 7-13). Springer.

Mittelmark, M.B., Sagy, S., Ericksson, M., Bauer, G. F., Pelikan, J. M., Lindström, B., Espnes, G. A. (2008). *The handbook of Salutogenesis.* Springer.

Polhuis, K. C. M. M., Vaandrager, L., Soedamah-Muthu, S. S.& Koelen, M. A. (2021). Development of a salutogenic intervention for healthy eating among Dutch type 2 diabetes mellitus patients. *Health Promotion International, 36*(6), 1694-1704.

Roy, M. (2012). *La pertinence des approches positives pour l'amélioration des actions de santé publique.* Résumé d'atelier, Journées annuelles de santé publique (JASP).

Santé

Jean-Marie Revillot

1. L'identification du concept

L'étymologie du mot « santé » est *salud* (Bass, 1994) – avoir la santé, c'est obtenir le salut. À partir de l'histoire de la médecine au temps des Grecs, le salut permet d'être sauvé de la souffrance, du péché et de la mort. Il se caractérise par le rachat, la rédemption.

Dans une conception biomédicale, conception qui remonte à la plus haute Antiquité, la santé s'inscrit dans cette célèbre définition dite *négative* : « la santé, c'est l'absence de maladie, de douleur ou d'anomalies biologiques ».

En 1946, l'Organisation mondiale de la santé (OMS) propose une conception plus positive en définissant la santé comme : « un état de complet bien-être physique, mental et social »[7].

Ces différentes conceptions possèdent leurs spécificités et leurs réponses, et l'ensemble définit le processus de la gestion de la santé dont la maladie reste l'élément central.

Canguilhem (1998) prend le contre-pied d'une discipline qui serait exclusivement biomédicale. L'auteur souligne la nécessité de comprendre l'organisme dans son « tout » pour affirmer que, lorsqu'une personne est « malade », elle est devenue différente. La vie à l'état pathologique n'est pas l'absence de normes, mais présence d'autres normes » (*ibid.*, p. 163-169). Dans cette conception, au-delà d'un état normatif visé par la science, la santé est perspective, puissance de vie pour vivre le mieux possible avec ses vulnérabilités.

7. Extrait du préambule de la Constitution de l'OMS, adoptée par la Conférence internationale de la Santé en 1946.

2. Les buts de l'analyse du concept

- Identifier les différentes conceptions de la santé.
- Les mobiliser en situation de soin.

3. Les usages du concept

À partir des progrès de la médecine aux XVIIe et XIXe siècles (Pasteur, Bernard, etc.), notre rapport à la santé s'est de plus en plus médicalisé. Pourtant, si la santé dépend en partie de l'efficacité des soins médicaux, elle est aussi dépendante d'autres facteurs qui ne relèvent pas directement de la médecine. Les « déterminants de la santé » dépendent plus du mode de vie et de l'environnement que de la seule activité médicale curative. Ainsi, la santé conçue comme bien-être a permis de désacraliser la place des médecins dans le soin (*cure*) par un positionnement de tous les acteurs paramédicaux dans la relation soignante (*care*) avec les malades.

En faisant largement appel à la notion d'autonomie, de bien-être, d'harmonie, la santé est bien à la croisée de plusieurs approches qu'on ne saurait évidemment réduire à la seule dimension médicale.

4. La définition des attributs du concept

Des travaux de recherche (Revillot, 2024) ont permis de mettre en évidence quatre modèles de la santé.

- Le *modèle de la santé biomédicale* s'est construit comme modèle unifactoriel (maladie), techniquement performant, fondé sur les sciences biologiques. Centré sur la maladie affectant des individus, il s'inscrit dans une conception organiciste. La guérison dépend en premier lieu du médecin et en second lieu des soignants. La maladie doit être diagnostiquée et traitée (*cure*) avec objectivité, en ambulatoire ou à l'hôpital, en séparant corps et psyché. Dans ce modèle, la mort est considérée comme un échec thérapeutique.
- Le *modèle de la santé bio/éducatif* s'est construit dans une logique causale entre un comportement et un problème établi. Il est bifactoriel (santé-maladie) et se focalise sur l'éducation aux soins; il s'agit de transmettre au patient les informations utiles concernant la prévention et plus particulièrement les comportements susceptibles d'empêcher les risques ou les complications de la maladie. Les informations sont définies par des experts en relation avec les risques considérés.
- Le *modèle de la santé biopsychosociale intégratif* est un modèle ouvert, fondé sur les sciences humaines, multifactoriel, empirique, prenant en compte l'individu, sa famille et son environnement, et centré sur le malade comme sujet biopsychosocial. Cette approche continue de la prévention à la réadaptation est pratiquée par une équipe paramédicale s'inscrivant dans un contexte social, prenant en considération la subjectivité de la personne et son devenir. La santé, dans cette conception, s'inscrit dans une approche holistique centrée sur le bien-être (OMS, 1946), l'harmonie (Platon, 1950), l'épanouissement du sujet en équilibre avec son environnement (Berthet, 1983).
- Le *modèle psycho-socio-biologique de la santé* se différencie du modèle précédent parce qu'il est centré sur le développement de la personne, c'est-à-dire sur le comment vivre à partir de l'expérience de la maladie. Le développement de soi n'est pas individualiste ou tourné vers le culte de la performance. Il s'inscrit dans la solidarité collective et humaine dans laquelle le rythme, la souffrance, les doutes, les difficultés du patient ne sont pas occultés, mais tournés vers davantage de vie. Ce modèle se focalise sur le projet de vie construit à partir de l'identification des capacités et potentialités de la personne.

5. La construction de cas modèle

Hélène est une jeune fille de 22 ans présentant un état psychotique qui se traduit par sa difficulté d'être en relation; elle se cache derrière des apparences physiques (paraître par la coiffure, les tenues vestimentaires) et psychiques (les mutilations). Le signe majeur de son mal-être est exprimé par l'angoisse. La tentation pour Hélène est de demander une résorption du symptôme (l'angoisse intense) par le traitement (*modèle biomédical*). La parole a peu d'impact. Le modèle d'éducation centré sur le changement de comportement (*modèle bio/éducatif*) est le seul accessible pour Hélène qui se représente la santé comme bien-être – « se sentir bien tous les jours ». Elle chemine, prend conscience des autres qu'elle désire laisser entrer dans sa vie et, en même temps, son développement lui renvoie de l'angoisse, de la tristesse, avec une tentation à se refermer sur elle-même. Elle oscille entre les mutilations et la parole, entre la solitude intérieure et l'ouverture aux autres. L'accompagnement lui permet de tenir et de chercher un équilibre entre les relations aux autres, le développement de son potentiel et le retrait, le besoin de souffler (*modèle psycho-socio-biologique centré sur le développement*).

6. La construction de cas contraire et l'identification de concepts voisins

Cas contraire

Nous assistons aujourd'hui à une conception de la médecine qui vise non plus à entretenir, ni même à réparer la vie des hommes, mais à augmenter et améliorer le potentiel humain. Toutes les évolutions actuelles centrées sur la philosophie du dopage (Missa, 2014) nous signifient qu'être plus intelligent, plus musclé, avoir plus de mémoire ou ne pas vieillir se heurte au risque bioéthique des manipulations génétiques et thérapeutiques.

Concepts voisins

- Eugénisme.
- Culte de la performance.
- Santé améliorée.

7. Les antécédents et les conséquences du concept

Antécédents	Conséquences
Patient objet	Patient comme être biopsychosocial
La santé comme gestion de la maladie	La maladie intégrée à la vie
Accompagner à la santé	Accompagner à la vie

8. Les référents empiriques du concept

Deux approches sont à distinguer :

- la santé collective, dont la finalité est d'améliorer l'état de santé de la population à partir d'actions de santé publique en faisant appel à différentes disciplines scientifiques : épidémiologie, démographie, sociologie, économie de la santé, etc. ;
- la santé individuelle, relative et subjective, qui concerne des individus vivant dans des contextes particuliers.

Il existe des échelles de mesure de la qualité de vie, comme la *World Health Organization Quality of Life-BREF* (WHOQOL-BREF) échelle et la S-QoL (*shortened quality of life questionnaire for patients with schizophrenia*).

Bibliographie

Aristote (1965). *De l'âme,* trad. fr. de J. Tricot. Paris : Vrin.

Bass, M. (1994). *Promouvoir la santé.* Paris : L'Harmattan.

Berthet, E. (1983). *Information et éducation sanitaire.* PUF, coll. « Que Sais-Je ? ».

Canguilhem, G. (1998). *Le Normal et le pathologique.* Paris : PUF.

Canguilhem, G. (2002). *Écrits sur la médecine.* Paris : Seuil.

Missa, J.-N. (2014). Philosophie du dopage et biomédecine contemporaine. In *Le congrès français de psychiatrie,* Nantes.

Morin, E. (1996). *Introduction à la pensée complexe.* Paris : ESF.

Platon (1950). Phèdre. In *Œuvres complètes.* Paris : Gallimard, coll. « Bibliothèque de la Pléiade ».

Revillot, J.-M. (2021). *Manuel d'éducation thérapeutique du patient.* Paris : Dunod.

Revillot J.-M. (2024). *Le soin en psychiatrie. Les fondamentaux en 30 notions.* Paris : Dunod.

Sentiment identitaire professionnel

Laurence Appriou-Ledesma

1. L'identification du concept

La question des enjeux identitaires des professionnels peut être envisagée dans une approche psychosociale. Le concept de sentiment identitaire professionnel désigne un sentiment spécifique des débuts d'une profession et des périodes accompagnant une transformation de la professionnalité du professionnel. Il traduit une manière personnelle de vivre son rapport au monde, et enveloppe la perception et la compréhension du sujet de ce qui l'entoure.

Il peut émerger quand le sujet se sent pleinement à sa place et reconnu à sa juste valeur dans une situation professionnelle qu'il gère en toute autonomie, dans laquelle il se sent capable de prendre des décisions et dont il surmonte les épreuves de professionnalité. Il se déploie sur un socle de constituants du sentiment d'identité équilibrés aux yeux du sujet et en adéquation avec sa démarche de projet identitaire développé pour lui-même et par lui-même, ainsi que sa volonté d'exister en tant que professionnel (Appriou-Ledesma, 2018, p. 212).

Le concept de sentiment identitaire professionnel s'enracine dans une conception globalisante et intégrative de l'identité personnelle (Erikson, 1968; Tap, 1988) composée du sentiment d'identité qui repose globalement sur des sentiments subjectifs et une volonté d'existence. Elle comprend les sentiments : de cohérence, d'unité personnelle, d'appartenance, de différence, de valeur personnelle, d'autonomie et de confiance.

Dans sa dimension professionnelle, le concept s'articule avec un sentiment de :

- reconnaissance professionnelle;
- respect des valeurs professionnelles;
- compétence.

Historique

Le concept a été proposé en 2018 dans le domaine des sciences de la formation dans le cadre d'une thèse portant sur le vécu subjectif des débuts professionnels des infirmiers (Appriou-Ledesma, 2018). Il a émergé de l'analyse de données de recherche qualitative à l'issue d'entretiens compréhensifs, d'explicitation et d'explicitation biographique.

2. Les buts de l'analyse du concept

- Identifier et préciser les attributs du concept en émergence.
- Proposer une définition opérationnelle du concept dans les sciences de l'éducation et les sciences infirmières.

3. Les usages du concept

Ce concept empirique fait référence aux vécus de périodes spécifiques des transitions dans le parcours professionnel. Sa grille d'analyse, composée de sept constituants du sentiment identitaire (cohérence, unité personnelle, appartenance, différence, valeur personnelle, autonomie et confiance) et des composants professionnels (reconnaissance, valeurs et compétences professionnelles), peut servir de grille de lecture à la professionnalité émergente, comme dans les travaux suivants :

- transformations des représentations identitaires des formateurs en soins et documentalistes dans des cercles d'étude (Appriou-Ledesma, 2021a);

- transformations des dynamiques identitaires des apprenants soignants dans un colloque professionnel (Appriou-Ledesma, 2021b);
- émergence d'une posture psychophénoménologique dans une recherche doctorale (Appriou-Ledesma, 2022).

4. La définition des attributs du concept

Deux grandes dimensions (identitaires et professionnelles) sont décrites, ainsi que quatre attributs :

- le sentiment d'identité, une des huit dimensions de l'identité personnelle (Tap, 1986), participe de la structuration de l'identité;
- un sentiment de reconnaissance professionnelle (De Ketele & Jorro, 2011; Ricœur, 2004) influence la posture professionnelle;
- un sentiment de respect de ses valeurs professionnelles porte l'engagement professionnel du sujet dans la profession (Schwartz, 2006);
- un sentiment de compétence professionnelle permet d'agir et de résoudre des problèmes professionnels dans un contexte particulier.

5. La construction de cas modèle

« Je me sens à ma place, j'ai mes repères et je n'ai pas de problème avec mes collègues. J'utilise mon expérience d'aide-soignante, je vois tout. Je vérifie leur capacité avant de leur confier mes patients, je vérifie l'installation des patients, je les fais réajuster. Je leur explique, je leur dis pourquoi il faut installer le patient ainsi. Ma façon de demander me permet de travailler avec toute l'équipe. Je suis solidaire. L'équipe médicale me fait confiance. Pour moi, le relationnel est important. Je me sens dans mon élément en travaillant auprès de la personne âgée (*sentiment d'identité*). J'ai choisi le service de gériatrie. J'ai beaucoup appris, j'ai appris à être autonome, à prendre en charge tout le service (*sentiment de compétence professionnelle*). C'est un service très technique et où il y a beaucoup de relationnel et je ne regrette pas; maintenant, j'ai confiance. J'ai encore des projets en lien avec la gériatrie. J'ai été soutenue dans mon choix de service par le médecin chef de service (*sentiment de reconnaissance professionnelle*). Je fais mon maximum, je ne veux pas la décevoir. Je m'aide des cours, je partage mes connaissances. J'aime encadrer les étudiants, je leur pose des questions sur le sens des actions. Comme moi en tant qu'infirmière, je ne fais pas de soins sans comprendre pourquoi (*sentiment de respect de ses valeurs professionnelles*), je vais voir le médecin pour m'expliquer » (Alia, infirmière débutante).

6. La construction de cas contraires et l'identification de concepts voisins

Cas contraires

Un professionnel non débutant en situation d'épuisement professionnel et de *burn-out*, de perte de sens au travail, avec un sentiment de ne pas être à sa place.

Une infirmière débutante en soins de suite et de réadaptation (SSR) : « Après presque un an en tant qu'infirmière, je me sens encore étudiante, dès que quelque chose m'est inconnu. Je demande encore des conseils, même aux étudiantes. Je ne fais pas assez de soins techniques. Pour moi, c'est l'aspect social de l'infirmière que je voyais. Aujourd'hui, j'ai envie de changement. Mon regard a évolué. Je voudrais apprendre plus de techniques mais, paradoxalement, j'ai peur de changer. Pour moi, être une professionnelle, c'est maîtriser les connaissances, les soins et le relationnel. Je ne me sens pas infirmière complètement ».

Concepts voisins

- Soi professionnel.
- Identité professionnelle acquise.
- Dynamiques identitaires.

7. Les antécédents et les conséquences du concept

Antécédents	Conséquences
Dynamiques identitaires Tensions identitaires Perception de soi professionnel Professionnalisation	Préciser l'identité professionnelle dans les étapes de la carrière Comprendre la notion de socialisation professionnelle S'inscrire dans le processus de construction identitaire en tant que soignant, à l'aide de repères sur des éléments psychologiques parfois peu tangibles, et ainsi progresser Considérer la personne dans sa réalité complexe, sa recherche de cohérence et ses difficultés dans l'apprentissage de gestes professionnels et face à des nouvelles pratiques

8. Les référents empiriques du concept

- Se sentir à sa place et se sentir professionnel.
- Être capable de faire seul (autonomie).
- Être capable de prendre des décisions (responsabilité).
- Faire face aux réalités professionnelles (situations imprévisibles, aléas) ; *coping*.
- Surmonter les épreuves professionnelles.

Autre définition

Le sentiment identitaire professionnel accompagne «la professionnalité émergente spécifique des débutants» qui peut se définir comme «l'adaptation de Soi débutant professionnel par la mobilisation du sentiment identitaire professionnel et par l'adoption d'une posture professionnelle caractéristique de "décider seul" et "travailler en autonomie", permettant de vivre cette période professionnelle comme une étape intermédiaire, en puisant des ressources intrinsèques personnelles et professionnelles, favorables au dépassement des épreuves de professionnalité et à la préparation de Soi à la professionnalité du professionnel confirmé» (Appriou-Ledesma, 2018, p. 242).

Bibliographie

Appriou-Ledesma, L. (2018). *Le sentiment identitaire professionnel*. Thèse de doctorat en sciences humaines et humanités nouvelles, mention formation des adultes. Paris, Conservatoire national des arts et métiers.

Appriou-Ledesma, L. (2021a). Apprentissages mutuels et transformations identitaires des professionnels en cercle d'études : vers une transformation des espaces de formation continue. *Transformations. Recherche en Éducation et Formation des adultes*, *22*, 31-45.

Appriou-Ledesma, L. (2021b). Se professionnaliser autrement en formation professionnelle en santé : développement professionnel conjoint et transformations de soi des étudiants et des formateurs dans une activité collaborative. *Biennale internationale de l'éducation, de la formation et des pratiques professionnelles. Faire/Se faire*, Paris, France. https://hal.science/hal-03354813.

Appriou-Ledesma, L. (2022). Émergence d'une posture psychophénoménologique dans le vécu subjectif d'une recherche doctorale. Colloque international. L'apport de Pierre Vermersch à l'étude de la subjectivité. Épistémologie, méthodologie, pratique, Aix-Marseille Université ; CNRS, octobre. Hal-04080621.

De Ketele, J.-M. & Jorro, A. (2011). *La professionnalité émergente : quelle reconnaissance ?* Bruxelles : De Boeck.

Erikson, E.H. (1968). *Adolescence et crise. La quête de l'identité*. Paris : Flammarion.

Ricœur, P. (2004). *Parcours de la reconnaissance*. Paris : Stock.

Schwartz, S. H. (2006). Les valeurs de base de la personne : théorie, mesures et applications. *Revue Française de Sociologie, 47*(4), 929-968.

Tap, P. (1986). *Identité individuelle et personnalisation*. Toulouse : Privat.

Vermersch, P. (2012). *Explicitation et phénoménologie*. Paris : PUF.

Situation de travail

Sandra Enlart

1. L'identification du concept

La situation de travail concerne tous les travailleurs, quels que soient les métiers. L'utilisation de ce concept est omniprésente dans le monde de la pratique professionnelle et dans celui de la formation professionnelle, tout particulièrement ces dernières années où les recherches s'orientent sur la formation en situation de travail. L'action de formation en situation de travail (AFEST) est aujourd'hui une modalité reconnue par la loi française et permet d'envisager des dispositifs au plus près de la situation de travail. Mais comment comprendre cette notion ?

2. Les buts de l'analyse du concept

- Mieux définir ce qu'est la situation de travail permet de comprendre le travail en le situant dans son contexte, de penser des dispositifs de formation et de professionnalisation.
- Travailler n'est jamais une simple suite de gestes ou de procédures. C'est agir dans un environnement qui impacte le comportement individuel. Les pratiques sont une résultante et une cause de ce qui se passe dans un contexte. Une approche interactionniste permet de/aide à comprendre comment le travail s'intègre et agit sur son contexte.

3. Les usages du concept

La situation de travail est d'abord utilisée dans le langage courant comme synonyme du poste de travail de manière globale. Elle peut également être une partie de la fiche de fonction ou du descriptif de poste et devient alors un item comme : travail de jour ou de nuit, situations dangereuses ou à risque, travail salissant ou pénible. Dans ces cas, la situation de travail est assimilée aux conditions de travail.

Une définition de la situation de travail, dans une optique pédagogique, est « l'ensemble des éléments (physiques ou non) qui permettent de réaliser l'activité. Elle inclut le poste de travail, les objectifs attendus, les contraintes prévues ou imprévues, les consignes, mais aussi les collègues, l'espace physique de travail, les interactions individuelles avec le manager direct, les clients présents, les intérimaires et autres intervenants externes à l'entreprise, etc. La situation est décrite du point de vue de l'individu au travail » (Enlart, 2018, p. 103-104). Il s'agit donc d'un concept englobant qui cherche à analyser le travail de manière large et située pour mieux comprendre l'activité humaine, individuelle et collective.

La didactique professionnelle (Mayen, 2012 ; Pastré, 2009 ; Vergnaud, 1996) ainsi que le courant du *Workplace Learning* (Billett, 2001, 2009 ; Malloch, Cairns, Evans & O'Connor, 2011) utilisent ce concept pour comprendre les processus d'apprentissage dans et par l'activité.

Pour la didactique professionnelle, la situation a trois caractéristiques principales :

- elle est incertaine, c'est-à-dire non programmable ;
- elle est complexe, c'est-à-dire qu'elle forme une totalité insécable ;
- elle est interactive. En tant qu'individu, on peut la transformer, tout comme elle peut nous transformer.

4. La définition des attributs du concept

- Les aléas et les imprévus dans le travail, le contexte mouvant, en partie incontrôlable sont pris en compte.
- L'activité du « professionnel » est analysée au travers de sa capacité de réagir et pas seulement d'agir.
- La situation est un *construit*, à la croisée des perceptions de l'individu et de ce qui s'impose à lui.
- Les compétences deviennent une résultante de ces interactions entre contexte et individus, tous deux « agissants ».

5. La construction de cas modèle

La modalité pédagogique de l'AFEST offre un bon exemple de l'utilisation du concept de situation professionnelle. L'action de formation en situation de travail est reconnue comme une modalité de formation par la loi de septembre 2018. Elle consiste à observer un apprenant mobilisant une compétence qu'il souhaite développer en situation de travail « réel » (*aléas dans le travail, contexte pris en compte, compétence résultante des interactions entre contexte et individus*), puis à mener un entretien de réflexivité sur ce qui vient de se passer. Un point central de l'AFEST consiste à prendre en compte le travail dans son environnement et donc à observer l'activité du collaborateur dans un contexte particulier (*construit, à la croisée des perceptions de l'individu et de ce qui s'impose à lui*). Le travail n'est donc pas une suite de procédures, de gestes ou de comportements prescrits, mais bien sa mise en œuvre dans une situation particulière où il faut adapter et « faire avec » ce qui conditionne l'activité, y compris sous forme d'aléas (*activité analysée au travers de sa capacité de réagir*).

6. La construction de cas contraire et l'identification de concepts voisins

Cas contraire

La formation en centre de formation (en salle, chantier-école ou avec un simulateur) ne permet pas un réel apprentissage de l'activité en situation de travail. En effet, même en cherchant à imiter, reproduire ou « faire semblant » d'être en situation de travail (simulations, jeux de rôles, études de cas, mises en situation, etc.), la formation en centre de formation est décontextualisée. Les apprenants le savent, même s'ils font l'effort d'imaginer la réalité. Ce qui ne peut être saisi lors d'une formation en centre de formation, ce sont justement la complexité et l'imprévisibilité du réel. Or, développer des compétences, c'est aussi assimiler une « intelligence de la situation » qui permet de s'adapter en temps réel à des situations nouvelles et imprévues sur la base de l'expérience passée.

Concepts voisins

- Imitation.
- Reproduction.
- Simulation.

7. Les antécédents et les conséquences du concept

Antécédents

L'importance accordée aujourd'hui au concept de situation de travail est le fruit d'un long mouvement qui a d'abord considéré que, pour apprendre, il fallait justement « sortir » l'apprenant de sa situation de travail. De l'éducation populaire à la loi de 1971, il a fallu faire admettre que la « formation sur le tas » avait ses limites. Progressivement, l'idée qu'il suffisait d'avoir été formé pour devenir compétent a montré ses insuffisances. Or, ce qui est compris en stage, en formation, en cours et ce qui est mobilisé en situation de travail montrent un écart fréquent. Ainsi, la question du transfert est devenue un concept central de la situation de travail. Plus fondamentalement, la volonté de comprendre en quoi le travail est formateur, avec l'exemple de la didactique professionnelle ou du *Workplace Learning*, va donner ses lettres de noblesses au concept de situation de travail. Citons enfin le courant de l'organisation apprenante qui, régulièrement, vient alimenter le regard sur les apprentissages dans l'entreprise.

Conséquences

Les conséquences de ces travaux relèvent d'une vision nouvelle de l'ingénierie pédagogique, mais aussi d'un regard différent sur le travail. En particulier, la volonté de mettre en place des situations de travail apprenantes, incluant les impacts du numérique sur le travail, est une perspective stimulante.

8. Les référents empiriques du concept

- Description des objectifs pédagogiques plus large qu'une simple liste de compétences.
- Prise en compte des interactions humaines et techniques qui impactent l'activité.
- Distinction claire entre activité et compétence, rendant tout référentiel générique peu utilisable.
- Approche de la formation comme un processus situé et particulier.

Bibliographie

Billett, S. (2001). *Learning in the workplace. Strategies for effective practice.* Crows: Allen and Unwin.

Billett, S. (2009). Modalités de participation au travail : la dualité constitutive de l'apprentissage par le travail. In M. Durand & L. Filliettaz (dir.), *Travail et formation d'adultes* (pp. 37-63). Paris : PUF.

Bourgeois, E. & Enlart, S. (dir.) (2014). *Apprendre dans l'entreprise.* Paris : PUF.

Bourgeois, E. & Mornata, C. (2012). Apprendre en situation de travail, à quelles conditions ? In E. Bourgeois & M. Durand, *Apprendre au travail* (pp. 53-66). Paris : PUF.

Enlart, S. (2018). *De la formation à la Learning Company.* Paris : Eyrolles.

Malloch, M., Cairns, L., Evans, K. & O'Connor, B. (dir.) (2011). *The Sage Handbook of Workplace Learning.* Londres: Sage.

Mayen, P. (2012). Les situations professionnelles : un point de vue de didactique professionnelle. *Phronesis, 1*(1), 59-67.

Pastré, P. (2009). Didactique professionnelle et conceptualisation dans l'action. In J.-M. Barbier, E. Bourgeois, G. Chapelle & J.-C. Ruano-Borbalan (dir.), *Encyclopédie de la formation* (pp. 783-820). Paris : PUF.

Vergnaud, G. (1996). Au fond de l'action, la conceptualisation. In J.-M. Barbier (dir.), *Savoirs théoriques et savoir d'action* (pp. 275-292). Paris : PUF.

Spiritualité

Rémi Izoulet

1. L'identification du concept

Dans le champ des sciences infirmières, Ellen Hervé-Desirat considère le concept de spiritualité très évolutif dans notre société contemporaine (Formarier & Jovic, 2012).

La spiritualité est, pour Jean Watson (2008), une ressource essentielle pour favoriser la guérison de la personne, des forces existentielles et spirituelles étant présentes en chacune. Cette singularité est présente aussi pour Claudette Foucault et Suzanne Mongeau (2014) qui décrivent la spiritualité comme une expérience personnelle relative à la mise en sens de sa propre existence et de sa finitude.

André Lalande (2002) définit la spiritualité comme ce qui est spirituel et non matériel, une activité de l'esprit vis-à-vis de lui-même, une activité de l'esprit relative à des choix de vie et à une dimension existentielle. Cette activité est inscrite dans un dualisme entre la matière et l'esprit, et dans l'opposition entre l'intériorité et l'extériorité.

Du fait d'une conceptualisation récente associée à une grande antériorité de pratique et de réflexion théologique ainsi que d'une théorisation multidisciplinaire récente, le concept de spiritualité peut être qualifié d'instable ou d'immature.

Dimension du concept

C'est un concept nomade en : sciences infirmières, sociologie, psychologie, anthropologie, philosophie, théologie.

La spiritualité dans la relation soignant-soigné

- Activité psychique du patient relative à la modification de son expérience de vie par l'expérience de la maladie.
- Réalisation de choix en matière de parcours de soins marqués par tout ce qui constitue le patient dans son individualité.
- Adaptation des modalités de soins visant à préserver la spiritualité du patient et le sens qu'il met à son expérience de vie.

Historique et suivi des évolutions dans les disciplines

- On retrouve une origine dans les exercices réflexifs des philosophes antiques (Hadot, 2002).
- Le terme « spiritualité » trouve son origine dans le latin *spiritualitas* qui signifie immatérialité. Il s'inscrit dans la continuité du terme « spirituel » qui désigne toute chose dans son caractère religieux (Rey, 1998).
- Au Moyen Âge, la notion de spiritualité apparaît peu. Le spirituel est considéré comme un exercice religieux de la vie intérieure d'une personne (Vecoli, 2018).
- Dans un usage philosophique au XVIe siècle, la spiritualité se définit comme le caractère opposé à la matérialité. Son usage philosophique au XVIIe siècle traduit le caractère ontologique de l'esprit en opposition aux caractères naturels (Rey, 1998).
- Le terme de spiritualité n'est attesté qu'à partir du XXe siècle comme l'ensemble des principes

qui règlent la vie spirituelle d'une personne ou d'un groupe (Rey, 1998).

- La conceptualisation de la notion de spiritualité est relativement nouvelle. Sa signification est fluctuante en fonction des disciplines et sa définition conceptuelle demeure instable (Adriaanse, 1991).
- La notion de spiritualité est massivement utilisée dans notre société contemporaine alors même que sa définition demeure non fixée (Vecoli, 2018).

2. Les buts de l'analyse du concept

- Identifier les attributs du concept de spiritualité et le différencier des concepts limites.
- Intégrer ce concept à l'épistémologie des sciences infirmières.

3. Les usages du concept

Ce concept permet de/d' :

- favoriser la réhabilitation psychosociale de la personne malade;
- considérer la personne dans ce qu'elle a de plus intime;
- améliorer la qualité de l'alliance thérapeutique;
- individualiser les modalités de soins.

Selon Fabrizio Vecoli (2018), l'utilisation du concept de spiritualité doit être considérée comme complexe au regard de plusieurs facteurs :

- une importante antériorité de pratique;
- une théorisation prise dans la dualité religieux/laïque;
- des démarches de conceptualisation pluridisciplinaires récentes;
- une théorisation prise dans une opposition psychologique/théologique;
- une notion qui inclut la dimension universelle et individuelle de l'humain;
- un usage trop généralisé qui induit un risque de confusions dangereuses.

4. La définition des attributs du concept

Bien que la notion de spiritualité soit corollaire de la notion de religion, il est possible d'exercer une spiritualité hors d'un contexte religieux. La spiritualité peut être abordée comme dissociée de la religion (Costa-Lascoux, Levaï, Lombard & Houziaux, 2006).

- Spiritualité dans une dimension religieuse (Adriaanse, 1991) :
  - toutes les religions induisent une spiritualité;
  - permise par la théorie et les pratiques religieuses spécifiques;
  - permet aux croyants la réalisation d'actions motivées par leur foi;
  - traduit une tentative d'accès au sacré et à une réalité transcendante.
- Spiritualité dans une dimension athée (Rivière, 2008) :
  - primauté que la personne accorde à sa propre expérience de vie;
  - traduit une volonté de se connecter à son soi profond;
  - traduit une volonté de se rapprocher d'autrui;
  - associée à un état de bonheur et/ou de bonne santé.

5. La construction de cas modèle

Monsieur C. est hospitalisé dans le contexte d'une hépatite auto-immune. Le risque de développer un carcinome hépatocellulaire lui a été expliqué. Ce risque confronte Monsieur C., qui exerce la profession de garde forestier, à sa propre finitude. Monsieur C. considère que l'humain n'est qu'une infime partie d'une entité naturelle générale. La proximité avec la nature induit chez lui un bien-être spirituel. Les moments de solitude en milieu naturel favorisent des mouvements introspectifs et méditatifs. Ils lui permettent une vie psychique équilibrée et une relation apaisée à son environnement. Contraint à l'alitement et à l'hospitalisation, Monsieur C. éprouve un malaise spirituel qui affecte son homéostasie psychique.

6. La construction de cas contraire et l'identification de concepts voisins

Cas contraire

Mme G. est hospitalisée suite à une infection au SRAS-CoV-2. Elle se définit comme catholique pratiquante. Elle est intégrée et active dans sa communauté religieuse. Elle se rend à la messe tous les dimanches où elle retrouve ses amis. Elle connaît bien le calendrier des principales fêtes catholiques, car elles sont l'occasion de rassembler sa famille chez elle autour d'un repas. Elle est abonnée à un magazine catholique et participe à des voyages religieux organisés par sa communauté. La religion catholique a toujours été un élément central dans son histoire. Cette religion n'est cependant pas pour Mme G. une ressource spirituelle. La religion catholique est une composante essentielle de son environnement social et familial.

Concepts voisins

- Religion.
- Croyance.
- Réflexion.
- Développement personnel.

7. Les antécédents et les conséquences du concept

Antécédents

- Anciennement l'attribut des philosophes antiques. Cette notion a été traditionnellement affiliée à la religion en Occident.
- L'affiliation historique à la religion entre en conflit avec une affiliation récente à différentes pratiques psychothérapeutiques.

Conséquences

- Individualisation des prises en soins.
- Formation à l'usage du concept de spiritualité dans le champ de la santé.
- Identification des confusions dans l'usage du concept de spiritualité.

8. Les référents empiriques du concept

La mobilisation du concept de spiritualité dans les sciences de la santé nécessite :

- une relation sereine du soignant avec sa propre spiritualité ;
- une maîtrise des différents traitements disciplinaires du concept ;
- une volonté de considérer des croyances s'appuyant sur des données non médicales.

Bibliographie

Adriaanse, H. J. (dir.). (1991). *Penser la religion. Recherches en philosophie de la religion*. Paris : Beauchesne.

Costa-Lascoux, J., Levaï, I., Lombard, P. & Houziaux, A. (2006). *Existe-t-il une spiritualité sans Dieu?* Paris : Les Éditions de l'Atelier.

Formarier, M., & Jovic, L. (2012). *Les Concepts en Sciences Infirmières*. Lyon : Mallet Conseil.

Foucault, C. & Mongeau, S. (2014). *L'art de soigner en soins palliatifs. Perspectives infirmières*. Montréal : Presses Universitaires de Montréal.

Hadot, P. (2002). *Exercices spirituels et philosophie antique*. Paris : Albin Michel.

Lalande, A. (2002). *Vocabulaire technique et critique de la philosophie*. Paris : PUF.

Rey, A. (dir.). (1998). *Dictionnaire historique de la langue française*. Paris : Le Robert.

Rivière, C. (2008). *Socio-anthropologie des religions*. Paris : Armand Colin.

Vecoli, F. (2018). Spiritualité : L'élaboration d'un concept. *Théologiques*, *26*(2), 43.

Watson, J. (2008). *Nursing: Human Science and Human Care : a Theory of Nursing*. Jones & Bartlett Publishers.

Stress

Olivier Morenon

1. L'identification du concept

Le stress a des conséquences biologiques, physiologiques, psychologiques et sociales. Il est un facteur de risque de nombreuses maladies : infarctus du myocarde, cancer ou encore *burn-out*. Il fait néanmoins partie de la vie et il convient de distinguer ce qu'on appelle communément le bon stress du mauvais.

Le stress est une réponse non spécifique applicable à n'importe quelle demande biologique, physiologique ou psychologique. Une personne ne ressent plus de stress seulement lorsqu'elle meurt. Même lorsqu'il dort, l'être humain garde un niveau de réponses aux demandes organiques et physiologiques du corps.

Au niveau psychopathologique, le stress est « une transaction entre la personne et l'environnement dans laquelle une situation est évaluée par l'individu comme débordant ses ressources et pouvant mettre en danger son bien-être » (Lazarus & Folkman, 1984, p. 19).

2. Les buts de l'analyse du concept

- De manière générale :
  - identifier les différents attributs du stress ;
  - distinguer ce qui relève du stress normal et du pathologique.
- De manière spécifique applicable au champ des sciences infirmières :
  - repérer les sources de stress afin de le prévenir ou de l'accompagner ;
  - aider un patient à trouver ses propres solutions ;
  - évaluer les conséquences et les risques ;
  - prévenir le *burn-out* chez les soignants.

3. Les usages du concept

Dès 1926, Hans Selye, étudiant en médecine, commence à déterminer l'origine et les attributs du stress. Physiquement, il observe que des souffrances résultent de stimuli stressants. Physiologiquement, il confirme que la surproduction de substances chimiques et d'hormones due au stress entraîne des maladies. Le stress a des conséquences biologiques, psychologiques et sociales.

Les différents champs d'application sont les suivants :

- en psychologie, le stress correspond à la perception d'un danger pouvant perturber l'équilibre psychologique. Il est associé à l'anxiété et l'angoisse, et mobilise des mécanismes d'adaptation et de défense ;
- en sociologie, il résulte d'un déséquilibre du fonctionnement social (fonctionnement de groupe, relations interpersonnelles) ;
- en physiologie, le stress est un stimulus qui libère la sécrétion d'hormones (adrénaline, cortisol par exemple). Son accumulation est un facteur de risque d'infarctus, de baisse de l'immunité ou de cancer.

4. La définition des attributs du concept

- Stresseurs (facteurs de stress).
- Conséquences biologiques, physiologiques, psychologiques et sociales.

- Perception du stress (varie selon les individus).
- Mécanismes d'adaptation : stratégies plutôt conscientes au niveau cognitif et comportemental.
- Mécanismes de défense : mouvements inconscients destinés à protéger le moi contre l'angoisse.

5. La construction de cas modèle

Marie termine ses études d'infirmière. Durant celles-ci, elle a toujours eu du mal à se mettre au travail pour préparer ses examens (*stresseurs*). Elle révise dans l'urgence. Chez elle, le stress est stimulant pour se motiver (*perception du stress*) en redoublant d'efforts pour apprendre (*mécanismes d'adaptation*). Aujourd'hui, son ressenti face au stress est différent. Elle patiente dans une salle avant un entretien de recrutement (*stresseurs*) pour un poste en pédiatrie auquel elle tient beaucoup. Elle n'arrive pas à se concentrer, a les mains moites et ne tient pas en place (*conséquences du stress*). Elle a très peur de manquer cette opportunité (*perception du stress*).

6. La construction de cas contraire et l'identification de concepts voisins

Cas contraire : le *coping*

Sandy est mère de trois enfants. Portant un implant contraceptif, elle se pensait protégée d'une nouvelle grossesse non souhaitée : « Trois, c'est déjà beaucoup ! ». Mais, aujourd'hui, elle est enceinte de son quatrième. Malgré l'amour ressenti pour ses enfants, elle s'imagine déjà débordée par l'arrivée du prochain. Au début, elle refuse de l'admettre et commence à trier, sortir un berceau, etc. (*coping évitant*). Néanmoins, envahie par ses pensées négatives qu'elle a reconnues, elle a sollicité l'aide de son mari (*processus conscient*). Ensemble, ils ont réfléchi aux stratégies d'organisation pour accueillir ce bébé (*coping centré sur l'origine du problème*). Son mari a notamment insisté pour qu'elle continue ses séances de méditation (*coping centré sur l'émotion*). Dès lors, Sandy se sent beaucoup plus sereine et attend avec joie ce quatrième enfant.

Cas voisin : l'épuisement professionnel

Le contexte de la réanimation stresse de façon stimulante Sophie, infirmière : arrêts cardiaques, chutes de tension, alarmes diverses, etc. (*facteurs de stress*). Toutefois, ses conditions de travail se sont dégradées : remplacements de collègues sur ses repos, alternance des horaires jour/nuit, etc. Sophie se sent épuisée mais n'arrive plus à se détendre durant ses congés. À force d'accumuler les facteurs de stress (*vulnérabilité*) et de ressentir les conséquences de celui-ci (*vulnérabilisation*), Sophie manifeste un syndrome d'épuisement professionnel (*burn-out*) : dépression, insomnie, dégoût pour son travail, sensation d'être extérieure à sa propre vie et de vide émotionnel.

Concepts voisins

- Anxiété.
- *Coping.*
- Épuisement professionnel (*burn-out*).
- Traumatisme.
- Pression.
- Événements de vie stressants.
- Résilience.

7. Les antécédents et les conséquences du concept

Antécédents	Conséquences
Tout être vivant et conscient ressent le stress ; seuls des êtres inanimés et des objets n'en ressentent pas Des stresseurs (facteurs de stress) Perception personnelle du stress Affaiblissement du locus interne de contrôle (sentiment de pouvoir contrôler son destin) Des mécanismes d'adaptation inefficaces	Gestion du stress et mieux-être Maladies liées au stress : somatiques (hypertension, tachycardie etc.), psychologiques (troubles anxieux, insomnies, phobies, etc.)

8. Les référents empiriques du concept

- Mesures physiologiques – entre autres :
  - analyse des hormones dites du stress comme le cortisol ;
  - mesure de la réactivité cardio-vasculaire par la fréquence cardiaque et l'électrocardiogramme.
- Mesures psychologiques – entre autres :
  - Échelle de mesure du stress perçu (*Perceived Stress Scale* [PSS]) de Cohen et Williamson ;
  - mesure du stress professionnel : questionnaire de Karasek ;
  - questionnaire SATIN (Grosjean, Kop, Formet-Robert & Althaus, 2017).

Bibliographie

American Psychiatric Publishing. (2015). *DSM-5. Manuel diagnostique et statistique des troubles mentaux*. Paris : Elsevier Masson.

Anaut, M. (2015). *Psychologie de la résilience*. Paris : Armand Colin.

Fink, G. (2017). Stress: concepts, definition and history. In *Reference Module in Neuroscience and Biobehavioral Psychology*. Amsterdam, The Netherlands : Elsevier.

Grosjean, V., Kop, J.-L., Formet-Robert, N. & Althaus, V. (2017). *SATIN version 3.0 : un questionnaire d'évaluation de la santé et du bien-être au travail pour la prévention, le diagnostic et l'intervention. Manuel d'utilisation*. INRS-Université de Lorraine.

Lazarus, R. & Folkman, S. (1984). *Stress, Apraisal and Coping*. Springer.

Pedinielli, J.-L. & Mariage, A. (2015). *Psychopathologie du traumatisme*. Paris : Armand Colin.

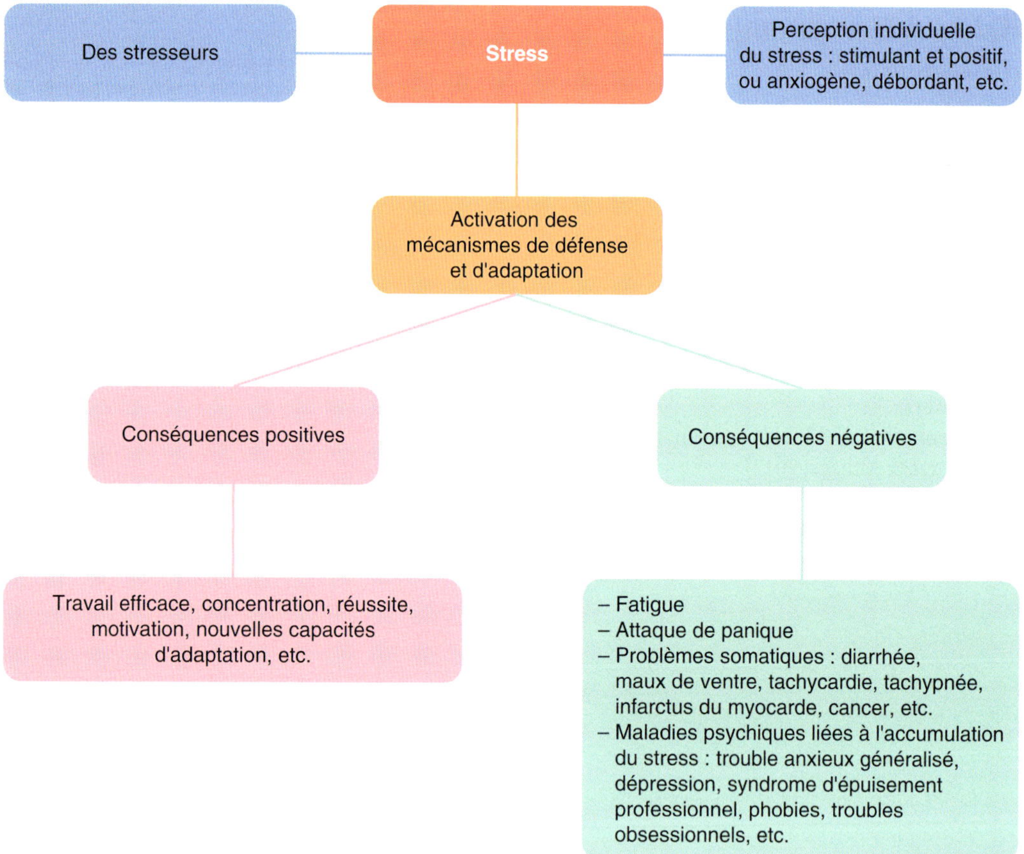

Carte mentale – Stress.

Sujet

Jacky Merkling

1. L'identification du concept

Vincent de Gaulejac (2009) rappelle que le concept de sujet évoque une infinité de questions qui ont traversé l'histoire de la pensée depuis ses origines. La philosophie, la première, en a dressé les frontières, suivie de la psychologie puis des sciences sociales. Dans ce cheminement, il a côtoyé d'autres concepts (Moi, Soi, Je, identité, personne, individu, etc.), ce qui a rendu poreuse sa définition et nécessite d'en préciser les termes.

2. Les buts de l'analyse du concept

Le concept de sujet doit être mis en perspective avec le concept d'objet (ce qui est placé devant), c'est-à-dire le monde objectif. Ce qui n'est pas sujet est nécessairement objet. Le sujet est alors le point de vue autocentré qui fait face au monde. Il se caractérise par une intériorité en forme d'âme, d'esprit, d'intelligence qui permet la prise en compte et la connaissance du monde et de lui-même ainsi que la capacité d'agir. Pour Taylor (1998, p. 151) : « Dans nos langages de compréhension de nous-mêmes nous situons nos pensées, idées, sentiments à l'intérieur de nous alors que les objets du monde sur lesquels portent ces états mentaux sont à l'extérieur. »

3. Les usages du concept

Le concept de sujet a des frontières communes avec d'autres concepts tels que le Moi, le Soi, l'identité, la personne, l'individu.

- *Le Moi.* Le Moi est un concept psychologique et plus particulièrement psychanalytique. Freud (in Laplanche & Pontalis, 2004) le présente comme une instance de régulation des phénomènes psychiques travaillant à trouver un équilibre entre les exigences du ça, instance pulsionnelle, du surmoi, instance morale relevant des règles sociales incarnées, et de la réalité.
- *L'identité.* L'identité marque la différence et en même temps la ressemblance. C'est ce qui marque l'unicité de chaque individu et ce qui en fait une entité différente des autres. Ricœur (1990) distingue deux pôles de l'identité : la mêmeté, qui est d'une certaine manière la part objective de l'identité personnelle, et l'ipséité, part subjective de cette identité.
- *L'individu.* Étymologiquement, le terme est issu du latin *individuum* signifiant indivisible. L'individu est donc une entité distincte appartenant à un tout (la société) dont il peut être différencié, mais qu'il constitue. Il est synonyme de personne. Pour Benasayag (2004), il est cette entité autonome qui se situe subjectivement face au monde objectif. C'est un atome du social.
- *L'acteur.* Le concept d'acteur se rencontre principalement en sociologie. Il peut être individuel

ou collectif et désigne en général le support des conduites sociales. Il inscrit sa participation dans l'espace social dans toutes les dimensions de cet espace : morale, politique, juridique, économique, esthétique, philosophique, axiologique, etc.
- *Le Soi.* La question du soi relève de l'intériorité de l'être du sujet et de la prise de conscience de cette intériorité.

4. La définition des attributs du concept

Le Soi, socle existentiel du sujet

Legrand (2004) distingue quatre niveaux de soi articulés formant « le soi » :
- le *Soi organisme*, constitué par l'ensemble des éléments biologiques constitutifs du corps (tissus, liquides, organes, fonctions, etc.). Il correspond aux processus homéostatiques et immunologiques ;
- le *Soi sensorimoteur*, constitué par le système reliant circulairement perception et action. C'est la conscience d'être en train d'agir, le fait de se sentir agir ;
- le *Soi cognitif* (la construction d'une pensée), qui s'inscrit dans l'enrichissement des dialogues sensorimoteurs entre l'organisme et son environnement. Le Soi cognitif relève de la conscience, par le sujet, qu'il est en train de se représenter un objet ;
- le *Soi réflexif*, caractérisé par l'attention portée à soi, à ses propres états mentaux et physiques et non plus aux états du monde. Ce n'est donc plus une conscience qui se rend compte de ce qu'elle fait ou de ce qu'elle voit, mais d'elle-même en train de faire ou de voir.

Pour Legrand « le soi » est l'intégration de manière unifiée de ces quatre formes de Soi. Il est articulé en permanence à un *pôle environnement* (non-Soi) avec lequel il forme un tout, un « système ».

Bitbol (2014) donne plus de densité existentielle au Soi défini par Legrand à partir de cinq perspectives :
- un point de vue ;
- une place ou une position sociale ;
- une image idéale de soi ;
- une histoire ou une biographie assumée ;
- un ensemble de dispositions à se comporter préférentiellement en situation, en cohérence avec son image idéale (ses valeurs).

Le sujet proprement dit

Le concept de sujet intègre toutes les dimensions du Soi que nous venons de citer, mais les élargit à la dimension de la participation au monde et, donc, à l'action. Il regroupe en quelque sorte les caractéristiques du Soi et de l'acteur.

Dans ce cadre, de Gaulejac (2009) propose plusieurs dimensions afférentes au sujet ; il parle de figures du sujet :
- le sujet social qui a une place autonome dans l'espace social ;
- le sujet existentiel qui existe pour lui-même en différenciant son propre désir de celui d'autrui ;
- le sujet réflexif qui s'autorise à penser par lui-même et à assurer la cohérence entre ce qu'il sait, ce qu'il ressent, ce qu'il exprime ;
- le sujet acteur qui trouve en lui-même les ressources pour agir et pour devenir producteur de sa propre vie.

Le sujet intègre le Soi, c'est-à-dire la possibilité de se voir et de se sentir agir en situation (conscience d'être) ainsi qu'une histoire, un futur (projets, intentions), et l'ensemble des actes qu'il produit dans ses interactions avec le monde (acteur). Le sujet est à la fois ce que je suis, ce que je me sens être et ce que je fais.

5. La construction de cas modèle

Erwan est infirmier (*sujet social*). Il est critique sur le fonctionnement de l'hôpital public (*sujet réflexif*) et sait en faire part à qui de droit (*sujet acteur*). Il est aussi satisfait de son expertise (*image de soi*) et a, à moyen terme, le projet de devenir infirmier en pratique avancée (*sujet existentiel*).

6. La construction de cas contraire et l'identification de concepts voisins

Cas contraire

Fred est pervers narcissique. Il vit avec Marie, sa victime, qu'il traite en alternant gestes d'humiliation et de valorisation. Il l'insulte, par exemple, après lui avoir dit qu'il ne supportait pas qu'elle soit amie sur Facebook avec Pierre (un ami à lui), puis, alors qu'elle est en pleurs, il lui annonce qu'il trouve plutôt sympa cette relation à distance. Pour le pervers, l'autre est un objet (*donc pas un sujet*) dont l'humiliation a pour but de se valoriser. Il nie alors tout ce qui fait que l'autre puisse se revendiquer en sujet dans la relation (*sentiment d'être, place sociale, perspective propre, valeurs*, etc.)

Concepts voisins

- Individu.
- Personne.

7. Les antécédents et les conséquences du concept

Antécédents

Le sujet est une entité en construction et en évolution permanente. Ce que je suis et ce que je présente au monde en agissant sont soumis à l'action transformatrice de ma confrontation au monde. Le sujet est en permanence en devenir.

Conséquences

Si le sujet est cet être autonome qui participe au monde en se regardant agir, il est aussi (et on retrouve là son origine étymologique) assujetti à son environnement. Il y a, d'un côté, l'idée d'individuation, d'autonomie, de singularité, de l'autre, l'idée de soumission aux différents déterminismes qui contribuent à le forger (éducation, lois, normes, culture, institutions); d'un côté, la singularité et, de l'autre, la conformité.

8. Les référents empiriques du concept

Pour de Gaulejac (2009), l'existence du sujet à la fois singulier et inscrit dans un monde de contraintes sociales peut être repéré grâce à quatre dimensions :

- sa réflexivité, c'est-à-dire sa capacité de se mettre en question et d'inventer des réponses originales (singularité) sans contrevenir aux réquisits sociaux ;
- ses capacités d'action délibérative, c'est-à-dire ses engagements pour contribuer à la production de la société et à la production de lui-même ;
- ses capacité de dire ce qu'il éprouve et d'éprouver ce qu'il dit, c'est-à-dire une cohérence entre ce qu'il pense, ce qu'il ressent et ce qu'il exprime ;
- la reconnaissance de ses propres désirs face aux désirs des autres, non pour les imposer, mais pour les composer dans la mesure où l'affirmation de soi et la reconnaissance de l'altérité se conjuguent l'une avec l'autre.

Bibliographie

Benasayag, M. (2004). *Le mythe de l'individu*. Paris : La Découverte.

Bitbol, M. (2014). *La conscience a-t-elle une origine?* Paris : Flammarion.

Gaulejac, V. de (2009). *Qui est « je » ? Sociologie clinique du sujet*. Paris : Seuil.

Laplanche, J., & Pontalis, J.-B. (2004). *Vocabulaire de la psychanalyse*. Paris : PUF, coll. « Quadrige ».

Legrand, D. (2004). *Problèmes de la constitution du Soi*. Thèse de doctorat en philosophie, Université de Provence.

Ricœur, P. (1990). *Soi-même comme un autre*. Paris : Seuil.

Taylor, C. (1998). *Les sources du moi. La formation de l'identité moderne*. Paris : Seuil.

Syndrome méditerranéen

Marc Loriol

1. L'identification du concept

Le syndrome méditerranéen est un préjugé qu'auraient certains soignants à l'encontre des malades du pourtour méditerranéen ou d'autres minorités ethniques soupçonnés d'exprimer leur souffrance de façon trop démonstrative, d'exagérer leurs symptômes.

L'anthropologie sensibilise les soignants aux difficultés de la communication interculturelle. Le syndrome méditerranéen renvoie à d'autres façons de vivre sa maladie, son corps et ses émotions (Vega, 2001). Si les soignants se focalisent sur les traits culturels « étrangers » qui posent problème à leurs yeux, ils risquent de passer à côté d'informations essentielles.

2. Les buts de l'analyse du concept

- Apprendre à différencier les malades avec leurs problèmes exprimés de différentes manières, leurs attitudes, pour éviter des malentendus, voire des erreurs de diagnostic.
- Éclairer les formes culturelles d'expression de la douleur, de la peur de la mort, de la compassion des proches, etc., afin d'éviter de décrédibiliser ou de marginaliser certains patients dont on ne comprend pas les comportements ou les attitudes.

3. Les usages du concept

Au départ, il s'agissait d'avertir les soignants de ne pas trop prendre au sérieux les plaintes de certaines catégories de patients.

Cette simplification des différences culturelles est apparue comme plus nuisible qu'utile. Évoquer le « syndrome méditerranéen » est alors devenu un moyen de mettre en garde contre les malentendus et préjugés pouvant porter atteinte à la qualité du diagnostic et de la relation soignante.

Parler de « syndrome méditerranéen » permet de sensibiliser les soignants au risque de :

- disqualifier les formes d'expression de la douleur et de l'angoisse liées à la maladie et à la mort qui ne correspondent pas aux standards culturels et professionnels ;
- mal diagnostiquer et traiter les patients qui expriment leurs émotions et leurs symptômes différemment ;
- traiter de façon inégale les malades et leur famille en fonction de leur origine ;
- souligner les stéréotypes culturels et les préjugés liés à l'origine ethnique. Le risque de catégoriser trop rapidement un patient en fonction d'attitudes réputées être liées à son origine augmente avec le manque d'effectifs, l'obligation de se dépêcher, l'intensification et la standardisation du travail.

Historique

La médecine coloniale, puis l'arrivée en France de populations immigrées ont confronté les soignants à des patients ayant d'autres façons de parler de leur corps, de leurs douleurs, de leurs maladies. Si ces différences sont mal comprises, les préjugés et stéréotypes des soignants fournissent une explication rassurante et simple, mais erronée de la situation.

L'expression de la douleur peut varier d'un groupe à l'autre. Pour Zborowski (1952), des patients américains d'origines ethniques différentes vont se plaindre, auprès du médecin, de façon variable : les patients d'origine italienne se plaignent ainsi plus de la douleur et d'un plus grand nombre de symptômes, pour une même maladie, que les Américains issus de familles implantées de longue date, plus au fait des terminologies et pratiques médicales et qui ont un discours mieux compris par les médecins. Les patients juifs peuvent ressentir fortement les douleurs s'ils les associent à la peur de la mort (Zborowski, 1952). Une autre étude a montré que ces différences culturelles se retrouvaient dans la façon dont les patients présentent ou non leurs symptômes au médecin. Par rapport aux patients d'origine italienne, ceux d'origine irlandaise, plus taiseux et durs à la douleur, évoquent moins leurs douleurs (Zola, 1966). Trop vite généralisés, ces résultats peuvent nourrir les préjugés des soignants.

4. La définition des attributs du concept

- Les soignants pensent qu'il y a simulation ou exagération de symptômes.
- Les plaintes douloureuses sont exprimées de façon qui semble inappropriée.
- L'énonciation des symptômes semble imprécise.
- Préjugés de soignants sur certains types de malades.
- Relativisation de la souffrance ou la maladie de certains types de patient.

5. La construction de cas modèle

En cancérologie, la détection précoce de la maladie peut être retardée par des difficultés de communication et les préjugés des soignants (Curtis, 2003). Dans une maternité canadienne, le fait que les femmes immigrées ou amérindiennes soient perçues comme douillettes, se plaignant facilement (*simulation ou exagération de symptômes, plaintes douloureuses exprimées de façon semblant inappropriée*), explique qu'elles soient plus souvent que les patientes blanches renvoyées chez elles avec une infection (Spitzer, 2004) (*préjugés de soignants sur certains types de malades*).

Une étude de 1993 (cité in Durieux-Paillard, 2005) aux urgences d'un hôpital universitaire de Los Angeles sur des patients présentant une fracture récente d'un os long montre que les patients d'origine hispanique (*préjugés de soignants sur certains types de malades*) avaient deux fois plus de risques que les autres de ne pas bénéficier d'un traitement de la douleur (*énonciation des symptômes semblant imprécise*) à l'admission (*relativisation de la souffrance ou la maladie de certains types de patients*).

6. La construction de cas contraire et l'identification de concepts voisins

Cas contraire

Dans une maternité parisienne, une mère d'origine algérienne de milieu social aisé appelle à de nombreuses reprises les puéricultrices. La deuxième nuit, elle demande que son bébé soit gardé à la pouponnière (ce qui n'est prévu que pour la première nuit) car elle se dit fatiguée. Cette attitude est jugée négativement par les soignants qui lui reprochent de ne pas assez aimer son enfant et de trop penser à son confort personnel. La réputation de cette maman est aggravée quand elle demande l'autorisation de sortir un jour plus tôt que prévu pour assister à la réunion d'une association féministe qu'elle préside. Dès lors, les soignants vont moins rentrer dans sa chambre et limiter les interactions.

Il ne s'agit pas d'un cas de syndrome méditerranéen, car ce ne sont pas la souffrance ou la maladie de la patiente qui sont relativisées, mais son attitude vis-à-vis des équipes et de son enfant qui est réprouvée.

Concepts voisins

Des phénomènes similaires ont été décrits à différentes époques et dans différents pays : « syndrome transalpin » en Suisse ; coulchite (de l'arabe *coulch*, signifiant tout, partout) en Afrique du Nord ; « cénestopathie des Arabes » (ou plaintes douloureuses excessives) en France dans les années 1950-1960 ; « syndrome hispanique » aux États-Unis, etc.

7. Les antécédents et les conséquences du concept

Antécédents

- À la fin du XIXe siècle, en France, on parlait de « sinistrose » pour disqualifier les plaintes d'ouvriers victimes d'accidents du travail, soupçonnés de simuler ou d'exagérer leurs symptômes pour toucher des indemnités et être payés à ne rien faire. À la même époque, le « syndrome des bonnes bretonnes » pouvait être invoqué pour expliquer que les symptômes ou les douleurs dont se plaignaient ces dernières n'auraient été que la conséquence de leur inadaptation à la grande ville.
- L'ethnomédecine ou l'anthropologie médicale, en soulignant les différentes façons de concevoir, d'exprimer et de traiter les maladies ou les souffrances, sensibilise les soignants aux risques de malentendus ou d'ethnocentrisme.

Conséquences

- Pour surmonter les préjugés ou les stéréotypes, il est nécessaire de pouvoir en prendre conscience. Une étude internationale menée en 2016 par le site Medscape montre que les médecins français ont plus de mal que leurs collègues allemands, espagnols ou britanniques à reconnaître leurs préjugés et les discriminations qui pourraient en découler. Parmi ces préjugés, ceux qui sont liés à l'origine ethnique des patients semblent les plus difficiles à reconnaître (Desmoulins, 2016).
- Dire que les soignants qui croient au « syndrome méditerranéen » sont « racistes » ne fait pas avancer les choses et risque au contraire de les braquer. Promouvoir des réflexions collectives sur les stéréotypes, nourries de cas cliniques précis, semble une meilleure méthode.

8. Les référents empiriques du concept

Le soignant doit se méfier de ses propres réactions s'il pense que :

- le patient est incapable d'expliquer clairement ce dont il souffre, où il a mal, quels sont ses symptômes et utilise de manière inappropriée le vocabulaire médical ;
- ses plaintes semblent excessives, surjouées, théâtrales, exagérées, etc. ;
- sa façon d'exprimer ses problèmes et de demander de l'aide l'agace, surtout s'il est épuisé ou que le service est débordé ;
- les patients sont appréhendés plus en fonction des catégories dont ils relèvent que de leur tableau clinique spécifique.

Bibliographie

Curtis J.D. (2003). Culture, values and racism: application to nursing. *International Nursing Review, 50*(1), 55.

Desmoulins, C. (2016). Sondage « Préjugés et qualité des soins » : l'éclairage du sociologue. *Medscape* ; en ligne : https://francais.medscape.com/voirarticle/3602393.

Durieux-Paillard, S. & Loutan, L. (2005). Diversité culturelle et stéréotypes : la pratique médicale est aussi concernée. *Revue Médicale Suisse, 34.*

McDonald D. D. (1994). Gender and ethnic stereotyping and narcotic analgesic administration. *Researches in Nursing and Health, 17*, 45-49.

Spitzer D. L., (2004). In visible bodies: minority women, nurses, time, and the new economy of care. *Medical Anthropology Quarterly, 18*(4), 490-508.

Vega, A. (2001). *Soignants/Soignés. Pour une approche anthropologique des soins.* Bruxelles : De Boeck Université.

Zborowski, M. (1952). Cultural components in response to pain. *Journal of Social Issues, 8*(4), 16-30.

Zola, I. (1966). Culture and symptoms--An analysis of patient's presenting complaints. *American Sociological Review, 31*(5), 615-630.

Temporalités

Jean-Pierre Boutinet

1. L'identification du concept

Un lien étroit unit temps et espace. Parler du temps, c'est inévitablement faire mention de l'espace. Évoquer l'espace, c'est le situer dans le temps. La façon de vivre le moment présent a pour caractéristique d'être toujours spatialisée dans *l'ici et maintenant* et réciproquement. Le passé ne peut être évoqué qu'en recourant à des images spatiales, l'avenir en prenant l'expression métaphorique d'horizon temporel, signifiant là encore l'inséparabilité du temps et de l'espace.

Le temps est un concept polysémique très utilisé en une variété de sens, et ce indifféremment par le scientifique (physicien, biologiste, psychologue ou économiste) et par le commun des mortels, qui organise sa vie quotidienne, soucieux de connaître « le temps qu'il va faire » à travers les dernières prévisions météorologiques. Mais en passant du temps à son paronyme, temporalité, tout change : le terme est plus précis pour définir la durée qui s'écoule en séparant deux événements ou deux marqueurs, ce que déjà les Latins appelaient *temporitas* et qu'ils opposaient à *aeternitas*, cette éternité faite d'une durée sans limites.

2. Les buts de l'analyse du concept

Préciser le concept pour en améliorer la compréhension et l'usage dans les champs personnel et professionnel

3. Les usages du concept

La temporalité ou, plutôt, les temporalités, puisque ces dernières sont éminemment plurielles et relatives les unes par rapport aux autres, intéressent le théologien pour penser un possible salut, l'astrophysicien en quête de forme d'irréversibilité, le chercheur en sciences sociales pour cerner ce qui fait la spécificité du temps humain, ce temps vécu qui n'est ni éternité, ni irréversibilité, mais variantes incessantes de continuités, ruptures, retours en arrière, polarisations. Ces variantes sont classifiées pour rendre compte des temporalités de la bipartition et de la tripartition.

Bipartition du temps vécu

La bipartition du temps vécu renvoie à un découpage temporel, devenu traditionnel, qui oppose la simultanéité à la succession.

Le philosophe Bergson était partisan de la simultanéité comme donnée temporelle essentielle, s'incarnant dans la durée; l'attente, la contemplation, l'attention, le momentané relèvent de cette simultanéité. Au contraire, Bachelard (1932) considérait cette durée comme une construction mentale et faisait de l'instant, caractérisé par son évanescence, le repère essentiel d'une succession composée d'une suite d'instants, de repères susceptibles de s'apparenter à l'instantanéité, l'immédiateté, l'événementiel, l'urgence.

À côté de la dualité simultanéité-succession, il y a la permanence d'un présent indéfini qui dure face aux changements brusques ou progressifs susceptibles de l'interrompre.

Transition

Maxime Morsa

1. L'identification du concept

Au cours de l'existence, chaque individu entre périodiquement dans un processus de transition, qu'il s'agisse de *transitions individuelles* (l'adolescence, la parentalité ou le grand âge; l'exil; le passage vers la maladie chronique, etc.) ou de *transitions collectives* (transitions écologiques, démographiques, numériques, etc.). Conséquence de l'instabilité provoquée, l'individu en transition fait l'expérience de la vulnérabilité. Ses repères, ses habitudes de vie et de santé, son rôle social, sa projection dans l'avenir se modifient progressivement, l'obligeant à acquérir des savoirs nouveaux pour s'adapter. Les effets d'une transition mal négociée sont souvent visibles sur la santé des individus : complications médicales, mal-être, conduites à risque, besoin de compétences pour gérer des auto-soins, etc. Les individus en transition sont ainsi amenés à fréquenter davantage le système de soins (Meleis, 2010).

Les soins infirmiers désignant « le soin de l'expérience personnelle de santé » (Newman, Sime & Corcoran-Perry, 1991, p. 3), et l'expérience des individus étant marquée par la multiplication et l'intensification des transitions, les soins infirmiers pourraient être définis comme la facilitation de transitions afin d'améliorer le bien-être personnel (Meleis, 2010).

La présente analyse est issue d'un travail documentaire, relatif aux transitions en santé, mené au fil de l'eau depuis 2015 sur les bases de données Pubmed®, CINHAL et ERIC.

2. Les buts de l'analyse du concept

- Fournir un cadre d'analyse pour le soin des individus en situation de transition.
- Définir la transition et donner une typologie des transitions.
- Identifier le rôle des soins infirmiers face aux situations de transition.

3. Les usages du concept

Dans le champ de la santé, le terme de transition est apparu au cours de la seconde moitié du XXe siècle pour qualifier l'évolution épidémiologique des populations, passant d'une structure de mortalité à dominante infectieuse à une structure de mortalité à dominante chronique et dégénérative (Omran, 2005). Le concept de transition est désormais majoritairement étudié au travers de ses attributs individuels liés à des évolutions ou ruptures dans le parcours de vie des individus. La transition renvoie au processus au cours duquel l'individu se redéfinit, apprend à construire un nouveau rôle social et à maintenir une santé favorable tandis que ses habitudes de vie se transforment.

Cinq types de transition sont relevés (Meleis, 2010) :

- développemental : l'individu vit des transformations personnelles liées à son évolution en âge (l'adolescence, le milieu de vie, le grand âge, etc.) ;

- situationnel : l'individu rencontre des changements liés à sa situation de vie (immigration, changement de carrière, parentalité, mariage ou divorce, passage de l'école vers la vie professionnelle, changement de sexe, etc.) ;
- expérience de santé ou de maladie : l'individu vit une période de changements liés à son état de santé (diagnostic d'une maladie chronique, retour à domicile après une hospitalisation, soins de réadaptation, etc.) ;
- organisationnel : l'individu passe d'une culture de soins à une autre (passage de la pédiatrie vers les soins d'adultes, numérisation des soins par l'introduction d'objets connectés ou de dossiers numériques partagés, etc.) ;
- environnemental : l'individu évolue dans un environnement en transformation (pandémie impliquant l'adoption de nouveaux comportements préventifs, apparition de problèmes de santé nouveaux liés à la qualité de l'environnement, catastrophes naturelles, etc.).

La transition peut ainsi être définie comme une période de vulnérabilité, d'origine multiple, au cours de laquelle l'individu vit un processus d'évolution de ses connaissances, ses compétences, ses rôles et son fonctionnement quotidien.

4. La définition des attributs du concept

- Processus de développement : en ce sens qu'il conduit l'individu à acquérir de nouvelles compétences d'auto-soins (connaissances, résolution de problèmes, savoir-faire, etc.) et psychosociales (gestion des émotions, communication, etc.).
- Période d'apprentissage : les interventions au cours de la transition laissent ainsi une place conséquente à l'éducation ; leur but étant de permettre à l'individu de développer les compétences nécessaires pour maintenir un état de santé favorable pendant la période de transition (Zittoun, 2008).

5. La construction de cas modèle

Avec *l'introduction d'objets connectés* pour faciliter l'autosurveillance des exacerbations respiratoires, les patients atteints de mucoviscidose font l'expérience d'un *nouvel outil* d'autogestion pour lequel ils doivent faire l'apprentissage de son usage. C'est également un *nouveau rapport au corps*, à la santé et à soi-même, alimenté par des données objectives, qu'expérimente le patient. Par ailleurs, les soignants *adaptent leurs pratiques éducatives* à cette innovation techno-pédagogique, les conduisant à favoriser l'autonomie du patient selon de nouvelles méthodes. S'instaure une *période d'apprentissage* mutuel à la fin de laquelle chacune des parties aura défini un nouveau rôle vis-à-vis de l'autonomie en santé (Morsa et al., 2021).

6. La construction de cas contraire et l'identification de concepts voisins

Cas contraire

Certains jeunes grandissant avec une maladie chronique continuent à fréquenter le même service durant l'âge adulte. Une transition développementale s'opère (l'adolescence) de même que dans les soins (passer d'une relation d'adulte à enfant à celle d'adulte à adulte). Mais ces transitions ne s'instituent formellement que si elles sont reconnues comme telles par les deux parties et s'inscrivent dans un processus coordonné, séquencé en étapes, permettant d'évaluer les acquis et les changements. Sans ces éléments, il s'agirait d'une période de développement ou d'évolution sans transition à proprement parler (Morsa et al., 2021).

Concepts voisins

- Changement.
- Continuité.
- Adaptation.

7. Les antécédents et les conséquences du concept

Une transition commence lorsque l'individu prend conscience de vivre la fin d'une période de sa vie et se dirige vers le début d'une nouvelle période.

Quatre étapes se succèdent (Nicholson & West, 1989) :

- la préparation, qui concerne les processus d'anticipation mis en place avant que n'ait lieu le changement ;
- la rencontre, qui consiste dans le moment où l'individu découvre le nouveau contexte et forme ses premières impressions sur celui-ci ;
- l'ajustement, qui désigne les processus concrets d'adaptation au nouveau contexte ;
- la stabilisation, qui consiste en la découverte et le maintien d'un nouvel équilibre.

8. Les référents empiriques du concept

En processus de transition, l'individu formule des objectifs de changements. Afin de soutenir l'individu à vivre une transition en santé, le système de santé l'appréhendera selon les changements en cours (Burström et al., 2019; Meleis, 2010), en évaluant :

- son bien-être subjectif (estime de soi, sentiment d'évoluer, qualité de vie, etc.) ;
- sa maîtrise d'un nouveau rôle (développement de compétences liées à ce rôle et sentiment de compétence pour adopter des comportements qui y sont liés, confiance en soi, prise de décision, savoir-faire, etc.) ;
- sa santé sociale (adaptation familiale, sentiment d'être apprécié, etc.).

Bibliographie

Burström, Å., Acuña Mora, M., Öjmyr-Joelsson, M., Sparud-Lundin, C., Rydberg, A., Hanseus, K. & Bratt, E.-L. (2019). Ready for transfer to adult care? A triadic evaluation of transition readiness in adolescents with congenital heart disease and their parents. *Journal of Family Nursing*, *25*(3), 447-468.

Campbell, F., Biggs, K., Aldiss, S. K., O'Neill, P. M., Clowes, M., McDonagh, J., While, A. & Gibson, F. (2016). Transition of care for adolescents from paediatric services to adult health services. *Cochrane Database of Systematic Reviews*, *4*, CD009794.

Meleis, A.I. (2010). *Transitions Theory: Middle-Range and Situation-Specific Theories in Nursing Research and Practice*, New York: Springer.

Mellerio, H. & Jacquin, P. (2021). Accompagner la transition pédiatrie/service d'adultes dans la malade chronique. *Soins Pédiatrie/Puériculture*, *42*(320), 18-21.

Morsa, M., Lomrail, P. & Gagnayre, R. (2021). When health services continue to care for children into adulthood: perspectives on transition without transfer. *Nursing Children and Young People.*

Morsa, M., Perrin, A., David, V., Rault, G., Le Roux, E., Alberti, C., ...Pougheon Bertrand, D. (2021). A protocol to assess the feasibility of the use of home-based connected devices in cystic fibrosis patients for the early detection and treatment of pulmonary exacerbations: a qualitative study. *JMIR Research Protocols*, *10*(8), e14552.

Newman, M. A., Sime, A. M., & Corcoran-Perry, S. A. (1991). The focus of the discipline of nursing: *Advances in Nursing Science*, *14*(1), 1-6.

Nicholson, N. & West, M. (1989). *Transitions, work histories and careers*. In M.B. Arthur, D.T. Hall & B.S. Laurence (dir.), *Handbook of Career Theory*. Cambridge: Cambridge University Press.

Omran, A. R. (2005). The epidemiologic transition: A theory of the epidemiology of population change. *The Milbank Quarterly*, *83*(4), 731-757.

Zittoun, T. (2008). Learning through transitions: the role of institutions. *European Journal of Psychology of Education*, *23*(2), 165-181.

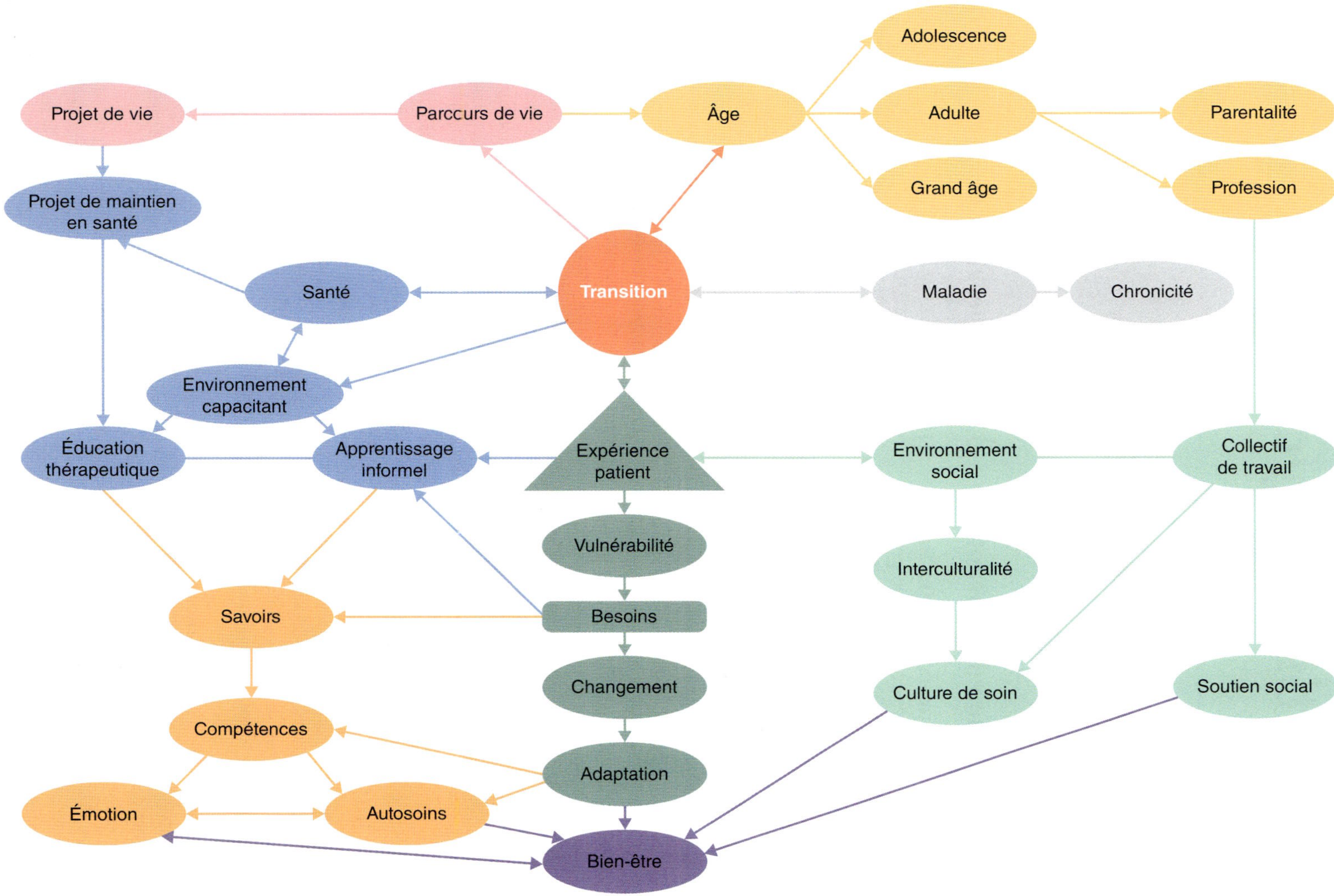

Carte mentale d'interactions entre concepts – Transition.
Anne Muller, 2024.

Traumatisme psychique

Olivier Morenon

1. L'identification du concept

Le traumatisme peut être somatique (un traumatisme crânien, une fracture, une plaie profonde etc.) ou psychique. Pour ce dernier, il est intéressant pour un soignant :

- de comprendre le contexte d'apparition du traumatisme;
- d'en identifier les symptômes;
- d'accompagner le processus de résilience;
- de prévenir les risques psychosociaux.

Le traumatisme psychique est une réponse émotionnelle à un événement ou à une série d'événements pénibles, et englobe le stress mental et les troubles tels que le syndrome de stress post-traumatique, la dépression, l'anxiété, le désespoir et la peur, entre autres (American Psychiatric Association, 2015). « Les synonymes en seraient : choc, ébranlement, secousse, commotion, effraction, submersion émotionnelle… » (Pedinielli & Mariage, 2015, p. 17).

2. Les buts de l'analyse du concept

- Dépister les signes de vulnérabilisation et de syndrome de stress post-traumatique.
- Identifier les signes de gravité.
- Prévenir les risques comme le risque suicidaire, entre autres.
- Prodiguer des soins adaptés.
- Préserver sa santé psychique, les relations d'équipe et la qualité des soins.
- Mentaliser ses propres souffrances lorsque l'on est soignant.

3. Les usages du concept

Historique

À la fin du XIXe siècle, Oppenheim est le premier à décrire la névrose traumatique selon la clinique de victimes d'accident de chemin de fer. Ensuite, Kraepelin introduit la notion d'effroi : « l'état qui survient quand on tombe dans une situation dangereuse sans y être préparé » (Lebigot, 2015, p. 821).

Les deux guerres mondiales ont permis à des psychanalystes comme Freud d'approfondir l'effroi comme cause de la névrose traumatique.

Plus récemment, des chercheurs ont défini plusieurs types de traumatismes. Synthétiquement, ils peuvent être classés de type I ou II. (Gerber, De Santis & Cianelli, 2021). Le type I concerne les événements très pénibles qui ne se produisent qu'une fois et qui ont un impact durable sur l'individu (par exemple accident de voiture, catastrophe naturelle, viol). Le type II englobe l'accumulation de facteurs de vulnérabilité (Anaut, 2015), le *burn-out* psychologique (cause ou conséquence du traumatisme) (Boudoukha, 2016), ou encore des traumatismes répétés (Gerber et al., 2021).

Les différents champs d'application

- Soins d'urgence : interventions relationnelles (*debriefing/defusing* lors de catastrophes, braquages, par exemple) pour limiter l'installation du traumatisme dans le psychisme.
- Soins du syndrome de stress post-traumatique : recherche des causes et manifestations conscientes ou inconscientes, aide à la recherche de solutions.

4. La définition des attributs du concept

- Le traumatisme.
- L'effroi.
- L'effraction psychique.
- La confrontation avec la mort.
- Le syndrome de stress post-traumatique (SSPT).

5. La construction de cas modèle

En vacances à l'étranger, Manon, 18 ans, se baladait avec son copain. Deux policiers les ont approchés tranquillement, puis brutalement, les amoureux ont été roués de coups et volés (*surprise, brutalité, peur de la mort et effroi*). Manon a vécu un premier syndrome de stress post-traumatique (*cauchemars, reviviscences, perte de confiance en soi, etc.*). En deuxième année de formation infirmière, un événement brutal se reproduit. De loin, elle aperçoit le mari d'une patiente partie pour accoucher. Elle s'avance vers lui pour l'orienter vers le bloc. Alcoolisé et agressif, il l'a jetée à terre et frappée (*surprise, brutalité, peur de la mort et répétition traumatique*). Après 3 ans, elle manifeste encore des signes de syndrome de stress post-traumatique : « Je suis très angoissée. Je prends des anxiolytiques. Je me sens différente. Je me sens coupable, car j'ai peur d'induire la violence chez les autres ».

6. La construction de cas contraire et l'identification de concepts voisins

Cas contraire

La résilience

Martin, étudiant infirmier, a été fragilisé par la lourdeur physique et psychologique des soins en psychogériatrie (*accumulation de facteurs de vulnérabilité*). Un jour, une personne démente s'est fortement agitée et a frappé violemment les soignants (*effet de surprise dans un contexte de violence*). Sidéré, Martin n'a pas pu aider les infirmières. Immédiatement après la crise, un *débriefing* de la situation en équipe a pu lui permettre d'exprimer ses émotions et de voir que tous avaient ressenti la même chose (*affiliation, identification, tuteurs de résilience*). Ensemble, ils ont analysé cette situation (*processus de mentalisation*). Mais, encore choqué, Martin a évité les soins à cette personne (*fuite*). Plus tard, il a évoqué ce cas avec son formateur. Celui-ci lui a apporté des notions théoriques et indiqué des lectures (*processus de mentalisation*). Lors de son deuxième stage, Martin a remarqué qu'il anticipait les situations de tensions en utilisant des techniques de désescalade avec aisance. Il s'est senti très fier de ses progrès (*compétences de résilience, résultat résilient*).

Cas voisin

Le stress

En stage en réanimation, Paul, étudiant infirmier, se sent stressé. D'un côté, il se sent motivé, concentré et stimulé par les urgences vitales et les soins à haute technicité. Il réalise beaucoup de recherches (*concentration, motivation, nouvelles capacités*). D'un autre côté, en rentrant chez lui, il a toujours le sentiment d'avoir oublié quelque chose ou d'avoir fait une erreur (*ruminations anxieuses*). En repos, il dort beaucoup, mais il a l'impression de toujours penser au travail (*fatigue*). Grâce à l'équipe, Paul a pu apprendre quelques astuces pour prendre de la distance et relativiser sur ses exigences d'apprentissage élevées, et s'accorder de réels temps de repos (*coping*).

Concepts voisins

- État de stress post-traumatique : condition psychologique suite à un événement traumatisant, avec des symptômes tels que des souvenirs intrusifs, des cauchemars, de l'agitation, une tendance à éviter les situations rappelant l'événement, etc.
- Trauma complexe : expériences traumatiques prolongées et répétées, souvent dans des relations interpersonnelles, telles que des abus physiques, émotionnels ou sexuels répétés. Le trauma complexe peut avoir un impact important sur le développement de l'individu et se manifester par une variété de symptômes persistants.

- Victimation vicariante : douleur ou traumatisme subi par des personnes en contact direct ou indirect avec des victimes de traumatismes.
- Dissociation : mécanisme de défense permettant de faire face à un événement traumatisant en se déconnectant temporairement de ses pensées, émotions ou sensations.
- Résilience : processus destiné à se remettre d'une expérience traumatisante. Bien que le traumatisme puisse affecter négativement la santé mentale, la résilience permet à certaines personnes de se rétablir, de rebondir et de retrouver un fonctionnement normal.

7. Les antécédents et les conséquences du concept

Antécédents	Conséquences
L'effet de surprise La confrontation avec la mort L'accumulation de facteurs de vulnérabilisation Le syndrome d'épuisement professionnel	Dépression et risque suicidaire important Angoisse Troubles du sommeil (insomnies, cauchemars) Isolement Reviviscence Dépersonnalisation *Burn-out*

8. Les référents empiriques du concept

- L'IES (*Impact of Event Scale*), d'Horowitz (1979).
- La PCLS (*Post-traumatic Check List Scale*), construite par Weathers, Litz et Herman (1993) sur la classification du DSM-IV.
- Inventaire de détresse péritraumatique élaboré par Brunet et al. (2001).
- Inventaire échelle de névrose traumatique de Steinitz et Crocq (1992).
- Le test du *Maslach Burn-out Inventory* (MBI), de Maslach et Jackson, 1981.

Bibliographie

American Psychiatric Publishing. (2015). *DSM-5. Manuel diagnostique et statistique des troubles mentaux.* Paris : Elsevier Masson.

Anaut, M. (2015). *Psychologie de la résilience.* Paris : Armand Colin.

Boudoukha, A.-H. (2016). *Burn-out et stress post-traumatique.* Paris : Dunod.

Gerber, K. S., De Santis, J. P. & Cianelli, R. (2021). Psychological trauma in the context of intimate partner violence: a concept analysis. *Issues in Mental Health Nursing, 42*(12).

Lebigot, F. (2015). À l'origine de la névrose traumatique, l'effroi ou le stress. Discussion, approches thérapeutiques. *Annales Médico-psychologiques, 173*(10), 819-827.

Pedinielli, J.-L. & Mariage, A. (2015). *Psychopathologie du traumatisme.* Paris : Armand Colin.

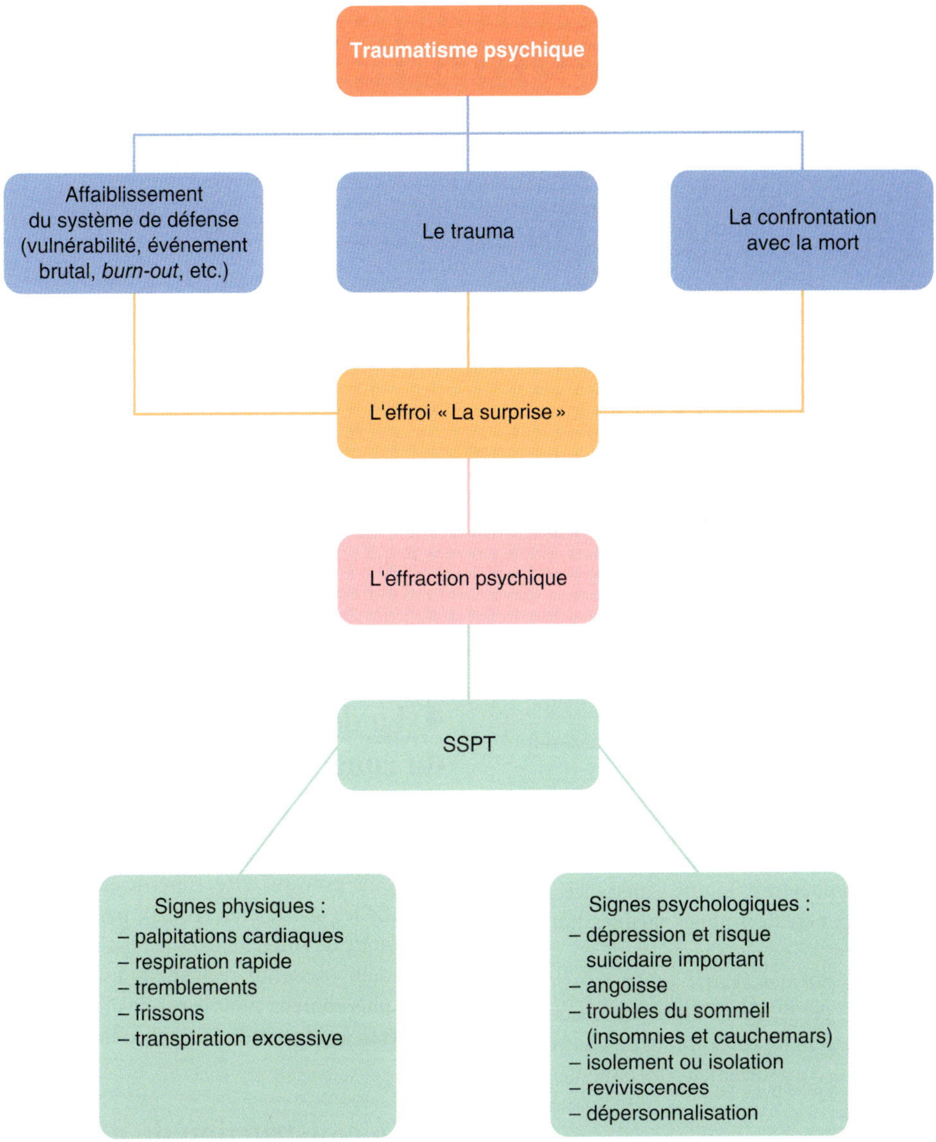

Carte mentale – Traumatisme psychique.
SSPT : syndrome de stress post-traumatique.

Travail émotionnel

Marc Loriol

1. L'identification du concept

Le travail émotionnel revient à :
- performer des émotions ou des états affectifs correspondant au rôle professionnel attendu ;
- contrôler l'impact des émotions ressenties sur son travail et sa santé mentale ;
- canaliser les émotions du patient et leurs manifestations afin de faciliter le soin.

2. Les buts de l'analyse du concept

- Montrer qu'il s'agit d'un véritable travail qui suppose des compétences et une expérience professionnelle, et non de simples qualités humaines innées.
- Éclairer les normes (variables en fonction des métiers, du genre, de l'histoire de chaque service) en matière d'expression et de contrôle des émotions, de comportement des patients.

3. Les usages du concept

Historique

Ce concept a été développé par la sociologue américaine Arlie Hochschild (1983). Elle compare les hôtesses de l'air, qui se doivent d'être souriantes, aimables, sereines et protectrices afin de mettre à l'aise les passagers, et les employés chargés du recouvrement de créances, qui doivent se montrer durs, intimidants et rudes pour faire payer les débiteurs.

Dans le domaine de la santé, il est attendu des professionnels une posture empathique à l'égard d'autrui, collègues et patients, quel que soit l'environnement en termes de charge de travail, charge mentale, charge affective. Gérer ses émotions est une compétence requise pour prendre soin d'une personne, prendre soin de soi, travailler en équipe. Cela demande de comprendre comment les affects peuvent compromettre ou faciliter la relation soignants-soignés et le travail thérapeutique.

4. La définition des attributs du concept

- Action sur l'expression de ses émotions et sur celles du patient, de l'usager ou du client.
- Travail pouvant être superficiel (paraître ressentir les sentiments requis), perçu comme un manque de sincérité dans la relation ; ou en profondeur (ressentir réellement les affects, ce qui est plus coûteux pour le psychisme).
- Travail à la fois individuel et collectif.

5. La construction de cas modèle

Un patient opéré revient du bloc où il a subi une anesthésie générale et a été intubé. Par précaution, il ne doit pas boire pendant 2 heures. Mais il a très soif et réclame de façon véhémente puis agressive à boire. Il n'écoute pas les explications des soignants et tente même de se lever malgré les risques postopératoires. Les soignantes ressentent alors de la colère face à son comportement, mais aussi de la peur, pour elles et pour le malade. D'un autre côté, elles pensent que ces comportements peuvent, au moins en partie, être liés à l'état du malade après l'anesthésie, à son angoisse après l'opération (*travail en profondeur*). En tant que professionnelles, elles vont se centrer sur ce qu'elles ressentent pour retrouver de la tranquillité et, autant que possible, parvenir à calmer le patient par l'empathie et la présence rassurante (*action sur l'expression de ses émotions et sur celles du patient*).

Une des premières manifestations du travail d'équipe sera d'échanger pour trouver de la cohérence avec le patient et éviter que la contestation vienne empêcher la centration sur les émotions et le soin.

Pour tenir un front uni et positif, le collectif de travail peut aussi avoir recours à une forme informelle de division de travail. Certains soignants, parce qu'ils sont fatigués à ce moment-là ou parce qu'ils ont du mal à faire face à l'agressivité ou à telle ou telle catégorie de malades, auront peut-être plus de difficultés à contenir leurs émotions et pourront passer le relais à des collègues moins affectés (*travail collectif*). Prendre en compte ses limites et s'appuyer sur l'équipe participe du développement émotionnel.

6. La construction de cas contraire et l'identification de concept voisin

Cas contraire

Le cas précédent serait un cas contraire si une absence de communication entre les membres de l'équipe ne permettait pas des décisions envisagées de manière collective en termes de projet de soin et de relation avec le patient.

Concept voisin

Intelligence émotionnelle : habileté à percevoir et à exprimer les émotions, à les intégrer pour faciliter la compréhension de la situation et de la relation, à réguler les émotions chez soi et chez autrui. C'est vu comme une caractéristique (innée ou acquise) de l'individu et non comme une activité professionnelle.

7. Les antécédents et les conséquences du concept

Antécédents

- L'importance des sentiments et des échanges avec les collègues, les chefs, pour comprendre les attentes des salariés au travail, leur niveau d'engagement est mise en évidence par l'École des relations humaines aux États-Unis à la fin des années 1920.
- L'empathie (comprendre les émotions et souffrances du patient sans nécessairement les endosser personnellement) suppose la capacité des soignants à maîtriser leurs affects.

Conséquences

- Les émotions, vues parfois comme un risque, vont alors être envisagées comme une ressource.
- Le travail émotionnel et le rôle des collectifs de travail dans la régulation des émotions sont reconnus (y compris financièrement).

8. Les référents empiriques du concept

- Déterminer quels sont les sentiments attendus ou souhaitables dans chaque poste, chaque service.
- Repérer quand les émotions des soignants et/ou des patients soutiennent la relation thérapeutique.
- Comprendre comment l'individu et le collectif régulent les émotions, quelles compétences, actions et organisation cela suppose.

Bibliographie

Bonnet, T. (2020). *La régulation sociale du risque émotionnel au travail.* Toulouse : Octarès.

Hochschild, A. (1983). *The Managed Heart. Commercialization of Human Feeling.* University of California Press.

Loriol, M. (2021). Le travail émotionnel des soignants. Une activité collective. *Santé Mentale, 254* : 42-47.

Violence en santé

Cécile Carra

1. L'identification du concept

La violence dans le secteur de la santé est devenue une forte préoccupation professionnelle et institutionnelle, préoccupation débordant largement les frontières, mais aussi les secteurs, pour se constituer en problème social mondial. Cette préoccupation s'accompagne d'une production abondante de publications.

2. Les buts de l'analyse du concept

Malgré cette profusion, aucune définition de la violence n'apparaît stabilisée. La multiplicité des définitions s'accompagne par ailleurs, dans nombre de cas, d'un manque de clarté. La polysémie du concept, inextricablement liée à sa dimension subjective, constitue la principale pierre d'achoppement à l'élaboration d'une définition partagée. L'analyse de concept va clarifier puis proposer une définition de la violence en santé, définition capable d'intégrer ses différentes manifestations et dimensions.

3. Les usages du concept

La violence est un concept extrêmement répandu dans le secteur de la santé. Sa présence est particulièrement significative dans les revues de médecine, en sciences infirmières, en psychiatrie et en gériatrie. Ce concept occupe également une place importante en sciences humaines et sociales, en particulier en psychologie, sociologie, anthropologie. Son emploi est repérable dans de nombreuses autres disciplines. Dans la littérature francophone, le concept de la violence dans le secteur de la santé fait son entrée dans la littérature scientifique à la fin des années 1990 pour traiter de la violence thérapeutique (Lebeer, 1997). Au début des années 2000, la définition de l'Organisation mondiale de la santé (OMS, 2002) commence à être reprise en France : « La violence est l'utilisation intentionnelle de la force physique, de menaces à l'encontre des autres ou de soi-même, contre un groupe ou une communauté, qui entraîne ou risque fortement d'entraîner un traumatisme, des dommages psychologiques, des problèmes de développement ou un décès » (voir par exemple Duchateau, Bajolet-Laplante, Chollet, Ricard-Hibon & Marty, 2002).

Ainsi, dès le départ, et jusqu'à aujourd'hui, le concept est utilisé dans des situations, et selon des sens, très différents : la violence à l'encontre des usagers dans l'exercice du soin, conduisant à des questionnements éthiques et aux droits des patients ; la violence des usagers à l'encontre des professionnels de santé, interrogeant la dangerosité de patients (et plus largement l'agressivité des usagers et de leurs proches) et les mesures de protection à mettre en place pour la sécurité des soignants. S'ajouteront deux autres perspectives : d'une part, la violence relevant de l'organisation du travail et du néomanagement et, d'autre part, celle de la violence entre professionnels.

4. La définition des attributs du concept

Face à la multiplicité des usages du concept, une étape clé apparaît nécessaire : mettre en évidence les attributs qui lui sont associés de manière récurrente. Trois grands attributs émergent :

- la violation de normes, qu'il s'agisse de l'emploi d'une force excessive ou destructrice, mise en avant par ceux qui souscrivent à une conception minimaliste de la violence, ou une violation de normes, à l'instar de ceux qui défendent une conception plus large de la violence. Ces normes peuvent être juridiques, institutionnelles, professionnelles, éthiques ou, plus largement, culturelles et sociales. Les normes sont par ailleurs évolutives ; la légitimité de certains soins, ou de certaines pratiques, est aujourd'hui mise en cause, du fait, par exemple, de la douleur causée (Legrand-Sebille, 2016), ou de l'atteinte aux droits de l'individu qu'ils peuvent représenter, comme la contention. Cette violation de normes constitue une atteinte à l'intégrité de soi. Elle peut se décliner en :
- une atteinte à l'intégrité de soi physique ou psychique : l'image de soi est atteinte, dans son corps, dans son autonomie, ou encore dans sa professionnalité (Carra, Burlacu & Faggianelli, 2022). Elle peut prendre une multiplicité de formes : de l'omission de soin à l'acharnement thérapeutique, ou encore des coups à l'indifférence, surgissant brutalement ou se répétant jour après jour.
- une expérience dont la reconnaissance est variable. La reconnaissance de la violence, tout comme ses manifestations, son impact et son ampleur, varient d'une personne à l'autre, d'un contexte à l'autre et d'une culture à l'autre, comme le montrent Lévesque, Bergeron, Fontaine et Rousseau (2018) pour la violence obstétricale.

Ces caractéristiques permettent de proposer la définition suivante de la violence en santé : la violence dans le secteur de la santé se construit sur une violation de normes portant atteinte à l'intégrité de soi. Elle prend la forme de mots, d'attitudes, d'actes (ou leur absence) qui surgissent ou se répètent. Sa reconnaissance en tant que violence varie selon les individus, les situations, les organisations, les cultures et les époques.

5. La construction de cas modèle

L'expérience de violence d'une infirmière dans un service de psychiatrie

Il s'agit d'une situation violente que j'ai vécue alors que j'étais infirmière, en service de psychiatrie. Nous étions trois en poste ce jour. Nous devions récupérer les clés d'un patient comme convenu en entretien médical avec le psychiatre afin d'éviter tout risque d'hétéro- ou d'auto-agressivité. Lorsque nous lui avons demandé de nous les donner, il s'est énervé violemment, a commencé par me donner des coups au niveau de l'abdomen, puis un collègue s'est interposé et il s'en est pris à ce dernier avec des coups sur le visage (*violation des normes juridiques et atteinte à l'intégrité de soi*). J'ai été saisie car je ne m'y attendais pas. Nous avons dû faire appel à du renfort des autres services, le patient étant d'une extrême violence. Mon collègue n'a pas vécu la situation de la même manière que moi ; il estime que ce sont les risques du métier (*variation de la reconnaissance de violence*).

6. La construction de cas contraire et l'identification de concepts voisins

Cas contraire

Le cas suivant peut être qualifié de contraire car il n'inclut aucun des attributs caractérisant la violence dans le secteur de la santé. Au contraire, les pratiques professionnelles semblent guidées par ce qui est reconnu, dans le secteur, comme de « bonnes pratiques ».

Ma mère est en EHPAD. J'ai beaucoup culpabilisé d'avoir dû recourir à cette solution, mais nous ne pouvions plus la laisser seule au vu de ses problèmes de santé. Le début a été extrêmement difficile pour elle – et pour moi. Mais je vois combien les professionnels sont attentifs, même si souvent ils manquent de temps. Ils respectent ses choix et font tout pour qu'elle reste le plus autonome possible. Je la sens en sécurité dans un cadre institutionnel stable. Elle commence même à se faire quelques amis parmi les résidents.

Concepts voisins

- Le conflit au sein des équipes médicales sur la poursuite de traitement est souvent confondu avec la violence.
- La souffrance de voir son enfant hospitalisé ne présente pas l'attribut d'atteinte à l'intégrité de soi. En revanche, la souffrance non prise en charge dans le cadre du soin va à l'encontre des normes en vigueur dans le secteur de la santé; il y a donc violation de normes. Il faudra alors identifier si les autres attributs sont présents pour qualifier la situation de violente.
- L'agressivité peut également dans certains cas relever de la violence, mais dans la plupart des cas, elle est interpellation de l'autre dans l'espoir d'être entendu.

7. Les antécédents et les conséquences du concept

Voir la Carte mentale « Violence en santé » en fin de chapitre.

8. Les référents empiriques du concept

La prise en compte de la dimension subjective du concept ne doit pas limiter l'identification d'une situation de violence au seul prisme du point de vue de la personne, mais aussi s'appuyer sur le socle normatif en vigueur dans le secteur de la santé, socle normatif évolutif, mais fixé à un moment donné, dans le droit, la déontologie, les chartes ou encore les guides de « bonnes pratiques ».

Les travaux de recherche dans une perspective intégrative sont propices pour dresser un état des lieux sur des bases identiques et pour réaliser des comparaisons (entre services, établissements, régions ou encore pays).

Bibliographie

Blackstock S., Salami B., Cummings G., (2018). Organisational antecedents, policy and horizontal violence among nurses: An integrative review. Journal of Nursing Management, 26(3), 972-991.

Carra, C., Burlacu, S., & Faggianelli, D. (2022). Figures de la violence et rapport au métier. Approche comparative de la victimation de professionnels de santé français et roumains. Recherches sociologiques et anthropologiques, vol. 53, 1-2022, 51-72.

Dallay, C., Chabaud, F., & Delbreil, A. (2015). Insécurité des soignants face à la violence des patients : état des lieux et facteurs prédisposants; résultats d'une enquête transversale, multicentrique menée en unité psychiatrique fermée et aux urgences. European Psychiatry, 30(S2) (publication en ligne).

Duchateau, F., Bajolet-Laplante, M., Chollet, C., Ricard-Hibon, A., & Marty, J. (2002). Exposition à la violence en Smur. Annales Francaises d'anesthesie et de Réanimation, 21(10), 775–778.

Embree, J. & White, A. (2010). Concept Analysis: Nurse-to-Nurse Lateral Violence. Nursing forum, 45(3), 166-173.

Lebeer, G. (1997). La violence thérapeutique. Sciences Sociales et Santé, 15(2), 69–98.

Legrand-Sebille, C. (2016). Formes et raisons de la violence à l'hôpital. Soins, 805, 29-31.

Lévesque, S., Bergeron, M., Fontaine, L. & Rousseau, C. (2018). La violence obstétricale dans les soins de santé : une analyse conceptuelle. Recherches féministes, 31(1), 219–238.

Mento, S., Catena Silvestri, M., Bruno, A., Rosaria, M., Muscatello A., Cedro C., ...Zoccali R.A. (2020). Workplace violence against healthcare professionals: A systematic review. *Aggression and Violent Behavior, 51*, 101381.

Spoljar, P. (2008). Souffrances psychiques et emprise des « logiques gestionnaires » en service de soins intensifs : le miroir du patient. *Perspectives Psy*, 47(2), 185-194.

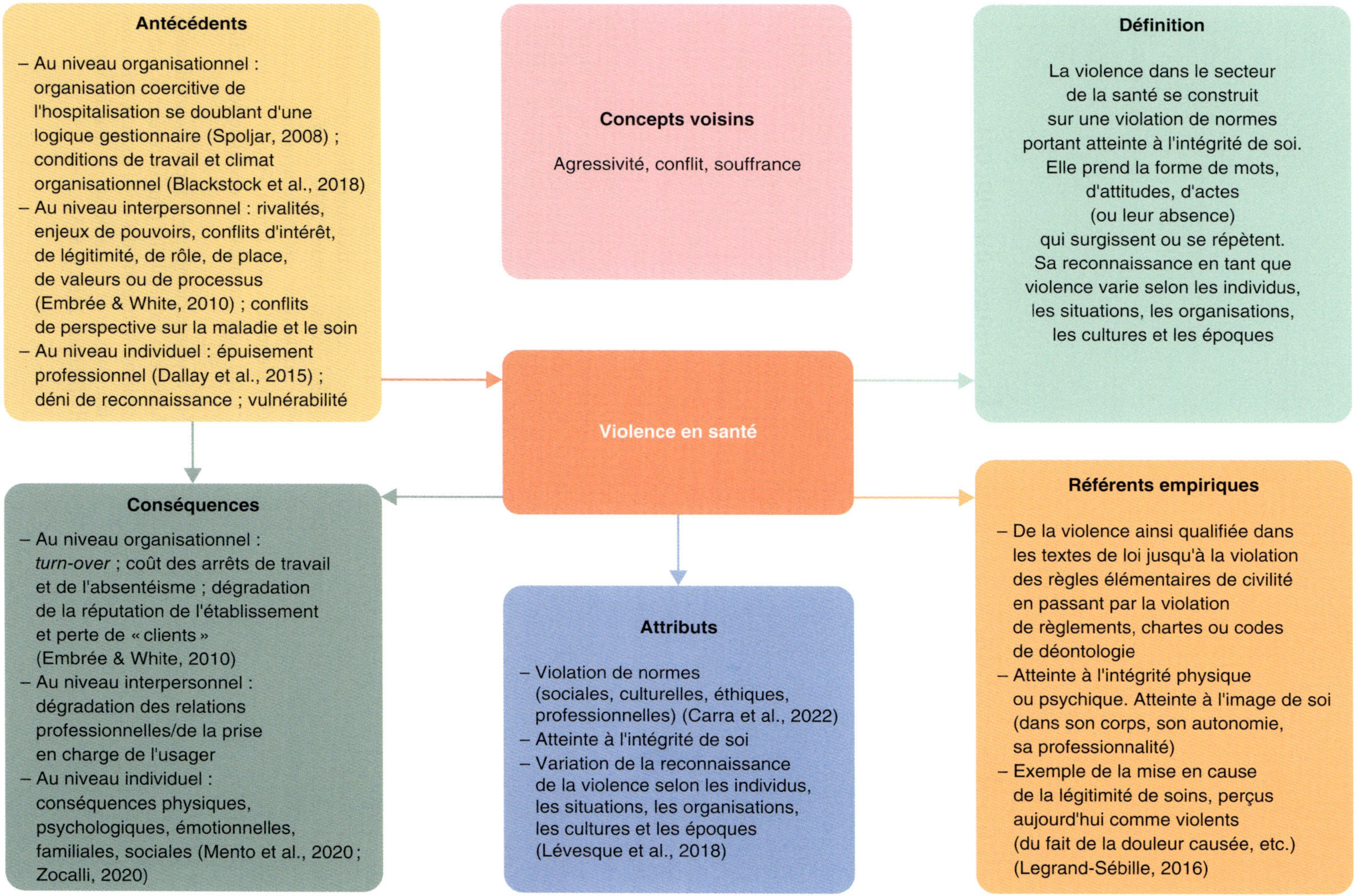

Carte mentale – Violence en santé.

Vulnérabilité

Jean-Michel Bourelle

1. L'identification du concept

Le terme de vulnérabilité vient du latin *vulnus* qui signifie blessé. Il désigne tant la lésion que la cause de celle-ci : « l'altération et la cause de ce qui altère » (Zielinski, 2011, p. 89). Dire d'une personne qu'elle est vulnérable, c'est donc dire qu'elle peut être blessée. Cela renvoie à la condition intrinsèque de l'homme, caractérisé de la naissance à la vieillesse par sa vulnérabilité (Hirsch, 2007).

L'homme rencontre, au décours de sa vie, des situations mettant à l'épreuve ses capacités : « Par vulnérabilité, on entend l'incapacité marquée à protéger ses intérêts propres comme l'inaptitude à donner un consentement éclairé, l'inexistence d'autres moyens d'obtenir des soins médicaux, l'incapacité à participer à la vie sociale, ou la soumission au sein d'une structure hiérarchisée » (CIOMS, 2003).

Fondement de toute vie, la vulnérabilité se définit par son caractère universel et s'appréhende comme un marqueur de déséquilibre. Insidieusement, elle peut entraver les capacités adaptatives d'une personne, la conduisant à « s'abîmer » mais, paradoxalement, aussi à saisir des opportunités pour rebondir face à l'adversité (Fischer, 2014).

2. Les buts de l'analyse du concept

Mieux identifier et comprendre ce que recouvre la vulnérabilité pour la repérer et en tenir compte dans la relation de soin.

3. Les usages du concept

Concept nomade par son caractère universel et polysémique, la vulnérabilité se décline dans de nombreux contextes et disciplines scientifiques : partout où l'homme présente une forme de fragilité. Arguons donc que la vulnérabilité est un concept interdisciplinaire où chaque domaine apporte un écho à sa compréhension.

La pandémie liée au Covid-19 et la crise qui en découle ont rappelé la dimension vulnérable de l'être humain tant sur le plan individuel que collectif. Ainsi, cette crise a montré la dimension systémique de la vulnérabilité, en mesure de fragiliser les sociétés humaines sur le plan environnemental, social, sanitaire, juridique, économique et culturel.

C'est d'abord sur le plan environnemental que le concept de vulnérabilité s'est affirmé (Martin, 2019, p. 670). Celui-ci relèverait de la probabilité et de l'exposition à des risques : catastrophes, migrations, exils, etc.

Sur le plan juridique, « se définissent comme personnes vulnérables celles qui, dans une situation pathologique ou hors-norme, ne sont pas en mesure d'exercer correctement leurs droits et leur libertés » (Roux-Demare, 2019, p. 620). Le regard porté par le droit sur la vulnérabilité demeure « celui d'une attention renforcée afin de protéger ceux qui sont en situation de faiblesse » (Callu, 2013, p. 51).

Sur le plan sociologique et socio-économique, la sphère de la vulnérabilité peut se révéler là « où se combinent la fragilité des liens sociaux primaires et familiaux et la précarité sur le marché du travail » (Martin, 2019, p. 675).

Sur le plan des sciences de la santé, la maladie vient rompre l'équilibre global d'un individu. Prenons l'exemple du modèle vulnérabilité-stress (Lalonde, 1995) dans l'apparition des troubles schizophréniques. Ce modèle associe des facteurs préexistants et des stresseurs socio-environnementaux venant fragiliser et déstabiliser le contexte de vie de la personne à un moment donné et générer une moindre capacité à se protéger, se défendre ou adopter des stratégies de *coping* (capacités d'adaptation face à une situation).

Sur le plan éthique, il convient d'insister sur les capabilités de la personne, qu'il s'agit de reconnaître quelle que soit la vulnérabilité rencontrée (Ricœur, 2001).

Enfin, sur le plan de la relation de soin, l'état de vulnérabilité renvoie à la question de la posture soignante. La vulnérabilité n'est pas le propre de « l'homme malade », mais bien le fruit d'une rencontre croisée de deux vulnérabilités, celle du soigné et celle du soignant (Zielinski, 2011) : « Le modèle de la vulnérabilité repose [...] sur la relation qui s'institue entre un être humain dans le besoin et un autre être humain capable d'y répondre » (Brugère, 2021, p. 53).

4. La définition des attributs du concept

- Événement(s) de vie, contexte.
- Exposition à des risques.
- Fragilités.
- Difficultés à faire face.
- Mobilisation des ressources (stratégies d'adaptation).
- Capabilités.

5. La construction de cas modèle

Léa, jeune fille âgée de 16 ans, est hospitalisée en pédiatrie suite à un amaigrissement qui a inquiété son entourage et son médecin traitant. Lors d'échanges avec les soignants, Léa a révélé consommer du crack (*événement de vie*), rendant l'hospitalisation difficile pour elle. Aujourd'hui, elle va mieux et doit retourner dans sa famille. Elle interpelle Sam, étudiant infirmier en stage de L2. Elle lui explique qu'elle a été consommatrice de drogues et elle sait qu'elle va retrouver ses « dealers » qui hantent son quartier (*contexte*). Elle s'inquiète (*difficultés à faire face*) car elle se sait encore fragile (*fragilité*) et va devoir faire face à ces individus qui vont très certainement la recontacter (*exposition à des risques*). Elle cherche les solutions les plus adéquates (*capabilités*). Léa est consciente de sa vulnérabilité, tentant avec l'aide de Sam de trouver des comportements adaptatifs (*mobilisation des ressources*).

6. La construction de cas contraire et l'identification de concepts voisins

Cas contraire

Luc, 48 ans, vit sans domicile fixe depuis plusieurs années (*exclusion sociale*). Il erre dans la ville à la recherche d'endroits où dormir. Il refuse de se rendre dans les centres d'hébergement car il ne s'y sent pas en sécurité. Sa santé est précaire car il a des membres inférieurs en mauvais état (*exposition à des risques, altération*). Luc se rend parfois au service d'accueil et d'urgence de l'hôpital pour y recevoir des soins ponctuels. Il a peu de liens sociaux. Il a rompu avec sa famille depuis plusieurs années (*ruptures*). Il rencontre parfois Jean, éducateur de rue. L'on observe chez Luc un état de précarité en ce sens qu'il ne peut pas jouir de droits fondamentaux comme le logement, les soins, les liens sociaux (*désaffiliation*), etc. Luc, probablement peu conscient de sa vulnérabilité, a basculé vers une précarisation inquiétante de sa situation (*menaces, précarité*).

Concepts voisins

- Exclusion sociale.
- Précarité.
- Désaffiliation

7. Les antécédents et les conséquences du concept

Antécédents	Conséquences
Altération	Capabilités
Faiblesse	Stratégies d'adaptation efficaces
Menaces	Vulnérabilités/forces
Déséquilibre	Humilité
Précarité	Résilience
Ruptures	Inclusion
Exclusion sociale	
Désaffiliation	

8. Les référents empiriques du concept

L'opérationnalisation du concept de vulnérabilité peut se retrouver sous différentes formes : décret (personnes vulnérables et Covid-19 : 11 critères de vulnérabilité), score EPICES (évaluation de la vulnérabilité sociale), vulnérabilités climatiques (indicateurs de vulnérabilité d'un territoire), grilles d'évaluation (personnes âgées : grille SEGA-A, ou *short emergency geriatric assessment*, volet A, grille de repérage de la fragilité en soins primaires), etc.

La prise en compte de la vulnérabilité par les soignants est un élément fondamental dans l'accompagnement d'une personne. L'anamnèse y revêt une importance considérable dans la mesure où elle donne du sens à l'expression de la vulnérabilité et des ressources de chacun. La rencontre de la personne vulnérable est alors un acte hautement symbolique, la vulnérabilité pouvant être invisible aux yeux des soignants car parfois non dite, honteuse ou refoulée. De plus, être soignant, c'est aussi accepter le risque de la rencontre avec l'autre et d'y rencontrer sa propre vulnérabilité.

Bibliographie

Brugère, F. (2021). *L'éthique du « care »*. Paris : PUF, coll. « Que Sais-Je ? ».

Callu, M.-F. (2013). Norme juridique française et vulnérabilité. *Éthique & Santé, 10*, 48-51.

CIOMS (2003). Lignes directrices internationales d'éthique pour la recherche biomédicale impliquant des sujets humains, élaborées par le Conseil des Organisations internationales des Sciences médicales (CIOMS) avec la collaboration de l'Organisation mondiale de la Santé (OMS). Genève.

Fischer, G.-N. (2014). *Le ressort invisible. Vivre l'extrême*. Paris : Dunod.

Hirsch, E. (2007). *Éthique, médecine et société. Comprendre, réfléchir, décider*. Paris : Vuibert.

Lalonde, P. (1998). Préface. In G. Deleu & O. Chambon, *Thérapie psychoéducative familiale et psychoses chroniques*. Socrate Éditions.

Martin, C. (2019). Penser la vulnérabilité, les apports de Robert Castel. *Les Cahiers de la Justice, 4*, 667-677.

Ricœur, P. (2001). *Le juste 2*. Paris : Seuil, coll. « Points Essais ».

Roux-Demare, F.-X. (2019). La notion de vulnérabilité, approche juridique d'un concept polymorphe. *Les Cahiers de la Justice, 4*, 619-630.

Zielinski, A. (2011). La vulnérabilité dans la relation de soin. Fonds communs d'humanité, *Cahiers Philosophiques, 2*(125), 89-106,

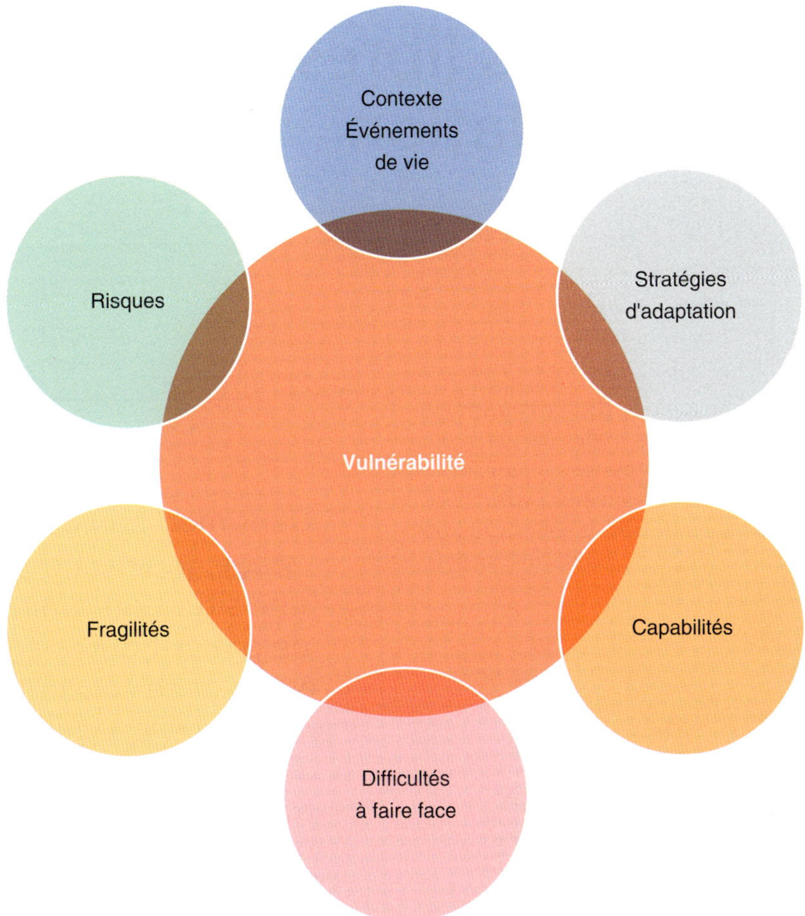

Carte mentale – Vulnérabilité.

Mes exercices libres, en autorégulation

Une étape d'appropriation de chaque concept est pensée sous forme de deux pages de réflexivité guidée, pour que le lecteur puisse s'approprier le concept, ajouter des commentaires, garder trace au terme d'un épisode/ temps de réflexivité à la lecture du concept, lors d'un stage, d'une analyse de pratique.

Autorégulation

J'écris ce que je pense aujourd'hui à la lecture de ce concept

- Si je devais écrire ce que je pense aujourd'hui à la lecture de cette analyse de concept, j'écrirai :
- J'identifie le(s) attribut(s) du concept que j'ai déjà repéré(s) dans la pratique et celui/ceux sur lesquel(s) je vais porter le regard dorénavant.
- J'identifie en quoi cette analyse de concept me permet une construction de connaissance objective et scientifique éclairant le sens de ma pratique de soin.
- J'envisage la valeur ajoutée que cette analyse de concept apporte à ma posture soignante.
- Je repère une/des situation(s) professionnelle(s) dans lesquelles le concept peut être mobilisé pour éclairer le diagnostic et orienter des interventions infirmières.

Autorégulation

Dans mon parcours de stage, je sélectionne une situation clinique de patient qui me fait évoquer ce concept, et je réponds aux questions suivantes

- J'écris la situation professionnelle vécue en l'explicitant, la précisant avec la méthode quintilienne (qui, quoi, où, quand, comment, combien, pourquoi, pour quoi ?)
- Je précise le ou les attributs de ce concept présent(s) dans la situation.
- Je recherche quel(s) autre(s) attribut(s) de ce concept serait/aient présents dans la situation pour permettre de valider ce choix.
- Je valide ou non la pertinence de ce concept mobilisé/mobilisable dans la situation auprès d'un professionnel, d'un pair, du patient.
- Je choisis une stratégie lors de l'entretien clinique pour valider le choix ou faire valider ce choix de concept par le patient.
- Je propose des interventions à l'issue de la validation du concept.
- Je m'interroge sur quel autre concept envisager si celui-ci n'est pas pertinent dans la situation.

Postface
Brèves remarques sur les concepts en « A »

Avec l'édition de *80 concepts en santé*, Anne Muller nous offre une boîte à outils particulièrement féconde. Au sens le plus basique en sciences sociales et humaines, un concept a deux fonctions, il s'agit d'un terme qui permet d'abord de décrire une réalité, puis de l'interpréter. On passe donc du voir au savoir, en utilisant des outils scientifiques de connaissance, cadrés par des théories de plus ou moins grande portée. Cependant, dans cet ouvrage, les concepts ont une vocation supplémentaire : ils servent à agir en faisant apparaître de nouveaux objets d'intervention, des relations inédites entre les acteurs, des paradigmes émergents. De fait, la lecture de cet ouvrage, nous révèle une dynamique créative de la discipline universitaire des Sciences infirmières.

Dans une perspective relevant de la socio-ethnographie et des sciences de l'éducation et de la formation, je voudrais tenter un bref regard rétrospectif sur quelques pistes de recherche que m'inspire cet ouvrage. Je propose donc un retour réflexif en esquissant quelques catégories compréhensives à partir d'un échantillon de concepts. Ma logique de regroupement est aléatoire mais tient compte de l'organisation syntaxique puisque mon corpus sera constitué de tous les concepts ressortissant de la lettre « A ». Ce choix fait apparaître la liste suivante : Accompagnement, Activité, Adulte, *Advocacy Nursing*, Angoisse, Apprentissage informel, Attitude soignante, Autonomie. Quantitativement, ces huit concepts constituent un dixième du corpus et qualitativement, ces termes renvoient à un échantillon aléatoire, non représentatif mais significatif. Ajoutons à ce court cadrage méthodologique, que cette approche relève d'une démarche empirico-inductive où le texte est considéré, en soi, comme un terrain de recherche.

Voici donc quelques remarques sur les concepts « A » :

- un seul mot renvoie à une personne : l'adulte. Il s'agit, en fait, d'un personnage ambivalent puisqu'il est, d'une part, l'incarnation de la responsabilité et, d'autre part, un âge de transition marqué par des ruptures et des recompositions. Le concept d'« Adulte » renvoie explicitement à ceux d'« Autonomie » et de « Reconnaissance ». Il questionne et spécifie donc aussi bien le patient que le soignant.
- un seul mot (ou groupe de mots) en anglais : « *Advocacy nursing* ». Alors que le sens est linguistiquement formulable en français (« la défense des patients » selon Katia Nadaud-Moreau), c'est la version anglaise qui est en usage. On peut supposer que, la question de la traduction étant résolue, c'est l'importation dans le lexique français qui est – et sera – un analyseur de son intégration professionnelle et de sa reconnaissance institutionnelle. Au demeurant, on peut relativiser ce qui précède en constatant que des termes anglais sont aussi intégrés tels quels dans la liste des concepts, comme en témoignent les mots « *Burn-out* », « *Coping* » et « Stress ».
- deux mots renvoient spécifiquement à l'activité infirmière : « Attitude soignante » et « *Advocacy nursing* ». Ce qui est à noter c'est la dimension émergente des activités recouvertes par ces concepts. Le premier concept relève d'une « capacité potentielle qui ne demande qu'à être actualisée ». Le second concept est présenté comme « une potentielle compétence infirmière ».
- des concepts comme « Angoisse » et « Autonomie » évoquent la prise en compte du patient en tant que personne sensible et capable mais

aussi des dilemmes que peuvent connaître des professionnels. Enfin, d'autres concepts comme « Apprentissage informel » et « Attitude soignante », participent du renforcement des compétences des soignants. Ces deux concepts ouvrent des perspectives sur des espaces de formation et d'intervention inédits.

En conclusion de cette rapide incursion dans le monde des « A », on peut faire le constat qu'un retour réflexif, même limité à un dixième des concepts, ouvre des perspectives qu'il serait intéressant d'étendre à l'ensemble des 80 concepts, en allant, bien sûr, plus loin que dans cette esquisse. Sur le fond, on pourrait dire que ces concepts en « A » ont des spécificités selon les positions de chacun.e dans l'ordre sanitaire mais qu'ils ont en commun une dimension stratégique. Ils révèlent ou potentialisent les capacités des soignants et des patients-usagers, ce qui les ouvre – ou devrait les ouvrir – à des rôles plus maîtrisés et à une reconnaissance accrue en tant qu'acteurs du monde des soins.

Alain Vulbeau

Professeur émérite en sciences de l'éducation et de la formation, Centre de recherches éducation et formation (CREF), Université Paris Nanterre

Notes libres

Elsevier Masson S.A.S.
65, rue Camille-Desmoulins,
92442 Issy-les-Moulineaux Cedex
Dépôt légal : octobre 2024

Composition : Straive

Imprimé en Pologne par Dimograf